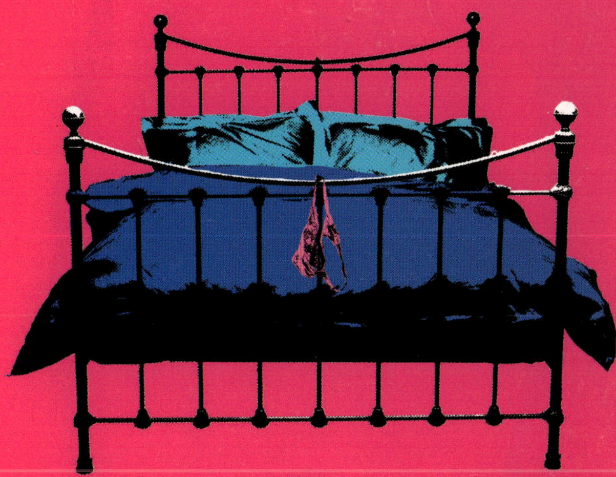

RICHTIG GUTER SEX

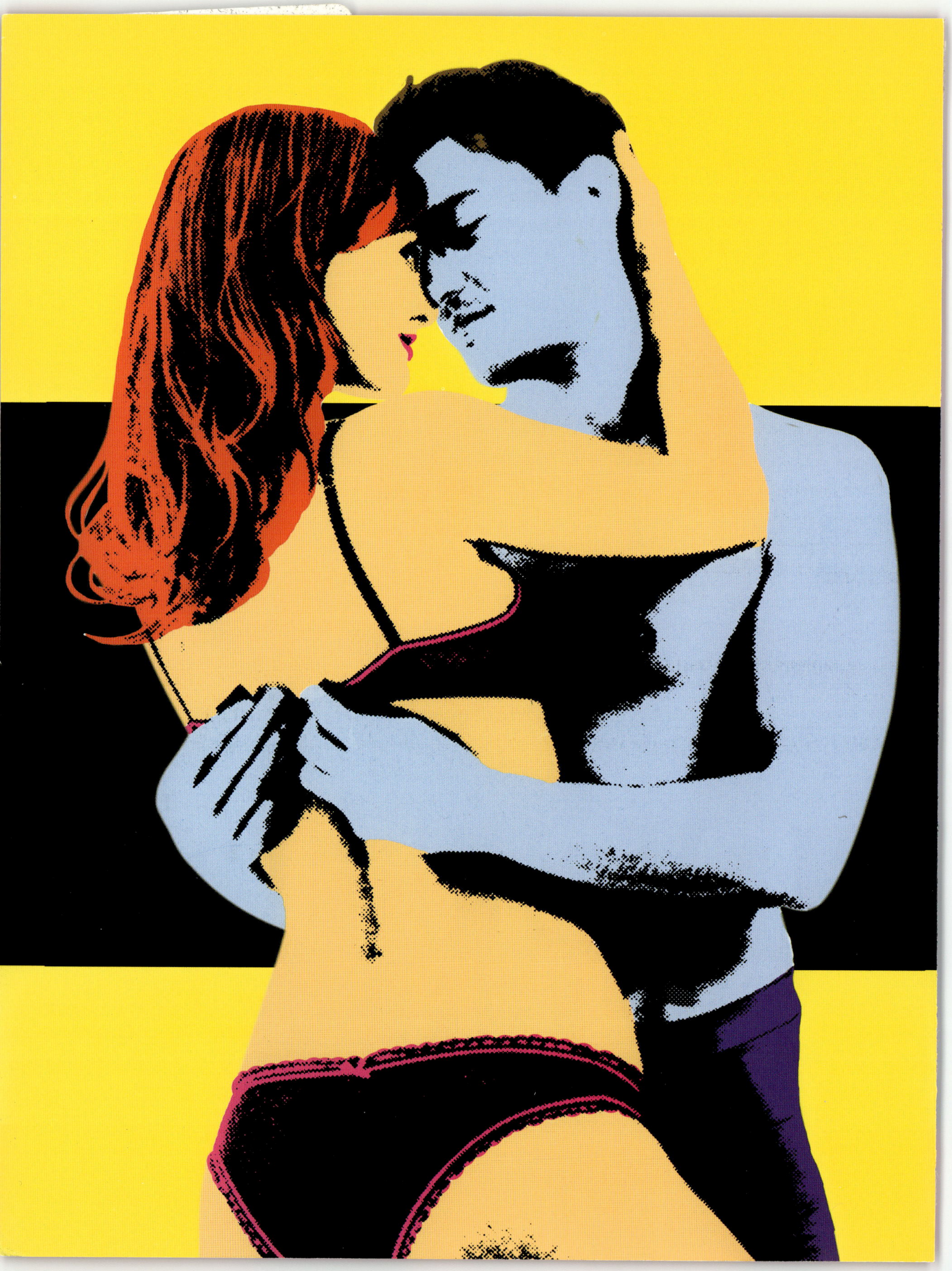

RICHTIG GUTER SEX

Debby Herbenick
und **Grant Stoddard**

Dorling Kindersley

DORLING KINDERSLEY
London, New York, Melbourne,
München und Delhi

Cheflektorat Peggy Vance, Penny Smith
Redaktion Salima Hirani
Projektbetreuung Daniel Mills,
Laura Palosuo
Bildredaktion Marianne Markham,
Charlotte Seymour
Gestaltung und Bildbearbeitung
Miranda Harvey
Herstellung Jennifer Murray,
Alexandra Beeden
Umschlaggestaltung und Illustrationen
Charlotte Seymour

Für die deutsche Ausgabe:
Programmleitung Monika Schlitzer
Projektbetreuung Manuela Stern
Herstellungsleitung Dorothee Whittaker
Herstellung Kim Weghorn

Bibliografische Information der Deutschen Bibliothek
Die Deutsche Bibliothek verzeichnet diese Publikation
in der Deutschen Nationalbibliografie;
detaillierte bibliografische Daten sind im Internet
über **http://dnb.ddb.de** abrufbar.

Titel der englischen Originalausgabe:
Great in Bed

Übersetzung Susanne Janschitz
unter Mitarbeit von Margit Ritzka
Lektorat Cornelia Rüping

ISBN 978-3-8310-2444-5

Printed and bound in China

Besuchen Sie uns im Internet
www.dorlingkindersley.de

Hinweis
Die Informationen und Ratschläge in diesem Buch sind von den Autoren und vom Verlag sorgfältig erwogen und geprüft, dennoch kann eine Garantie nicht übernommen werden.
Eine Haftung der Autoren bzw. des Verlags und seiner Beauftragten für Personen-, Sach- und Vermögensschäden ist ausgeschlossen.

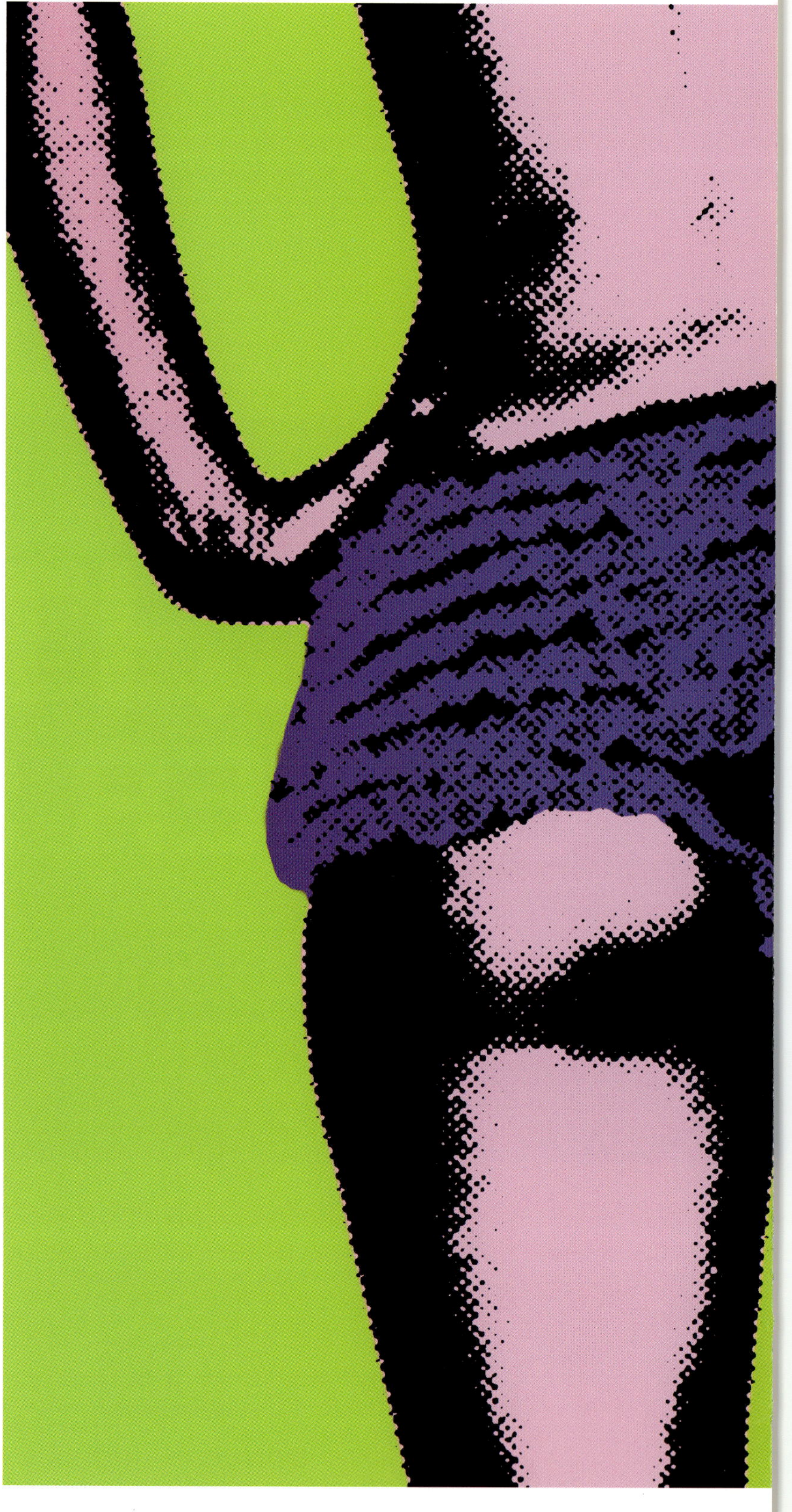

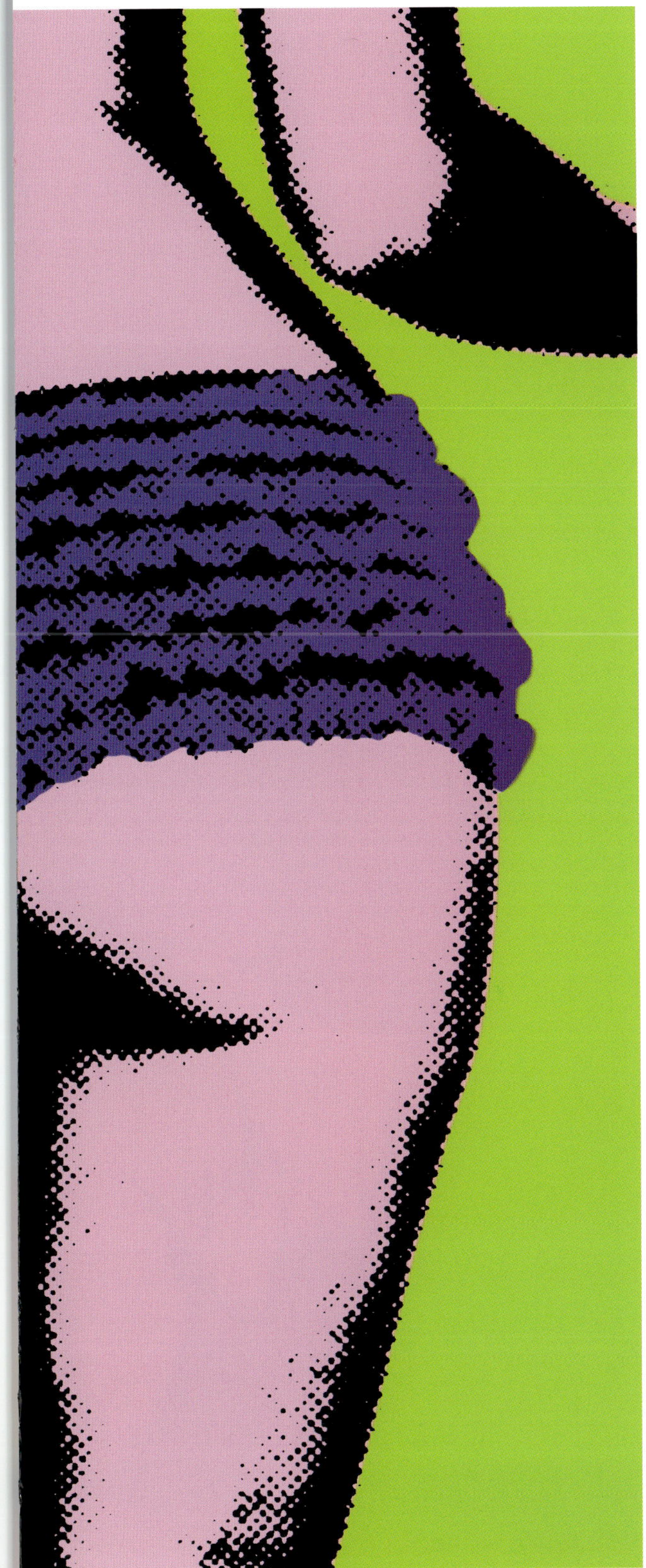

Zwischen den Laken

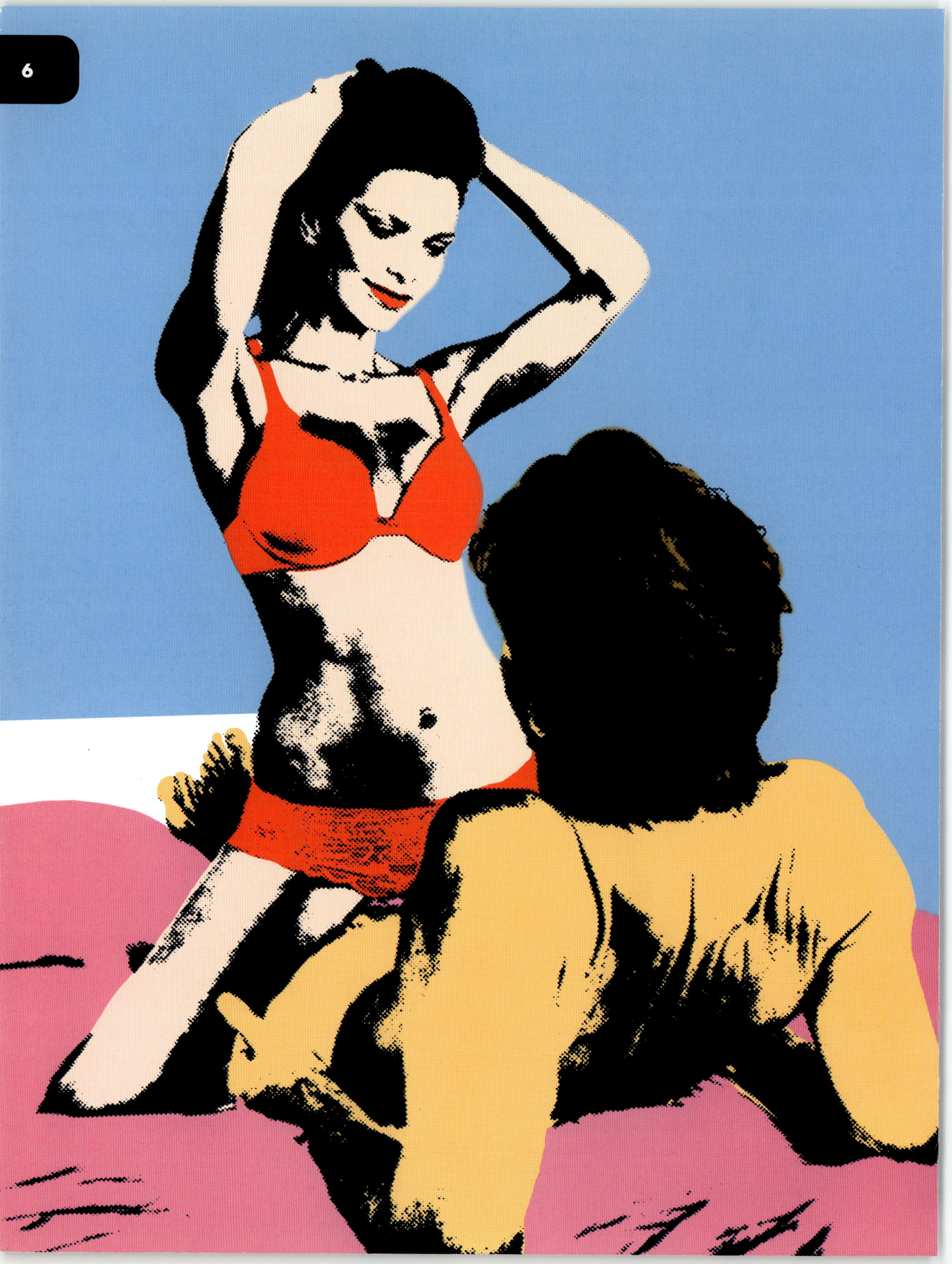

Vorwort

Die meisten Leute wollen gut sein in dem, was sie tun. Doch ein paar von uns streben nach Höherem und üben stundenlang, um atemberaubende Fähigkeiten zu entwickeln. Zum Glück für Sie und Ihre aktuellen oder zukünftigen Partner wollen Sie offenbar lernen, im Bett für höchste Zufriedenheit zu sorgen. Sonst würden Sie dieses Buch nicht lesen. Warum sollten Sie nur gut im Bett sein, wenn es besser geht?

Natürlich steht eine ganze Menge auf dem Spiel. Glück und Befriedigung, Lebendigkeit und Harmonie in einer langfristigen Beziehung und nicht zu vergessen: Ihr guter Ruf als heiße Nummer. (Es gibt nichts Besseres für das Ego als eine Sex-Empfehlung.) In *Richtig guter Sex* haben wir uns bemüht, alle wesentlichen Informationen zum Thema zusammenzutragen, damit Sie nicht nur Ihre eigenen kühnsten Erwartungen übertreffen, sondern auch die von jedem, der das Glück hat, sich mit Ihnen in den Kissen und anderswo zu tummeln.

Wir haben nichts ausgelassen. Um tatsächlich die allerbesten Ratschläge für Sie zusammenzutragen, haben wir einen umfassenden Ansatz gewählt. Neben zahlreichen wissenschaftlichen und anderen inhaltlichen Aspekten sind wir auch in oft vernachlässigte Bereiche vorgedrungen. Bei uns erfahren Sie, wie Sie sich intensiv mit Ihrem eigenen Körper vertraut machen und dabei merken, was Ihnen guttut; wie Sie ihre heimlichsten und pikantesten Fantasien erforschen und herausfinden, was Sie anmacht – und was nicht; wie Sie verführerisch sind und dabei doch Sie selbst bleiben; wie Sie kriegen, was Sie wollen, ohne andere zu manipulieren oder Pheromone einzusetzen; wie Sie Feedback über Ihren Auftritt erhalten und selbst welches geben – und natürlich, wie Sie Safer Sex und Lust ideal vereinbaren können.

Ein Buch für alle *Richtig guter Sex* eröffnet den Weg zu besserem Sex für Singles, Paare, flotte Dreier und all diejenigen, die noch suchen oder ganz am Anfang einer Beziehung stehen. Das Buch ist für Männer und Frauen gedacht, für Erwachsene jeden Alters und jeder beliebigen sexuellen Orientierung. Neulinge finden hier eine klare Anleitung, um ins Spiel zu kommen und Erfahrungen zu sammeln, und Neugierige werden neue Wege finden, um zu verführen und Lust zu bereiten oder zu spüren.

»Wirklich großartig im Bett zu sein erfordert stundenlanges Training. Das ist hart, aber Sie schaffen das!«

Zu Ihren Diensten Auf diesem Weg begleitet Sie Dr. Debby Herbenick, eine amerikanische Sexualforscherin an der Indiana University und am renommierten Kinsey-Institut. Im Buch werden Sie mehr über den aktuellen Stand der Sexualforschung erfahren, von der Anzahl der Leute, die bestimmte Praktiken bevorzugen, bis hin zu dem, was Männer wirklich befriedigt.

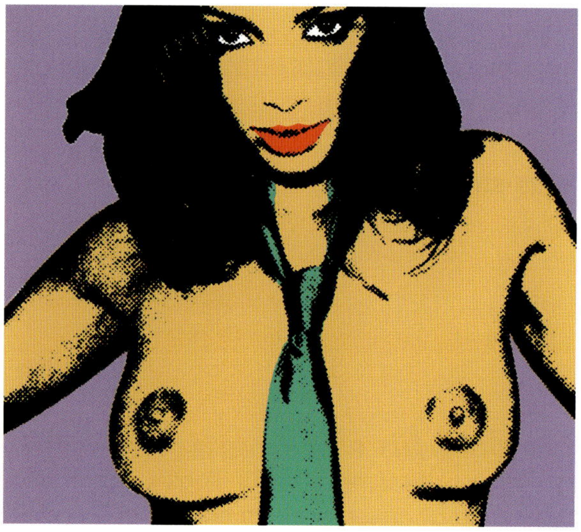

> »Jeder erntet, was er gesät hat. Bieten Sie großartigen Sex und Sie kriegen großartigen Sex.«

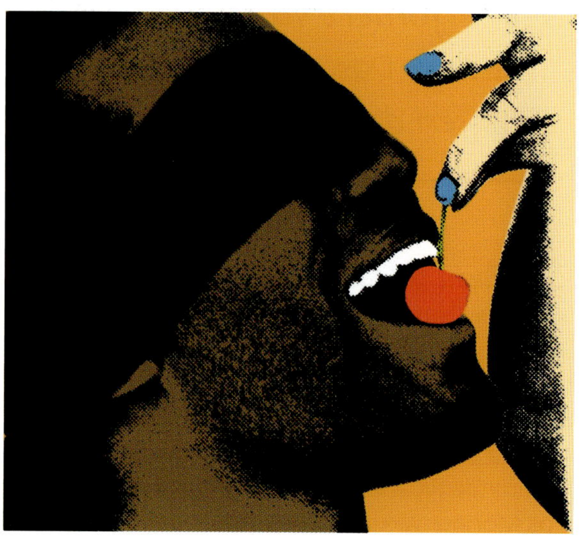

Ihr zweiter Begleiter, Grant Stoddard, hat durch seine persönlichen Reportagen direkt von der Sex-Front Karriere gemacht. Er berichtet über Dinge, die Ihnen die Schamesröte ins Gesicht treiben würden, wenn Sie nicht unbedingt selbst so gut im Bett werden wollten. Grant hat sein Wissen nicht durch wissenschaftliche Präzision, sondern durch Selbstversuche erlangt, um Ihnen diese Mühe zu ersparen. Wenigstens zum Teil.

Genau das Richtige Wenn Sie sich an das halten, was in diesem Buch steht, werden Bemerkungen wie »Wow!« oder »Wo hast du das bloß gelernt?« schon bald die Regel sein. Sie werden merken, dass ein Sexperte zu sein Ihnen weit mehr bringt, als bloß Spaß mit einem Partner (oder mehreren) zu haben. Durch überwältigenden Sex werden Sie sich weniger gestresst und entspannter fühlen, Ihr Leben viel positiver sehen und sich deutlich wohler in Ihrer Haut fühlen. Darüber hinaus bringt Sex das Immunsystem in Schwung, lindert Schmerzen und verbessert insgesamt Ihre Gesundheit und Ihr Wohlbefinden. Samenflüssigkeit enthält Zink, Kalzium und andere Mineralien, die die Entstehung von Karies verhindern. Ja, ein Blowjob kann Ihnen möglicherweise den Besuch beim Zahnarzt ersparen (oder Sie stehen auf Zahnarztspiele … für manche Leute sind Rollenspiele das Nonplusultra).

Besserer Sex wird höchstwahrscheinlich zu mehr Sex führen. Und schon bald werden Sie merken, dass Sie dank des kalorienzehrenden Auf und Ab besser aussehen denn je und sich auch so fühlen. Ihr Bett ist möglicherweise das ideale Fitnessgerät!

Gehen Sie auf Nummer sicher. Zwar hat guter Sex wirklich sehr viele positive Auswirkungen, doch sexuell übertragbare Krankheiten und unerwünschte Schwangerschaften gehören eher zu den Spaßbremsen. Dabei steht Safer Sex Ihrem Vergnügen absolut nicht im Weg. Wir weisen ausdrücklich darauf hin, dass die Gewissheit, sich im Bett (oder im Lift) verantwortlich zu verhalten, Ihren Genuss sogar steigern wird. Denn letzten Endes müssen Sie sich dann weniger Sorgen machen. Insgesamt bedeutet sicherer Sex mehr und besseren Sex.

Wie man im Bett richtig gut wird

Das Wichtigste zuerst Zuerst müssen Sie überhaupt ins Bett kommen, idealerweise nicht allein. Daher beschreiben wir im ersten Teil des Buchs ausführlich, wie Sie die Aufmerksamkeit eines potenziellen Partners wecken, mit ihm flirten, ein Date planen, ihn oder sie anmachen und schließlich, wenn nicht ins, so doch nahe ans Bett kriegen. Dort angekommen, geht es ums Küssen wie ein Profi.

Vorspiel = mehr Spiel Wenn Sie und das Objekt Ihrer Begierde einmal in der Kiste gelandet sind, können Sie Ihr Streben nach wahrer Größe mit bewährten Mitteln fortsetzen. Lesen Sie, wie man das Vorspiel nutzt, um seinen Partner zu erregen und ihn auf spannenden und vielleicht sogar orgasmischen Sex vorzubereiten. Wir sprechen über Küssen, Liebkosen, Brustspiele, das Berühren der eigenen (und der anderen) Genitalien und alle sonstigen Aspekte beim Petting. Wir sprechen über sämtliche Einzelheiten ihres Körpers, seines Körpers und wie beide am besten zusammenpassen. Nippel? Erledigt. Kehrseite? – Ah, ja!

Außerdem bekommen Sie von uns einzigartige Informationen darüber, wie wichtig die Erkenntnis ist, dass Penis und Vulva schlicht eindrucksvoll und wunderbar sind. (Als unvergesslicher Sexpartner sollten Sie mit Nachdruck Ihr Interesse an diesen Körperteilen bekunden.) Wir haben auch die sinnlichsten Wege für beste Bettgenossen nicht vergessen, wie sie sich gegenseitig an Rücken, Schenkeln, der Brust, dem Hals oder den Zehen berühren, lecken, saugen oder sogar beknabbern.

Ein maßgeschneidertes Sexleben Wenn Sie großartig oder sogar fantastisch im Bett sein wollen, müssen Sie lernen, auf die netteste und die frechste Weise nach Sex zu fragen. Ob Sie sich nun mit Dirty Talk wohlfühlen oder nicht – bei uns werden Sie fündig. Dieses Buch wäre wenig hilfreich, wenn wir Ihnen nicht helfen könnten, Ihr Sexleben neu aufzubauen, und zwar innerhalb Ihrer Komfortzone und gerade weit genug jenseits der Grenze des für Sie Gewohnten. Sie werden daraufhin Ihre Ansprüche höher schrauben und besseren Sex haben, als sie je für möglich gehalten hätten.

Zur Sache kommen Natürlich stellen wir Ihnen auch eine Fülle von Sexstellungen vor. Einige haben Sie vielleicht schon getestet, andere könnten neu für Sie sein. Wir empfehlen Ihnen dringend, dass Sie sie immer wieder und mit Spaß an der Freude ausprobieren. Das gilt auch für die vielen Sexspielzeuge (Vibratoren, Dildos, Gerten, Klemmen usw.), die im Buch mehrmals erwähnt werden. Wir hoffen, dass Sie uns auch dann eine Chance geben, wenn Sie im Bett definitiv schon was drauf haben, und dass Sie mehr als nur den einen oder anderen Leckerbissen für sich finden. Was im Bett angesagt ist, ändert sich ständig, genauso wie die Definition von Sex. Sie sollten auf jeden Fall auf dem neuesten Stand bleiben, wenn Sie weiterhin frischen, aufregenden und unterhaltsamen Sex mit Ihrem Partner (oder mehreren) haben wollen.

Herzlichen Glückwunsch! Sie sind nur 183 Seiten davon entfernt, richtig gut (oder sogar noch besser) im Bett zu sein.

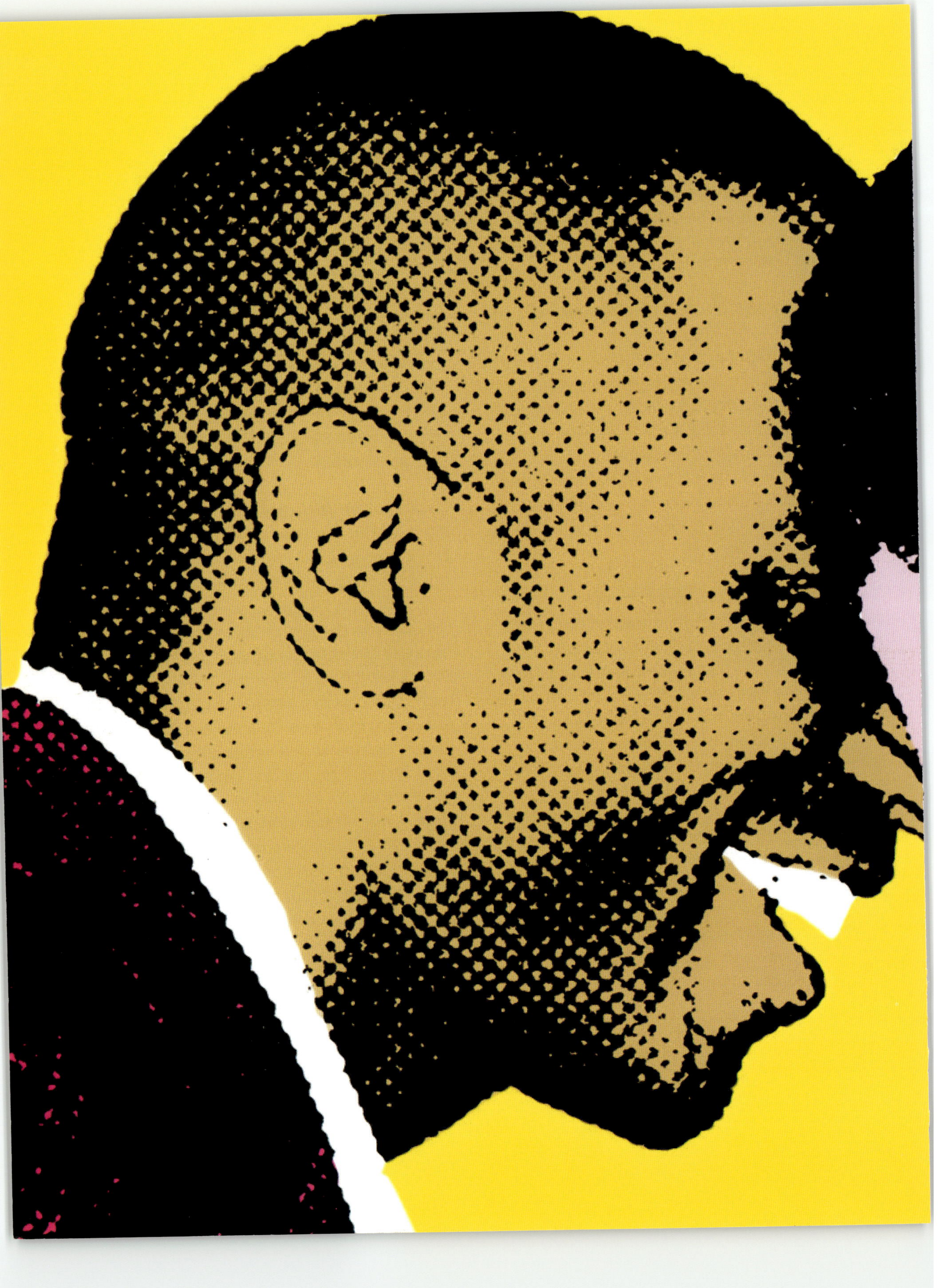

Kapitel 1
Dates, die gut ausgehen

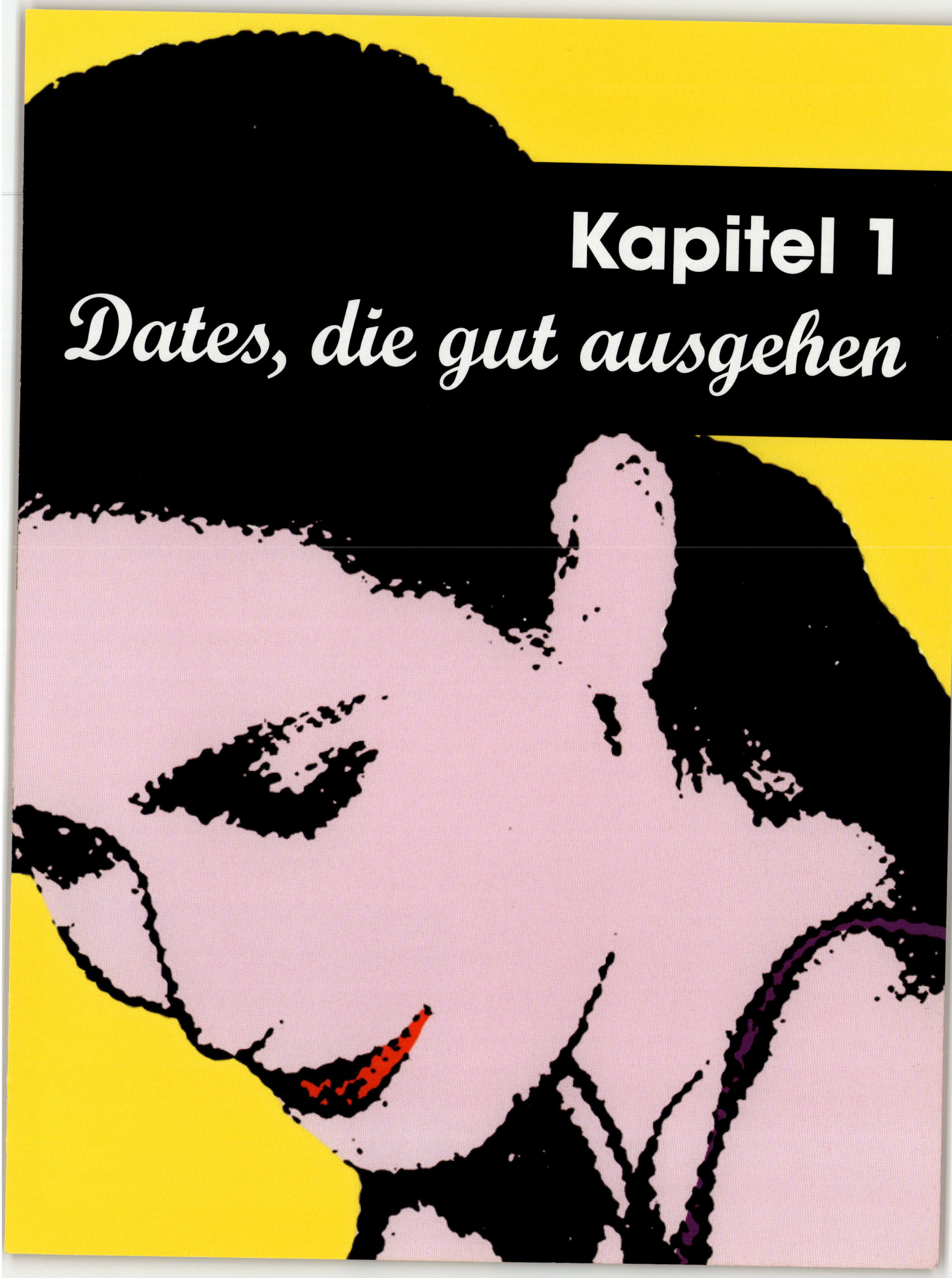

Aufregende *Orte*

Vom Dinner für zwei bis zum Riesenrad Sie haben Gefallen aneinander gefunden, Handynummern ausgetauscht und sich verabredet. Jetzt steht ein heißes Date an. Bei dieser entscheidenden Gelegenheit wollen Sie vermitteln, dass Sie in Gesellschaft eine charmante Begleitung und im Bett eine Granate sind. Und genau das erwarten Sie auch von Ihrem Gegenüber.

Es ist wichtig, wo Sie sich beim ersten Mal treffen und was Sie vorhaben, um sich gegenseitig einschätzen zu lernen – und sich dann guten Gewissens dem zu widmen, was Spaß macht. Denken Sie daran: Erregung überträgt sich. Jeder, der schon mal die Frau seiner Wahl auf dem Motorrad mitgenommen hat, wird das bestätigen. Die Theorie sagt, dass jemand, der mit Ihnen etwas Spannendes erlebt – eine Fahrt auf der Achterbahn oder einen Klingelstreich –, sein Kribbeln im Bauch auf Sie überträgt. Dazu müssen Sie nicht zum Extremsportler mutieren, oft reichen schon neue Eindrücke, um den anderen in Wallung zu bringen.

Dinner für zwei Gemeinsam essen zu gehen hat sich bewährt. Im Restaurant sitzen Sie sich ein oder zwei Stunden lang gegenüber und teilen eine ziemlich intime, sinnliche und hoffentlich angenehme Erfahrung. Vielversprechend. Und gerade weil das Essengehen ein so bewährtes Konzept für Dates ist, können Sie punkten (und Ihre Chancen enorm verbessern), wenn Sie für Abwechslung sorgen – und einen Abend planen, der deutlich aufregender ausfällt.

Gehen Sie statt in ein klassisches Restaurant zu einer Veranstaltung mit Buffet oder in eine Sushi-Bar und probieren Sie sich durch das Angebot. Kleine Häppchen und interessante Getränke sind sexyer und origineller als ein ausgedehntes, herzhaftes Gericht. Wenn Sie beide das wollen, kann auch jeweils der eine für den anderen bestellen – das ist eine ausgezeichnete Gelegenheit, sich näher kennenzulernen. Dabei können Sie sich gegenseitig die Gerüche, Aromen und Texturen der Speisen und Getränke beschreiben und klammheimlich an ganz andere Vergnügungen denken.

> Bei einem ***gemeinsamen aufregenden Erlebnis*** **überträgt sich die Aufregung des anderen** auf Sie.

Spannend ist es auch, wenn die Gäste selbst beim Kochen mitmachen, ob beim koreanischen Grillen, japanischen Feuertopf oder stinknormalen Fondue – wenn Sie es mit ein wenig

ERSTELLEN SIE EINE LISTE. Eine sinnvolle Liste möglicher Treffpunkte macht sich schnell bezahlt. Wenn Sie irgendwo etwas Spannendes, Abgefahrenes oder Neues hören, schreiben Sie es sich auf oder mailen Sie es an sich selbst. Wenn eine Verabredung ansteht, müssen Sie dann nicht lange grübeln, um etwas möglichst Originelles vorschlagen zu können – nur um am Ende in einem anonymen Fastfood-Restaurant zu landen. Das kann passieren – muss es aber dank guter Vorbereitung nicht!

Après-Ski-Atmosphäre aufpeppen. Events ohne große Formalitäten wie Buffets sind ideal, um den Bammel vor dem ersten Date zu vertreiben.

Dunkelrestaurants sind ein noch recht neues Konzept, hier isst man entweder mit verbundenen Augen oder in einem komplett dunklen Raum. Überraschen Sie Ihre Geschmacksknospen mit völlig neuen Erfahrungen – und lassen Sie damit die Lustrezeptoren schon mal vorglühen. Das ist definitiv einen Versuch wert.

Veranstaltungen ***mit Buffet*** helfen beim **Bammel vor dem ersten Date.**

Auch kann es großen Spaß machen, mit neuen Bekannten ein auf den ersten Blick schäbiges Lokal zu besuchen, das für eine Spezialität zu Recht berühmt ist (großartigen Döner, tolle Tapas oder die beste Currywurst der Stadt), und dort beim ersten Treffen zu essen. Oder Sie machen einen Spaziergang, der halb Stadtführung und halb Tour-de-Menu ist. So etwas wird in einigen Städten mittlerweile von Veranstaltern angeboten, aber wenn Sie den Abend selbst planen, wird es persönlicher – und Sie können gleich ein bisschen glänzen.

Verabredungen tagsüber zum Brunch oder Picknick sind nett – aber je später der Abend, desto schöner die Gäste … also schaffen Sie Chancen, wenn Sie auf mehr aus sind.

Andere Treffpunkte Kino und Konzerte sind super, allerdings nicht unbedingt für das erste Treffen. Denn dort achtet man in der Regel nicht so sehr auf seine Begleitung. Mit einer kleinen, aber feinen Cocktail-Lounge oder einer lauschigen Nische in einem guten Restaurant sind Sie deutlich besser bedient. Auch ein Pub oder eine gemütliche Kneipe, in der Sie zusammen eine Runde Billard oder Darts spielen können, ist eine gute Alternative.

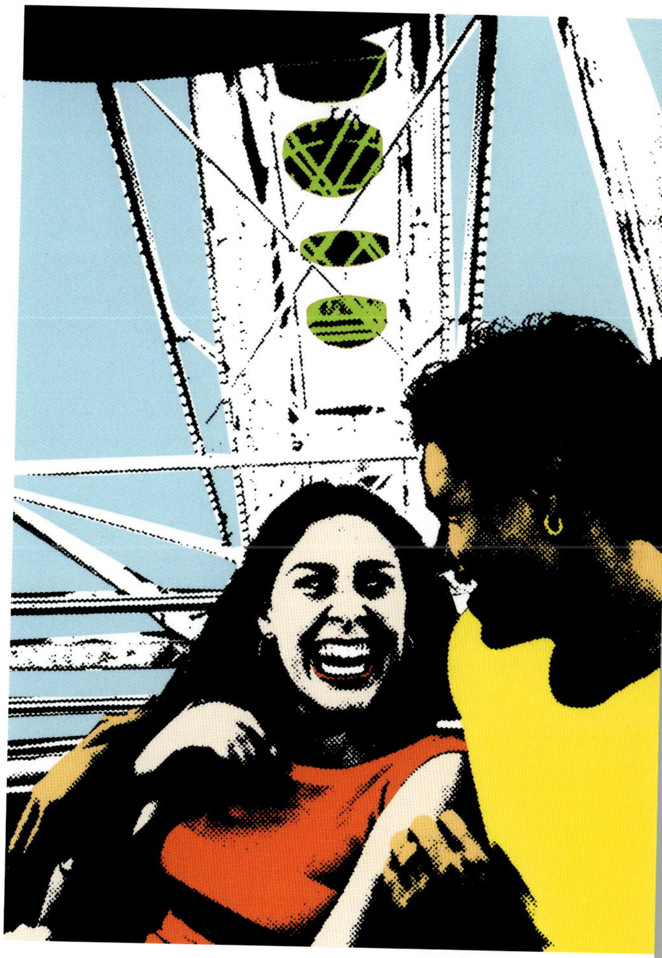

Tanzen ist seit Jahrtausenden das perfekte Vorspiel zum Sex und fest etabliert. Die angesagte Großraumdisco sollten Sie jedoch umgehen. Ob brasilianische Samba oder jamaikanische Rhythmen – Hauptsache, Sie kommen einander näher und meiden dabei ausgetretene Pfade.

Schlittschuh- oder Rollschuhlaufen, Bowling oder ein Trip in den Hochseilgarten sind ebenso gute Möglichkeiten, mit etwas Nervenkitzel auf Tuchfühlung zu gehen – aber man muss es auch nicht übertreiben. Egal was Sie unternehmen, es muss Ihnen wirklich Spaß machen. Wenn Sie voller Enthusiasmus bei der Sache sind, macht Sie das sympathisch und verspricht für später noch mehr Überschwang …

Wie *sag* ich's am besten?

Geistreiche Anekdoten, Stichworte, coole Sprüche Vergessen Sie hohle Phrasen, abgedroschene Witze oder Anmachsprüche, die zeigen sollen, wie toll Sie sind. Stellen Sie Fragen. Genauso wichtig: Zeigen Sie echtes Interesse an den Antworten. Etwas Besseres können Sie nicht tun, um beim Plaudern mit Ihrem Date zu punkten.

Im Rampenlicht Ihre Nachfragen zeigen, dass Sie voll dabei sind und nicht nur das Gespräch interessant finden, sondern auch Ihr Gegenüber. Ihre Aktien steigen am ehesten, wenn Sie dem anderen das Gefühl geben, dass er etwas Besonderes ist oder etwas Interessantes zu erzählen hat. Lassen Sie Ihre eigenen Vorstellungen außen vor und konzentrieren Sie sich voll auf das Objekt Ihrer Begierde. Geben Sie dem anderen für ein paar Stunden das Gefühl, der Mittelpunkt des Universums zu sein. Er wird darauf anspringen und gern zulassen, dass das so bleibt. Und während Sie aufmerksam zuhören, stellen Sie vielleicht sogar fest, dass die großartige Person Ihnen gegenüber die ganz große Liebe sein könnte – oder zumindest jemand, den Sie mit Vergnügen kennengelernt haben.

Wenn Sie das Thema, wo Ihr Date zur Schule gegangen ist, nicht vom Hocker reißt, lenken Sie das Gespräch in Gefilde, die mehr Spannung versprechen und mit denen Sie mehr anfangen können. Wecken Sie positive Erinnerungen, z. B. indem Sie es fragen: »Was war Dein schönster Urlaub?« Oder: »Welches war das beste Restaurant, in dem du je gegessen hast?« Wenn Sie Angst haben, die Schmetterlinge in Ihrem Bauch könnten verhindern, dass Ihnen geistreiche Fragen einfallen, legen Sie sich vorher welche zurecht. Wenn Sie anderen helfen, sich an schöne Dinge zu erinnern, werden unbewusst diese Erfahrungen auf Sie übertragen. Und Sie bekommen eher die Chance zu zeigen, dass das vollkommen gerechtfertigt ist.

Natürlich wird der andere auch etwas über Sie wissen wollen. Beantworten Sie alle Fragen

> Geben Sie Ihrem Gegenüber das Gefühl, der ***Mittelpunkt des Universums*** zu sein – und es wird **begeistert** sein.

GRANTS SEXKURSE Vor einigen Jahren nahm ich an einer Beratung bei einem Dating-Coach in New York teil. Wir trafen uns in einem Coffeeshop und spielten dort ein Date durch. Ich fand mich dabei ganz gut und war umso geschockter über ihre miese Bewertung. Ich hatte wohl nur oberflächlich Interesse für ihre Karriere und ihre Hobbys gezeigt. Daraus habe ich gelernt, dass das Frage-und-Antwort-Spielchen nur bei echtem Interesse am Gegenüber funktioniert.

ohne Ausflüchte, am besten kurz, anschaulich und spannend – und geben Sie dann den Ball wieder zurück.

Immer schön ausgewogen Es mag widersprüchlich klingen, aber bei einem Flirt kann ein wenig Selbstironie helfen, die eigenen Stärken zu unterstreichen. Über sich selbst lachen zu können ist eine sehr anziehende Eigenschaft. Sie zeigt, dass Sie genug Selbstvertrauen haben, um zu Ihren Fehlern zu stehen. Studien haben ergeben, dass das Prahlen mit dem eigenen Können, dem Wohlstand oder der akademischen Ausbildung einen Menschen in den Augen der anderen zwar durchaus kompetent erscheinen lässt. Schnell gerät dadurch aber das sowieso empfindliche Gleichgewicht zwischen Kompetenz und Beliebtheit ins Wanken. Gut ist es daher,

Wenn Sie Leuten helfen, sich an ***schöne Dinge*** zu erinnern, **werden die guten Gefühle mit Ihnen verbunden.**

wenn Sie hin und wieder ein paar Seitenhiebe gegen sich selbst einstreuen. Am besten wirkt Tiefstapelei, wenn Sie nach ein wenig Werbung in eigener Sache aufblitzt. Das mildert nicht nur Angeberei ab, sondern ermöglicht es auch, sich humorvoll und liebenswert zu zeigen.

Und entspannt Zu guter Letzt, selbst wenn das bei einem heißen Date vielleicht schwierig wird: Versuchen Sie, relaxt zu bleiben und dabei ihre überschäumende Seite zu zeigen. Wenn ihr Gegenüber merkt, dass Sie nervös sind, zieht es sich möglicherweise zurück. Dann verwandelt sich die heiße Verabredung in ein verkrampftes Bewerbungsgespräch. Eine lebhafte Unterhaltung ist der beste Weg zu einer anregenden, unterhaltsamen und sexy Beziehung.

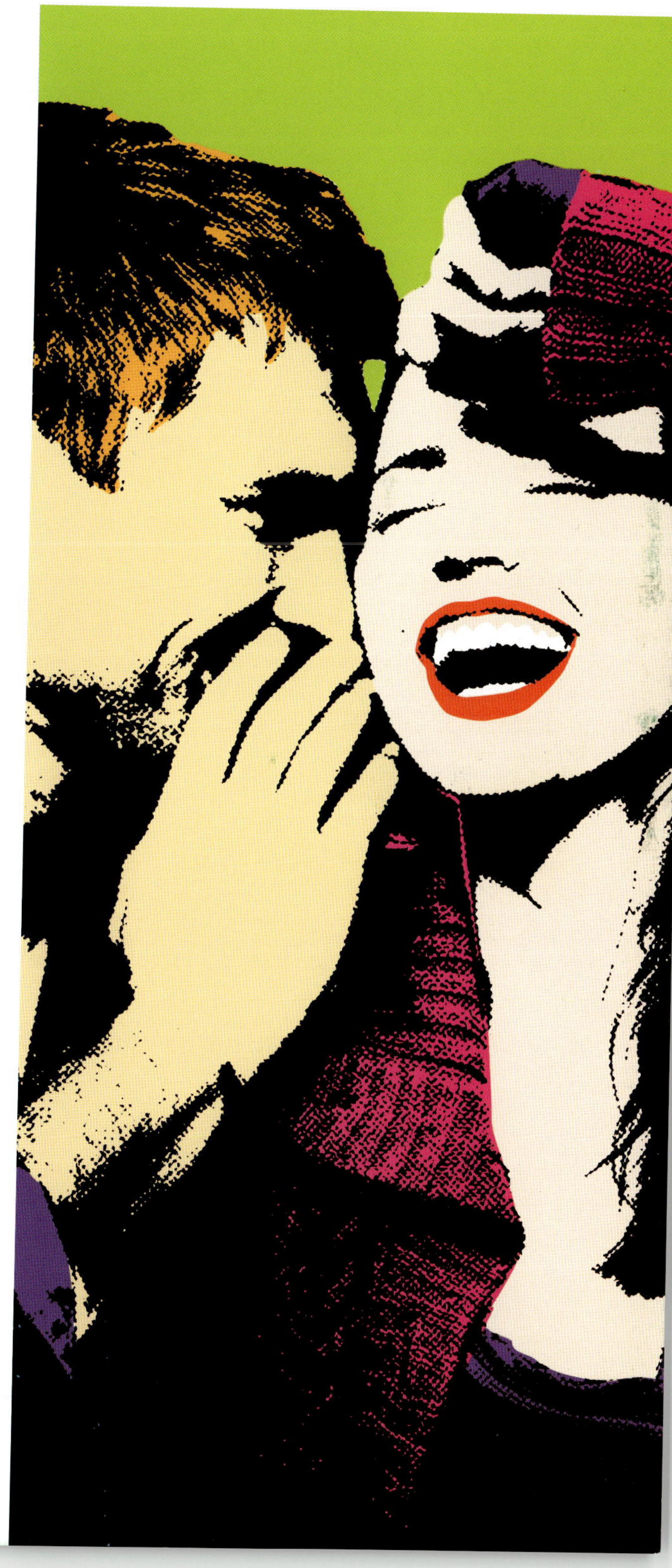

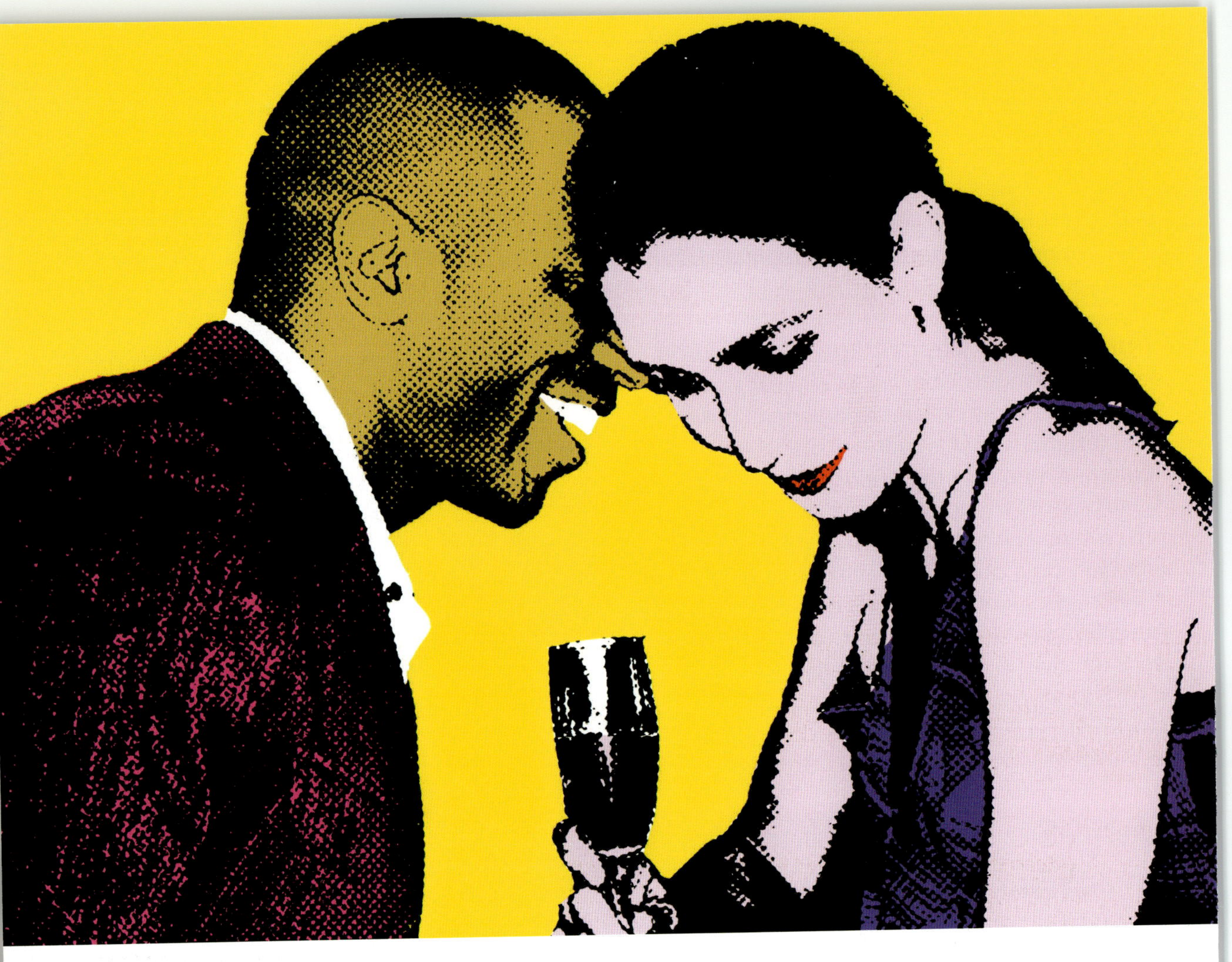

Darf ich *dir* sagen ...

Seien Sie verführerisch, nicht verzweifelt oder überfreundlich. Wenn wir im Bett auf unsere Kosten kommen, sind wir selbstbewusst, unbeschwert und (etwas) weniger darauf aus, uns woanders umzuschauen. Diese Zufriedenheit wirkt extrem verführerisch. Sie müssen also satte Lebensfreude ausstrahlen, selbst wenn Ihr letzter Körperkontakt in einer überfüllten U-Bahn stattgefunden hat. Die folgenden Tipps helfen Ihnen dabei.

Vergessen Sie ihre Erwartungen. Erhoffen Sie sich nicht zu viel von einem Date, das zu Sex führen soll. Lassen Sie all Ihre Erwartungen außen vor und, egal wie esoterisch das klingt, leben sie voll und ganz im Jetzt. Genießen Sie die Gesellschaft, die Umgebung, die Drinks und Sie werden sich von ihrer besten Seite zeigen. Auch wenn eine längere Trockenzeit Sie ewige Abstinenz befürchten lässt, vertrauen Sie auf den Lauf der Dinge und amüsieren Sie sich – ob nun Sex zu erwarten ist oder nicht. Bleiben Sie einfach möglichst locker.

Schmeicheleien bringen Sie weiter. An althergebrachten Aphorismen ist meistens etwas dran. Wenn Sie jemanden dazu bringen, sich gut zu fühlen, wird er dieses so angenehme Gefühl der Wertschätzung mit Ihnen in Verbindung bringen. Und mehr davon (damit auch von Ihnen) haben wollen. Die Komplimente sollten aber persönlich und natürlich echt sein. Augen kann man fast immer loben, aber wenn Ihr Gegenüber ein bisschen schielt, suchen Sie sich lieber etwas weniger Auffälliges aus. Seine Kleidung, seine sexy Stimme oder sein Umgang mit dem Billardqueue beispielsweise. Wohlgeformte Körperteile dagegen sollte man besser außen vor lassen. Selbst wenn sie genau den tollen Hintern hat, den Sie am liebsten gleich berühren wollen, behalten Sie das besser für sich, bis Sie ihn in seiner ganzen Pracht vor sich sehen.

Prüfen Sie dezent Ihre Chancen. Flirten Sie, aber ohne aufdringlich zu sein. Wenn Sie nicht sicher sind, ob Ihr Charme ankommt, senken Sie die Stimme. Wenn Ihr Gegenüber sich ohne Weiteres zu Ihnen hinüberlehnt, um seine Ohrmuschel dichter an Ihren Mund zu bringen, ist es einem Flirt nicht abgeneigt. Sie können sich auch ein paar Mal anders hinsetzen. Kopiert der andere Ihre Haltung, zeigt das, dass er Sie mag.

> »Blickkontakt ist etwas Feines. Aber wenn Sie jemandem minutenlang in die Augen starren, wirkt das eher gruselig.«

Wenn Sie sicher sind, dass der andere sich auch mehr vorstellen kann, checken Sie die Lage, indem Sie zärtlich sein Knie berühren (im Sitzen natürlich) oder auch den Arm, um zu schauen, was passiert. Wenn er etwas Lustiges über sich erzählt, ziehen Sie ihn freundlich auf, um zu sehen, ob ein Klaps oder ein flotter Spruch zurückkommt (beides sehr positiv).

GRANTS SEXKURSE Wenn Sie, wie ich, eine schweinische Ader haben, verstecken Sie sie nicht. Seien Sie offen (und dabei fröhlich und unbeschwert) und warten Sie ab, was dabei herauskommt. Mich hat des Öfteren höchst angenehm überrascht, welche Türen (und Beine) sich dadurch geöffnet haben – und Ihnen wird es genauso gehen.

Selbstvertrauen ist sexy. Wenn Sie natürliches Selbstvertrauen ausstrahlen, vermitteln Sie Ihrem Gegenüber, dass Sie es zwar ganz großartig finden, von ihm aber keine Selbstbestätigung brauchen. Zu diesem Zweck beanspruchen Sie Platz. Männer stehen am besten mit den Beinen schulterbreit auseinander und achten auf eine offene Körperhaltung. Frauen können gezielt ihre Gestik zur Geltung bringen. Und: Widerstehen Sie der Versuchung und halten Sie keinen Monolog über Ihren kometenhaften Aufstieg bei der Arbeit oder, noch schlimmer, über sexuelle Heldentaten. Wenden Sie sich stattdessen bei jeder Gelegenheit Ihrem Gesprächspartner zu. Der wird schon bald merken, dass Sie niemandem etwas beweisen müssen, und sich in seiner Haut sehr wohlfühlen.

Verstellen Sie sich nicht. Bei einem Date wird Ihnen jede Maskerade früher oder später um die Ohren fliegen, lassen Sie das am besten einfach. Sie müssen keine Liste Ihrer Eigenschaften anlegen, denken Sie einfach ab und an über Ihre Stärken und Schwächen nach. In Gesellschaft betonen Sie dezent Erstere, Letztere kommentieren Sie mit Selbstironie. Selbsterkenntnis ist eine wunderbare Eigenschaft, die zeigt, dass Sie sich die Zeit genommen haben, um mit sich ins Reine zu kommen.

Zündende *Ideen*

Wie man Köpfe verdreht und Lenden aufheizt Um Ihr Date mit Ihrem Auftritt zu beeindrucken, müssen Sie sich vor allem wohlfühlen. Wählen Sie also ein Outfit, in dem das jederzeit möglich ist. Ein heißes Date ist die Gelegenheit, um sich von Ihrer allerbesten Seite zu zeigen. Keine Zeit für Selbstzweifel. Sie sind großartig und das dürfen gern auch alle anderen erfahren!

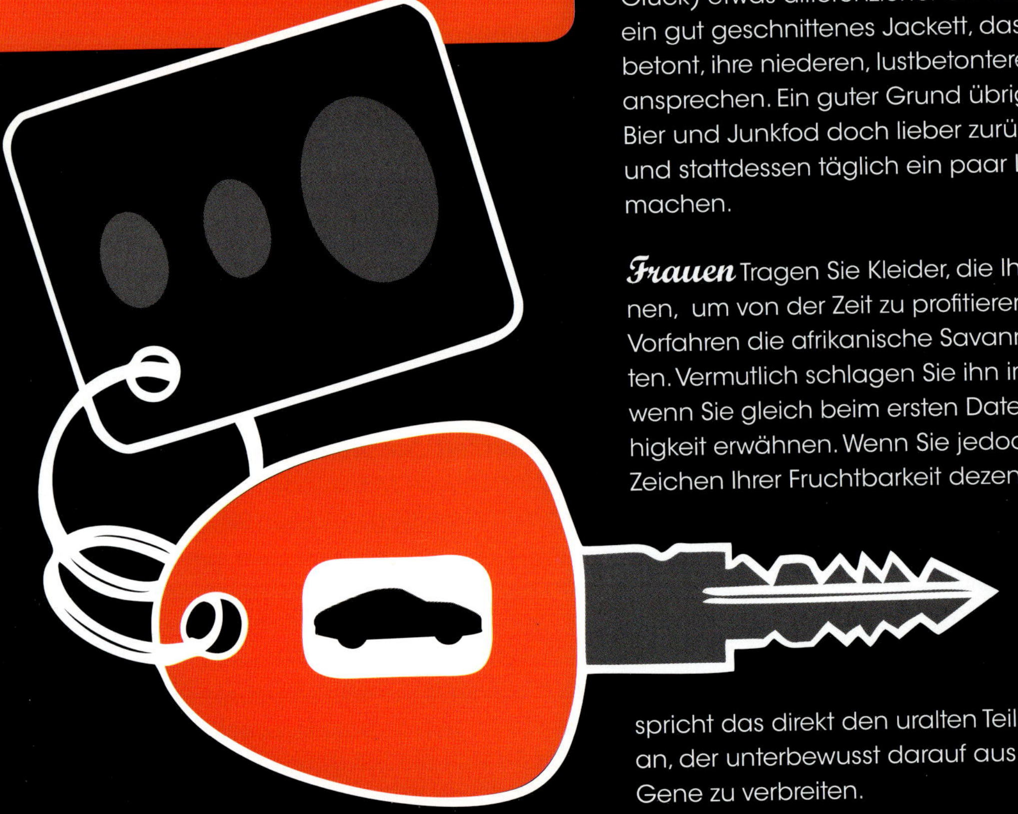

Männer ZZ Top lagen richtig: »Every girl's crazy 'bout a sharp dressed man« – nichts geht über das richtige Outfit. Mit einem gut sitzenden Blazer oder Sakko können Sie nichts falsch machen. Das ist keine Frage des Geschmacks, sondern der Evolutionspsychologie. Frauen reagieren positiv auf einen Mann mit V-förmigem Rumpf (breite Schultern, schmale Taille), weil das auf einen hohen Testosteronspiegel und einen kräftigen Oberkörper hindeutet. Sehr lange stand in unserer Geschichte der Stärkste und Aggressivste ganz oben. Obwohl sich der Alpha-Status im Verlauf der letzten 10000 Jahre (zum Glück) etwas differenzierter entwickelt hat, wird ein gut geschnittenes Jackett, das Ihre Schultern betont, ihre niederen, lustbetonteren Instinkte ansprechen. Ein guter Grund übrigens, sich bei Bier und Junkfod doch lieber zurückzuhalten und stattdessen täglich ein paar Liegestütze zu machen.

Frauen Tragen Sie Kleider, die Ihre Taille betonen, um von der Zeit zu profitieren, als unsere Vorfahren die afrikanische Savanne durchstreiften. Vermutlich schlagen Sie ihn in die Flucht, wenn Sie gleich beim ersten Date Ihre Gebärfähigkeit erwähnen. Wenn Sie jedoch äußerliche Zeichen Ihrer Fruchtbarkeit dezent hervorheben, spricht das direkt den uralten Teil seines Gehirns an, der unterbewusst darauf aus ist, die eigenen Gene zu verbreiten.

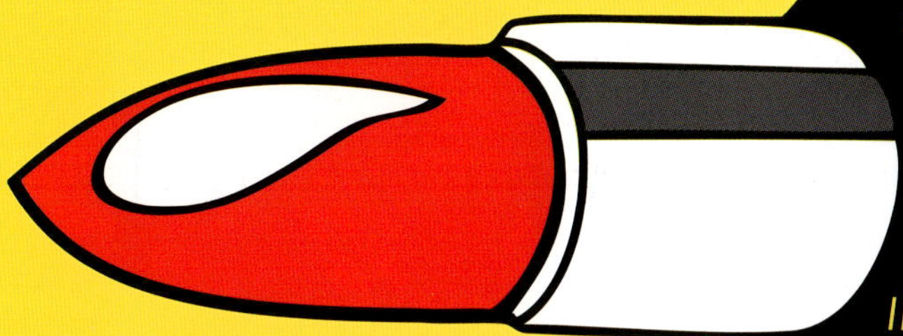

»Wenn Sie wollen, dass er Sie küsst, schauen Sie manchmal auf seinen Mund oder umspielen dezent mit Ihrer Zunge Ihre Lippen.«

Männer Viele Studien haben gezeigt, dass Frauen Männer mit hohem Status bevorzugen. Sie brauchen trotzdem nicht damit zu prahlen, was sie beim Armdrücken schaffen, oder ihr Ihren letzten Steuerbescheid zeigen, um interessant zu wirken. Lassen Sie stattdessen Ihren Körper sprechen. Wenn Sie hereinkommen, tun sie das mit gemessenen, festen Schritten. Machen Sie möglichst keine überflüssigen Bewegungen. So wirken Sie selbstsicher und ungezwungen. Ein gerader Rücken und ein leicht angehobenes Kinn signalisieren Stolz. Und das ist die Haltung, auf die laut einer kanadischen Studie aus dem Jahr 2011 die weiblichen Testpersonen am positivsten reagierten. Beanspruchen Sie Platz für sich, indem sie sich leicht breitbeinig und mit geöffneten Armen hinstellen. Wenn Sie sich setzen, legen Sie einige persönliche Gegenstände auf den Tisch, um ihr Revier abzustecken. So wirken Sie selbstbewusst, kompetent und durchsetzungsfähig. Sie, so sagt es die Wissenschaft, ist darauf programmiert, genau darauf abzufahren.

Frauen Die bereits erwähnte kanadische Studie ergab einerseits, dass Frauen auf männlichen Stolz abfahren. Zudem zeigte sie, dass Männer bei Frauen Fröhlichkeit am meisten schätzen. Wenn Sie also viel lächeln und über einige Witze von ihm lachen, könnte das seinen Appetit anregen. Seien Sie ebenfalls amüsant. Gestikulieren Sie lebhaft, das vermittelt Selbstvertrauen und strahlenden Überschwang. Bringen Sie Ihre vergnügteste Seite zum Vorschein, genießen Sie den Flirt mit ihm aufrichtig und machen Sie deutlich, dass man mit Ihnen Spaß haben kann. Sie können ihm auch zeigen, dass er bei Ihnen richtig liegt, indem Sie Ihr Top geradeziehen oder Ihr Haar berühren. Gesten wie diese verraten Interesse.

»Trotz meiner Nervosität versuchte ich, Selbstbewusstsein auszustrahlen. Das gefiel ihr anscheinend und ich wurde noch gelassener.«

Männer Behalten Sie sie im Auge. Schenken ihr etwas zu trinken ein, falls nötig, und wenn sie fröstelt, bieten Sie ihr Ihr Jackett an. Diese ritterliche Geste wird gut ankommen, das garantiere ich (Grant) Ihnen. Auch auf die Gefahr hin, noch spießiger zu klingen, möchte ich darauf hinweisen, dass es immer noch unsere Sache ist, bei einem Date für die Drinks, das Essen, das Taxi usw. zu bezahlen oder es zumindest anzubieten. Wenn sie darauf besteht, die Rechnung zu übernehmen, zu teilen oder beim nächsten Mal zu zahlen, akzeptieren Sie das ohne viel Aufhebens. Schließlich leben wir im 21. Jahrhundert.

Zu *mir?*

Von der Bar ins Bett Sie sind in e
des Gespräch mit einem wahrlich
Date oder Sie haben sich gerade
tauschen oder sich wieder verabr
deutet daraufhin, dass diese abs

Bei jeder erfolgreichen Beischlafanbah
kommt unweigerlich der Punkt, an dem
sich fragt, wie der Vorschlag, nach Hau
schwinden, am besten ankommt. Und z
aufdringlich oder – Gott bewahre – be
wirken. Die folgenden Tipps erleichtern
aus der Bar ins Bett.

Sorgfalt walten lassen Finden Sie
beiläufige Fragen heraus, ob eine Überr
auswärts für das Objekt Ihrer Begierde
infrage kommt, etwa so: »Was hast du s
am Wochenende vor?« Wenn Ihr Gegen
daraufhin gleich eine ganze Reihe von
nennt, vielleicht noch mit dem Hinweis,
es morgen früh rausmuss, ist eine Nach
Fleischeslust wohl eher nicht das Richti
der andere aber auch darüber nachd
Ihnen demnächst die Kleider vom Leib
antwortet er vielleicht: »Ich bin mit Freu
Brunch verabredet, aber sonst habe ic
früh noch nichts vor.« Das ist kein Freib
Ihnen aber, sich innerlich für den näch
zu wappnen.

Klären Sie das Wo. Im Verlauf
ellen oder eines früheren Treffens hab
herausgefunden, wo Ihr umwerfende
über wohnt. Wenn Sie das Glück hab
an Ihrem augenblicklichen Aufenth
wohnen, können Sie das wunderbar

Oder *zu dir?*

Sichern Sie sich eine sexy Einladung Der Heimvorteil ist für einen Fu
enorm wichtig – da Sie aber vermutlich keiner sind, brauchen Sie sich
kanntem Terrain nicht aus dem Konzept bringen zu lassen. Auswärts m
wenigstens keine Gedanken machen, ob Sie den Müll rausgebracht
geputzt haben. Sie können also einfach entspannt genießen.

Ein Auswärtsspiel kann sehr aufregend sein, nicht nur wegen des Nervenkitzels beim Sex mit einem neuen Partner an einem unbekannten Ort. Hinzu kommt das Glücksgefühl, am nächsten Morgen fremdes Terrain zu erkunden und sich einen Latte Macchiato in einem neuen Café zu gönnen. Währenddessen lassen Sie die Ereignisse der letzten Nacht noch einmal Revue passieren und versuchen, dabei nicht zu breit zu grinsen und nebenbei herauszufinden, wie Sie jetzt nach Hause kommen. Das Leben ist schön! Doch wie geht man so einen Beutezug am besten an?

Handeln Sie vorausschauend. Sie können nicht unbedingt erwarten, gleich ins Allerheiligste eingeladen zu werden, in jedem Fall aber sollte Sie das nicht unvorbereitet treffen. Im einfachsten Fall kann das bedeuten, immer ein paar Kondome in der Tasche zu haben, wenn Sie ausgehen. Vielleicht bewahren Sie auch Kleidung zum Wechseln und eine Zahnbürste an Ihrem Arbeitsplatz auf für den Fall, dass Sie am nächsten Morgen gleich dort aufschlagen. Mit etwas Umsicht vermeiden Sie, dass Ihr Vergnügen, Ihre Gesundheit oder Ihr Arbeitsvertrag auf dem Spiel stehen, weil Sie auswärts übernachtet haben.

Geben Sie die Richtung vor. Wenn Ihre Wohnung zu weit weg ist oder Ihr Mitbewohner dort gerade eine Party schmeißt, erklären Sie, warum Sie den anderen nicht zu sich nach

Zum Nervenkitzel
mit einem neuen Pa
kommt das Glücks
fremdes Terrain zu

Hause bitten können. Sagen Sie
»Wir könnten noch bei mir etwa
ist heute Land unter!« Nachdem
Idee ins Spiel gebracht haben,
zurückzuziehen, kann der ande
eigene Wohnung als Alternative

Seien Sie aufgeschlossen.
rain können Sie den Ton angebe
Sie hingegen eher an die Vorlieb
gebunden, seine Musik, seine H
Spielzeuge usw. Sie müssen also

GRANTS SEXKURSE Eins
entsetzt, dass ich nicht sofort in
nachdem wir fertig waren. Ich kri
mit und hörte später über zwei E
gehofft hatte, ich würde nach de
hend die Fliege machen. Umgeke
auch schon Leute zu Besuch, die
während ich bereute, dass ich zu
cher geworden war.

Aufgeschlossenheit mitbringen und Kontrolle abgeben. Das ist gut. Tatsächlich bietet sich damit die Gelegenheit, Neues kennenzulernen und Ihr Sexleben aufzupeppen. Ich (Grant) habe mal eine Frau getroffen, die mich nach dem Sex mit einem heißen Handtuch (wie man sie manchmal in Flugzeugen oder Restaurants bekommt) gesäubert hat. Das fand ich sehr beeindruckend und habe es so übernommen. (Die meisten sind begeistert und es funktioniert hervorragend.)

Drängen Sie sich nicht auf. Nach dem Sex checken Sie die Lage, denn nichts ist schlimmer als ein Besucher, der die Tür nicht findet. Fragen Sie Ihren Gastgeber, ob Sie besser gehen sollen. Schlagen Sie z. B. vor: »Wenn du morgen früh raus musst, rufe ich mir einfach ein Taxi!« Er wird das zu schätzen wissen – und Sie in den meisten Fällen einladen, zu bleiben … zumindest bis zum nächsten Morgen. Wenn er lieber allein schlafen möchte, nehmen Sie das nicht persönlich. Für viele Leute ist eine Übernachtung intimer als der Sex davor. Ich (Grant) kann morgens ein verkatertes, übel riechendes Monster sein. Ein früher Aufbruch, bevor hellstes Sonnenlicht gnadenlos die Szenerie beleuchtet, ist manchmal sinnvoll. Auf jeden Fall sollten Sie es dem Gastgeber überlassen, wann er wieder für sich sein möchte.

Bei einem Auswärtsspiel müssen Sie möglicherweise ***Aufgeschlossenheit mitbringen*** und ***Kontrolle abgeben.*** **Das ist gut!**

Seien Sie ein angenehmer Gast. Auch wenn Sie die ganze Nacht über heißen Sex hatten, entbindet Sie das nicht von der Pflicht, ein guter Hausgast zu sein. Tatsächlich finden wir, dass Sie umso mehr Rücksicht nehmen sollten, je heftiger es zur Sache gegangen ist. Bieten Sie nach einer befriedigenden kleinen Nummer am Morgen an, frische Brötchen zu besorgen. Hinterlassen Sie kein Chaos und helfen Sie beim Aufräumen. Selbst wenn es bei einem One-Night-Stand bleiben sollte, gibt es keinen Grund, sich unhöflich zu benehmen oder den anderen zu verärgern. Wenn Sie sich taktvoll und erwachsen verhalten, kann die nächste Begegnung ganz ungezwungen verlaufen. Hinterlassen Sie also einen guten Eindruck.

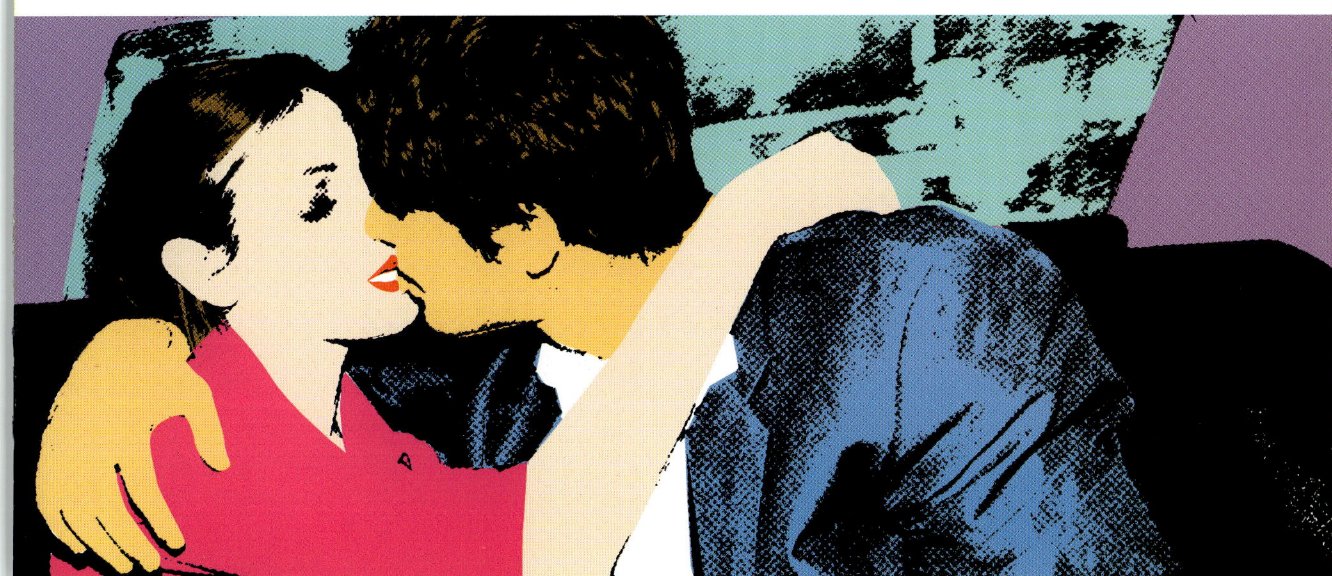

Mit *Sicherheit* Sex

Es geht nicht anders. Ohne Kondom kein Erfolg im Bett – das gilt besonders in den frühen Stadien von Liebe, Lust und Leidenschaft. Wenn einer von Ihnen Angst vor einer Schwangerschaft oder einer sexuell übertragbaren Krankheit hat, macht Sex keinen Spaß. Sie sind gehemmt und fragen sich am Ende eher, welchen Test Sie jetzt wohl machen sollten, statt wann Sie sich wiedersehen.

Angesichts der Bedeutung von Kondomen beim Safer Sex ist es kein Wunder, dass Sprüche wie »Mit Sicherheit ein gutes Gefühl« recht populär geworden sind. Dennoch werden die Leute in dieser Hinsicht erheblich nachlässiger, sobald sie älter als Mitte 20 sind. Im Jahr 2000 ergab der *National Survey of Sexual Health and Behavior* (eine Studie über das Sexleben von US-Amerikanern zwischen 14 und 94), dass die Leute mit zunehmendem Alter immer seltener Kondome benutzen, selbst wenn sie nicht in einer festen Beziehung leben. Nur jeder zweite von den Männern zwischen 20 und 30, die kurz vor der Befragung unverbindlichen Gelegenheitssex gehabt hatten, hatten ein Kondom benutzt.

Bei den Damen sieht es sogar noch düsterer aus: Nur 40 Prozent der Befragten zwischen 20 und 30 beziehungsweise 30 Prozent im Alter zwischen 30 und 40 Jahren bestanden beim Gelegenheitssex auf einem Kondom. Doch angesichts unbekannter Kindsväter, HIV und anderen Krankheiten ist der Kondomverzicht in einer lustvollen Nacht wenig sinnvoll – geschweige denn für die Zeit danach.

Bieten Sie eine Auswahl. Sicherer und gleichzeitig phänomenaler Sex ist möglich, gehen Sie mit diesem Thema am besten ganz offen um. Um das Ganze spannender zu gestalten, folgen Sie unserem Rat: Halten Sie stets eine Auswahl verschiedener Kondome vorrätig und

Extrapunkte für Sie, wenn Sie ein nigelnagelneues ***Kondom mit vibrierendem Ring*** in Ihrem Nachttisch haben.

DER ULTIMATIVE PRÄ-SEX-KONDOMCHECK

Kondome griffbereit? Prüfen Sie das. Und wenn Sie das Verfallsdatum vorab gecheckt haben, müssen Sie noch nicht einmal mehr Licht machen.

Fragen Sie den anderen, ob er ein Kondom bevorzugt. Das gebieten Höflichkeit und Respekt.

Öffnen Sie die Packung vorsichtig, reißen Sie sie nicht mit den Zähnen auf. Dabei sehen Sie eher wie ein Trottel aus, nicht wie ein Raubtier.

Frauen: Bieten Sie an, das Überziehen des Kondoms zu übernehmen. So kann er sich besser auf die anderen wichtigen Aspekte beim Sex (Brüste, Küsse, Hände, die an seinem besten Stück hinabgleiten) konzentrieren und seine Erektion wird fester und pulsierender.

Stellen Sie sicher, dass das Kondom bis zur Basis des Penis abgerollt ist, keine Luftblasen enthält und bequem genug sitzt, um den Spaß nicht zu verderben.

Gleitmittel: Je enthusiastischer Sie etwas davon auf seinem Penis verteilen, desto besser. Es kann aber auch erregend sein, einem Mann bei den Vorbereitungen zum Entern zuzusehen.

griffbereit. Als Mann haben Sie vermutlich schon verschiedene Sorten ausprobiert und Ihren klaren Favoriten gefunden. Seien Sie dennoch galant und gewieft genug, auch Alternativen zu besorgen, beispielsweise Kondome ohne Latex für Allergiker. Extrapunkte gibt es, wenn Sie ein nigelnagelneues Kondom mit vibrierendem Ring in Ihrem Nachttisch haben. Als Frau sollten Sie mindestens genauso gut vorbereitet sein und auf den Vorrat in dem kleinen, versteckten Fach in Ihrer Handtasche bauen können.

Männer und Frauen sollten immer einen Vorrat oder wenigstens eine Einmalportion Gleitmittel griffbereit haben. Wenn Sie meinen, Sie hätten dafür keinen Platz, denken Sie nach: Wer sein Smartphone immer dabei hat, wird auch wissen, wie er die Utensilien für smarten Sex unterbringt.

Bei **Angst vor einer Schwangerschaft** oder sexuell übertragbarer Krankheit macht ***Sex keinen Spaß.***

Behalten Sie's im Hinterkopf. Selbst wenn Sie ganz bei der Sache sind, sollten Sie dem Kondom etwas Aufmerksamkeit schenken. Denken Sie aber nicht die ganze Zeit daran, was schiefgehen könnte, denn das ist ein Stimmungskiller erster Güte. Männer sollten genau wissen, wie es sich an Ihrem Penis anfühlt, wenn das Kondom sicher sitzt: Sie spüren es dann deutlich am unteren Ende. Frauen hingegen prüfen das Kondom auf Risse, wenn sie bei der Ejakulation einen leichten Reiz bemerken. Das kommt manchmal vor, wenn Samen austritt und mit der Vagina oder dem Anus in Kontakt kommt.

Dass Kondome verrutschen oder beschädigt werden, passiert selten. Viel wichtiger ist es, sie von Anfang bis Ende an ihrem Platz zu lassen, um das Risiko einer Schwangerschaft oder sexuell übertragbaren Krankheit zu minimieren. Vergessen Sie den Schwachsinn, das Kondom zwischendrin abzunehmen. Für besten Sex benutzen Sie so lange Kondome, bis Sie beide über den Gesundheitsstatus des anderen zuverlässig Bescheid wissen, monogam leben und sich vorstellen können, zusammen Kinder zu bekommen.

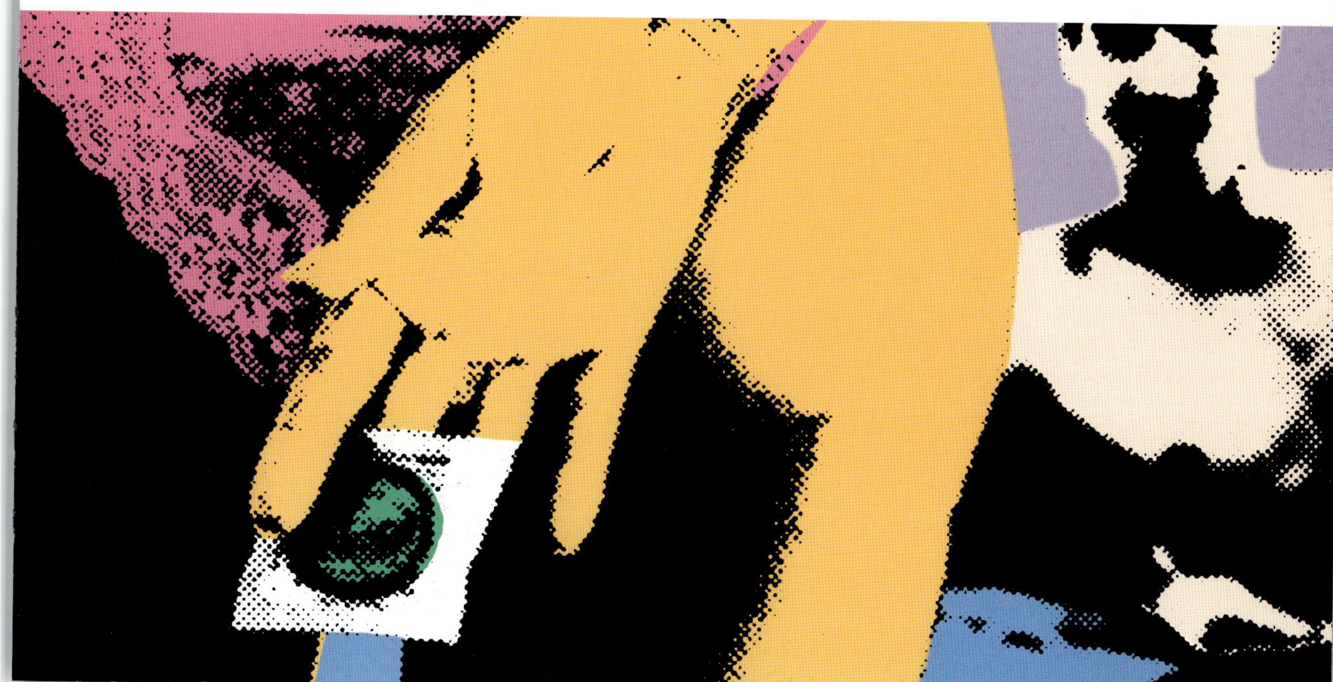

Ausziehen *mit Stil*

Ohne Stolpern und Verrenkungen raus aus den Klamotten Die Kunst des Ausziehens fängt schon beim Anziehen an. Je schlichter Ihre Kleidung, desto einfacher wird es, sie wieder abzulegen – vor allem nach ein, zwei Gläsern Wein. Mit ein paar gut gewählten Kleidungsstücken und unseren Ausziehtipps machen Sie sich nie mehr zum Idioten.

Nicht zu empfehlen Frauen sollten Formwäsche, Mieder und alles, was einschnürt, zu Hause lassen. Manche dieser Kleidungsstücke erfordern beim Ausziehen nahezu akrobatische Fähigkeiten. Außerdem können die Nähte hässliche rote Linien auf Bauch oder Schenkeln hinterlassen. Vermutlich stört das Ihren Partner nicht weiter, aber schön ist anders. Zudem ist Entspannung Voraussetzung, um Erregung zu spüren und zum Orgasmus zu kommen. Wenn Sie zusammengeschnürt, -geschoben oder mit einer anderen Foltermethode in eine kleinere Kleidergröße gezwängt werden, wird das schwieriger. Behandeln Sie Ihren Körper gut und ziehen Sie etwas an, das bequem ist und trotzdem sexy aussieht.

Nun zu dem, was infrage kommt: Wählen Sie ein Top oder ein Kleid, das sich leicht über den Kopf ziehen lässt. Noch besser sind solche mit Knopfleiste oder Reißverschluss, aus denen Sie gut herauskommen. Dann müssen Sie sich keine Sorgen darüber machen, dass Sie vielleicht an einem Ohrring hängen bleiben oder Ihre Frisur ruinieren – zumindest jetzt noch nicht. (Das kommt später.) Bitten Sie Ihren Partner, Ihren BH aufzuhaken – es sei denn, Sie wollen Ihre Unterwäsche noch etwas anbehalten.

Tipps für ihn Männer tragen in der Regel sowieso nicht so einengende Kleidung. Das erleichtert das Ausziehen insgesamt. Sind jedoch die Jeans zu eng, kann es passieren, dass Mann höchst ungelenk im Raum herumhüpft wie ein betrunkenes Kaninchen – und schlimmstenfalls hinfällt und dabei eine Lampe oder Kerze umschmeißt. Ziehen Sie also auf jeden Fall Hosen

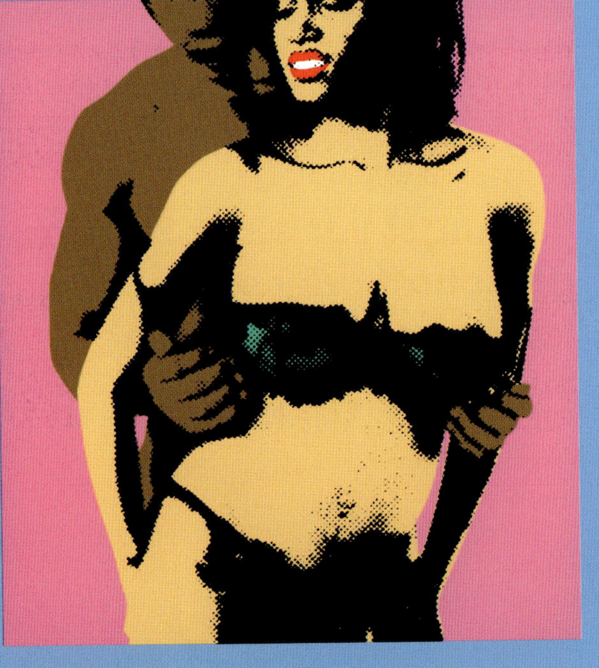

Im ***Eifer des Gefechts*** kann es sein, dass Sie am Ende tatsächlich **nur mit Socken** angetan ins Bett springen.

an, die Sie einfach aufknöpfen, herunterziehen und in einem Schwung ausziehen können. Denken Sie außerdem an einen Gürtel, der sich mit Händen oder Zähnen leicht öffnen lässt. Ein fester Knoten oder eine Schnalle, an der man sich leicht schneidet, wäre denkbar ungeeignet.

Eine größere Herausforderungen für Männer ist die Auswahl der richtigen Unterwäsche. Was er drunter trägt, sollte nicht jede Erregung im Keim ersticken, sobald die Hosen ausgezogen sind. Lassen Sie das gute alte Feinripp daheim, wenn Sie ausgehen. Und dreckige Unterhosen, vielleicht sogar mit Löchern, gehen gar nicht. Ob nun Shorts oder Slips – sie sollten zumindest gut sitzen und sauber sein. Wenn Sie wirklich sexy aussehen wollen, nehmen Sie sich schwule Männer zum Vorbild. Die stolzieren schon seit Jahrzehnten in Unterwäsche herum, die ihre Hinterteile und ihr bestes Stück auf das Verführerischste zur Geltung bringt. Am besten fahren Sie mit den Modellen, die den glühenden Wunsch wecken, Sie ganz auszuziehen. Vergessen Sie auch nicht die kleinen, aber feinen Details: Männer sollten ihre Socken am besten schon mit der Hose ausziehen. Sonst denken sie im Eifer des Gefechts nicht mehr daran und springen am Ende tatsächlich nur mit Socken angetan ins Bett.

Lassen Sie sich Zeit. Sex muss nichts mit Hektik oder Anspannung zu tun haben. Es kann sogar extrem verführerisch sein, langsam ein Kleidungsstück nach dem anderen loszuwerden. Wenn man einen oder zwei Hemdknöpfe öffnet, heiße Küsse auf Hals und Brust verteilt oder die Hände unter die Bluse oder in die Hose wandern lässt, entsteht eine köstliche Spannung. Die bleibt aus, wenn man sich hastig die Kleider vom Leib reißt. (Ja, auch das hat seinen Reiz, aber eher auf eine fiebrige Art und Weise.)

Paare, die schon seit Jahren zusammen sind, pflegen leider oft eine Raus-aus-den-Klamotten-Routine, die höchstens zehn Sekunden dauert. Dehnen Sie das Ausziehen ruhig aus, indem Sie sich gegenseitig jedes Kleidungsstück einzeln abstreifen. Dazwischen legen Sie lange Phasen mit Küssen und Streicheln ein. Wenn zwischen dem erstem Kuss und dem erstem Eindringen zehn bis 15 Minuten Zeit liegen, ist es für die Frau einfacher, feucht zu werden, während seine Erektion fester wird. Außerdem steigern Berührungen die Leidenschaft.

Sich gegenseitig auszuziehen kann mehr als bloßes Vorgeplänkel sein, wenn Sie Küsse, Zärtlichkeiten und das verführerische Element der Vorfreude mit einbauen. Wenn Sie stolpern oder ein Reißverschluss klemmt, lachen Sie drüber, statt Frust zu schieben. Sex kann vieles sein, manchmal auch unbeholfen – das gehört zum Vergnügen.

Mit ***zu engen Jeans*** hüpfen Sie eventuell **im Zimmer umher wie ein betrunkenes Kaninchen** oder fallen hin.

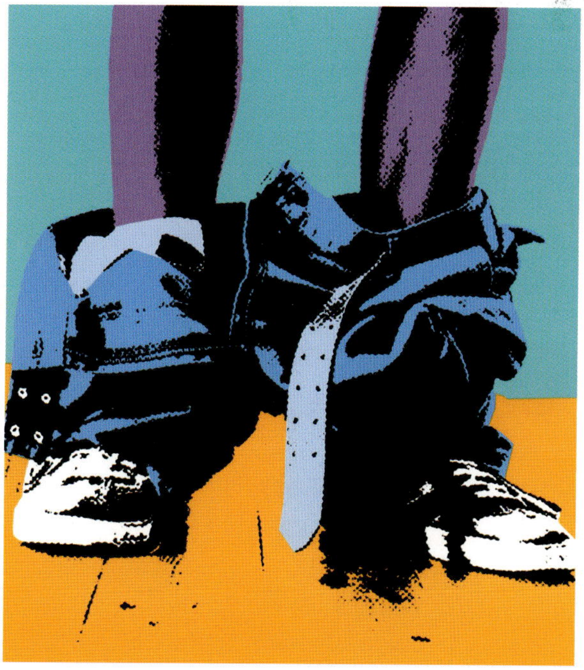

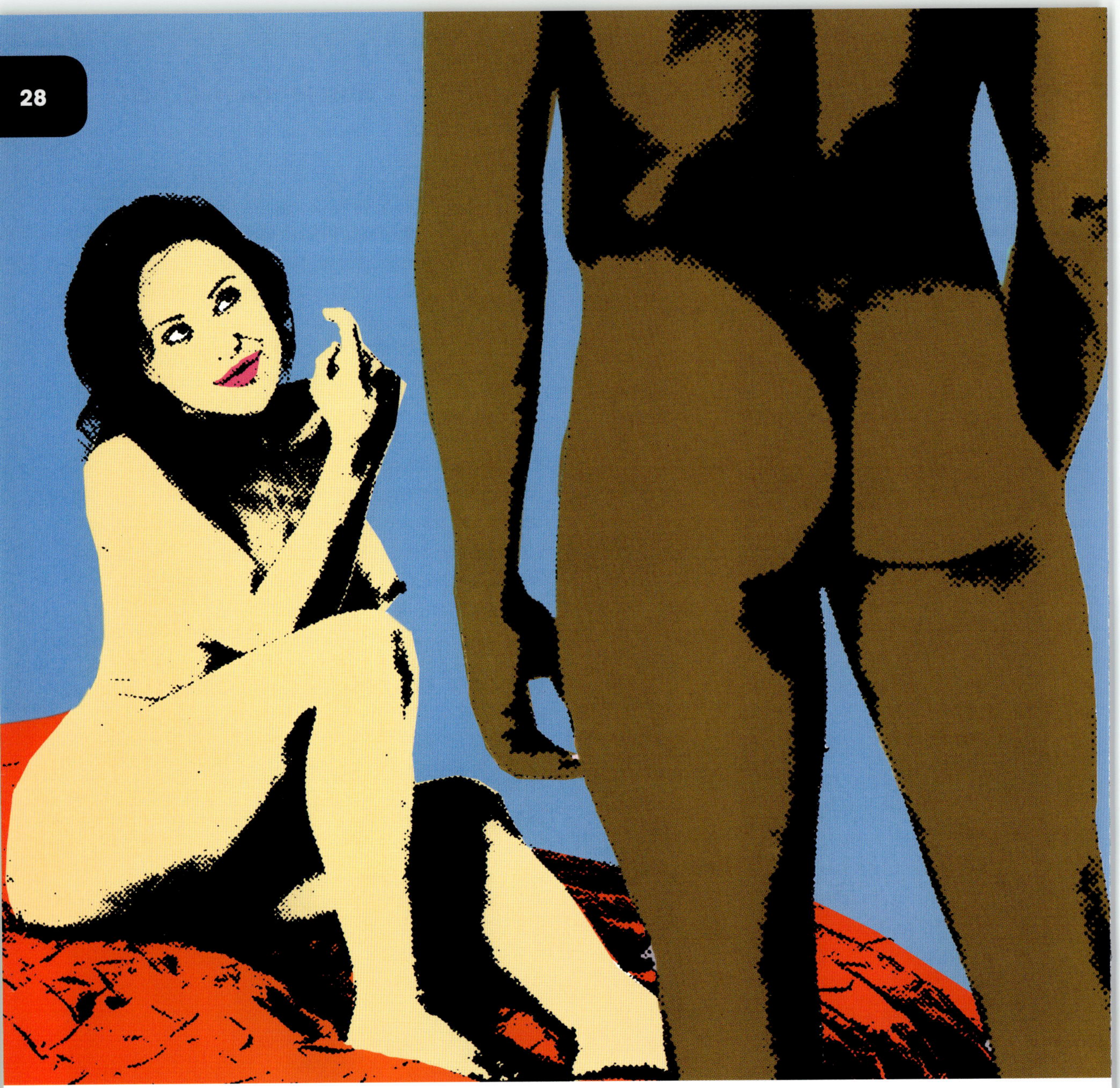

Den *Ton angeben*

So wird man der Boss. Selbstbewusstsein und Willensstärke wirken extrem sexy – bei Männern und bei Frauen. Mädels, lasst euch also nicht von traditionellen Geschlechterrollen ausbremsen, wenn ihr das Steuer übernehmen wollt – Männer stehen darauf, wenn ihr sagt, wo es langgeht. Männer wie Frauen können klar zeigen, was sie wollen, indem sie beispielsweise beim Ausziehen die Initiative ergreifen.

Die Kontrolle übernehmen Wenn Sie bei einem Date etwas wagen wollen und bis jetzt alles richtig gemacht haben, können Sie das Objekt Ihrer Begierde ohne viele Worte küssen oder auch in den Po kneifen. Nehmen Sie den anderen bei der Hand, an der Krawatte oder am Schal und führen Sie ihn ohne Umschweife dorthin, wo sinnliche Freuden warten.

Übernehmen Sie die Initiative und ziehen Sie Ihren Partner aus, oder hindern Sie ihn daran, Sie zu entkleiden. Nun können Sie sich an der Macht weiden, seinen verführerischen Körper nackt vor sich zu haben, während Sie immer noch fast vollständig angezogen sind.

Indem Sie die Führung übernehmen, stellen Sie sicher, dass es beim Sex genau so läuft, wie Sie es wollen. Und wenn Ihr Partner keine Klagen hat, dann auch so, wie er es will.

»Er wollte mir an die Wäsche, aber ich hielt seine Hand auf dem Rücken fest und merkte, wie sein Puls sich beschleunigte.«

Die Belohnung hinauszögern Zurückhaltung ist eine weitere Möglichkeit der Kontrolle. Wenn für Sie zehn Minuten mit heißen Küssen vor dem eigentlichen Akt das Minimum sind, fassen Sie die Hände Ihres Partners und geben Sie das Tempo vor (siehe Seite 112f.). Eine Freundin von mir (Grant) klagte neulich, dass einer ihrer Sexpartner es so eilig hatte, sein bestes Stück einzulochen, dass sie nur schwer zum Orgasmus kam. Hätte sie die Kontrolle übernommen, wäre es ihr möglich gewesen, das für sie richtige Tempo zu finden. Viele Männer entwickeln übrigens bei einer längeren Beschleunigungsphase vor dem Endspurt eine härtere, vollere Erektion. Zügeln Sie sich also und lassen Sie sich Zeit.

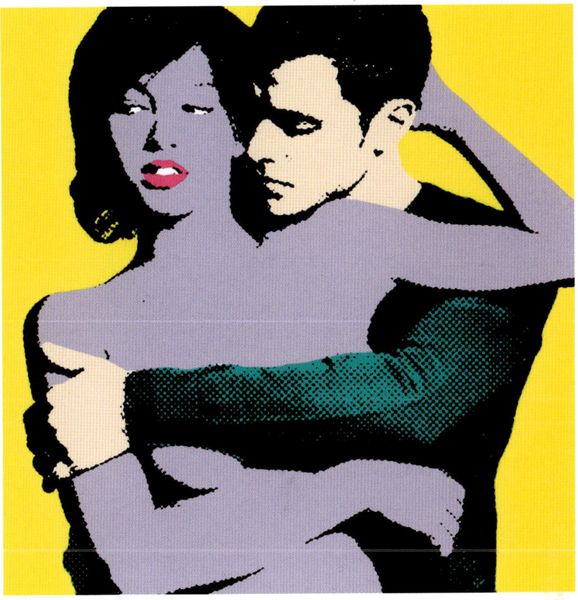

Machtspielchen CFNM (clothed female, naked male; dt.: angezogene Frau, nackter Mann) und CMNF (clothed male, naked female) sind beliebte sexuelle Fantasien und Porno-Genres. Es geht dabei um Verwundbarkeit und Macht.

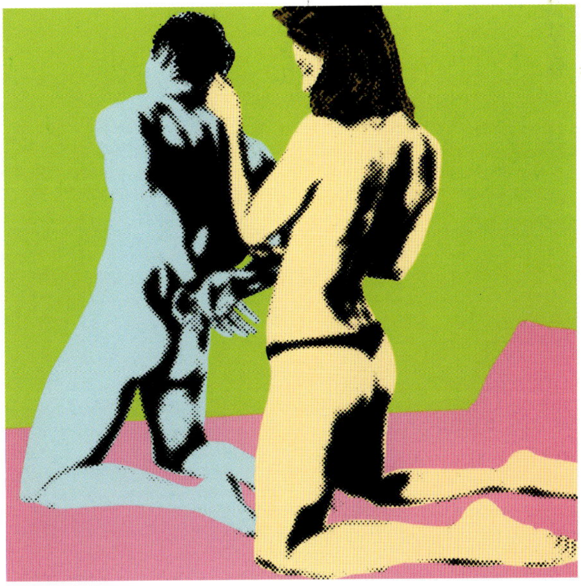

In Führung gehen Wenn Sie gern dominant sind und Ihr Partner darauf anspringt, nur zu: Geben Sie ihm Anweisungen und bringen ihn in Ihre bevorzugte Position (siehe auch *Nett bitten*, Seite 104f. und *Frech fordern*, Seite 106f.).

Die Wissenschaft hat festgestellt, dass trotz aller Vorurteile Küssen und Streicheln wichtige Faktoren sind, die zur sexuellen Befriedigung bei Männern führen. Sie fühlen sich dadurch attraktiv und begehrt. Also trauen Sie sich – zeigen Sie ihm, wie toll Sie ihn finden.

»Wenn ich ihn streichle, küsse und liebkose, geht er so ab, dass ich denke, gleich schnurrt er.«

Sie denkt …

Auch Frauen können selbstgefällig sein. Viele von uns wurden vermutlich schon so oft angemacht, dass sie glauben, Männer brauchen nur eine Einladung und Sie dann nur noch zuzustimmen, richtig? Falsch. Auch Männer müssen sich attraktiv und begehrt fühlen. Wie wir. Wenn Sie denken, er müsse für jeden Krümel dankbar sein, den Sie ihm zuwerfen, liegen Sie daneben.

»An der Kinokasse flüsterte ich ihm ins Ohr, was ich später mit ihm tun würde. Die verstörte Erregung in seinem Blick beim Versuch, seine Reaktion zu überspielen, war toll.«

Einigen Männern genügt es, wenn Sie Ihr Interesse an Sex zeigen. Doch wenn Sie mehr als »das Übliche« wollen, sagen Sie, was Sie anmacht. Werden Sie aktiv. Halten Sie ihn am Arm oder an der Krawatte und küssen Sie sich gemeinsam bis ins Schlafzimmer.

»Mich hat es mindestens so angemacht wie ihn, als ich ihn verführt habe.«

Wenn Sie schon länger zusammen sind, geht es direkter: Legen Sie beim Fernsehen Ihre Hand zwischen seine Beine. Noch besser: Schalten Sie den Fernseher aus und setzen sich auf seinen Schoß. Reiben Sie sich einige Zeit an ihm, bevor sie sich ausziehen, um es an Ort und Stelle zu treiben.

»Ich habe beim Sex schon zu oft einen sicheren Sieg doch noch in eine Niederlage verwandelt.«

Meine Liste von Pleiten, Pech und Pannen beim Date enthält frühreifes Knutschen, bei dem ich vor lauter Eifer beim Befummeln des Mädchens nicht mitkriegte, was wirklich lief. Genauso habe ich schon offensichtliche Einladungen einfach übersehen, worauf so manche Frau meine sexuelle Orientierung anzweifelte.

Wenn Sie dazu neigen, Dinge in letzter Minute zu vermasseln, schalten Sie einen Gang zurück und gehen Sie es gelassener an. Natürlich wollen Sie dann immer noch genauso gern Sex haben. Aber wenn es nicht auf Anhieb klappt, ist nicht gleich der ganze Abend im Eimer.

»Ich habe mich ganz gezielt drauf konzentriert, unseren Flirt zu genießen.«

Er denkt …

»Erst als wir unter der Dusche standen, merkte ich, dass ich gar nichts von ihr wollte. Ich erfand eine blöde Ausrede und stand da wie ein Vollidiot.«

Geben Sie nicht blind Ihrer Erektion nach. Nutzen Sie auch Ihr Hirn, um zu entscheiden, ob es zwischen Ihnen stimmt.

Rückblickend sehe ich es ein:
Die blamabelsten Ausrutscher auf den letzten Metern wären mir wohl nicht passiert, wenn ich etwas mehr auf mich selbst und auf die Signale meines Gegenübers geachtet hätte – dafür etwas weniger auf meine anschwellende Erektion. Solche Pleiten sind zum Glück seltener geworden, seit ich, wenn auch spät, reifer geworden bin. Ich fühle mich nun wohler in meiner Haut und muss mich nicht mehr ständig mit anderen vergleichen.

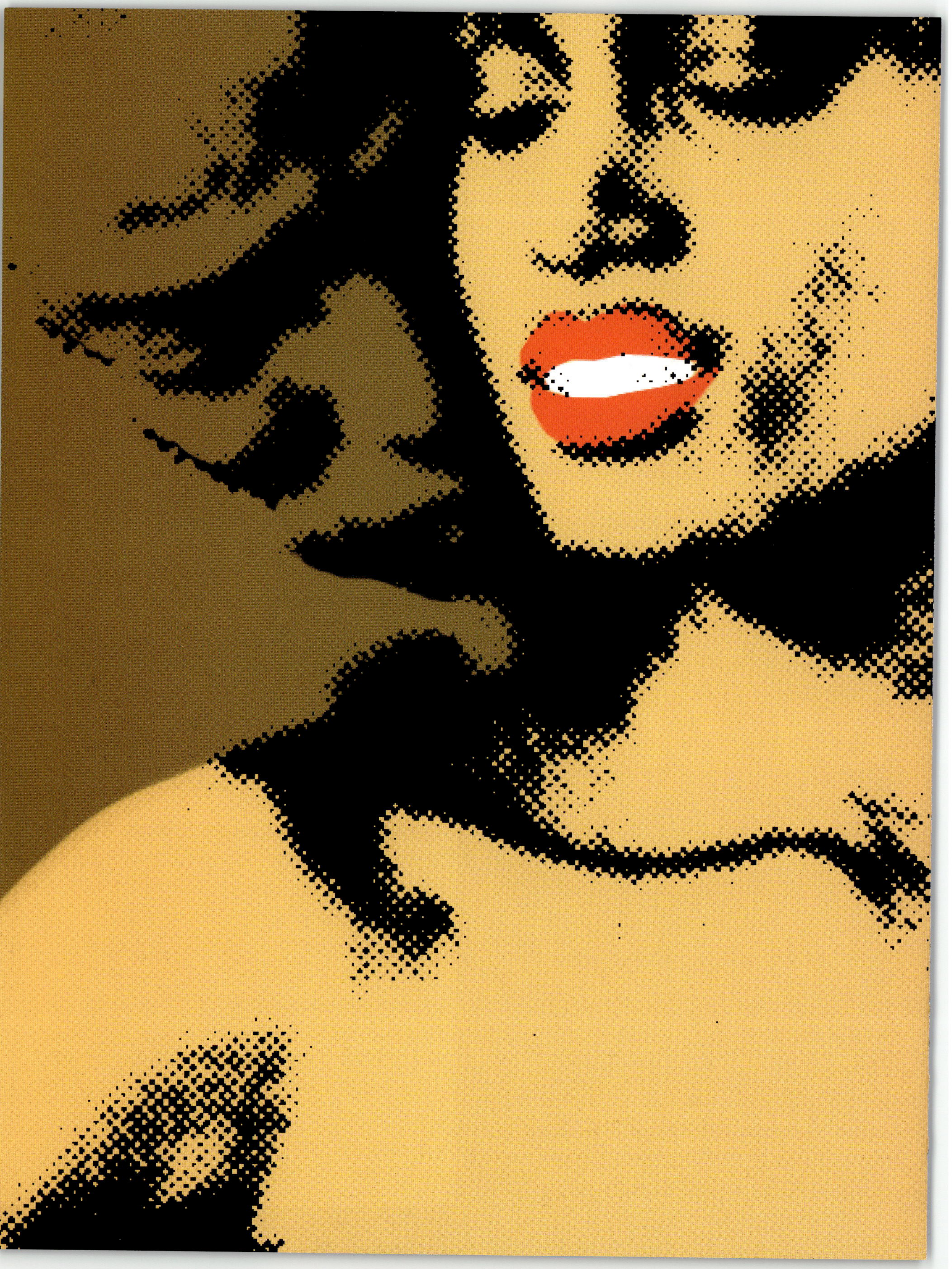

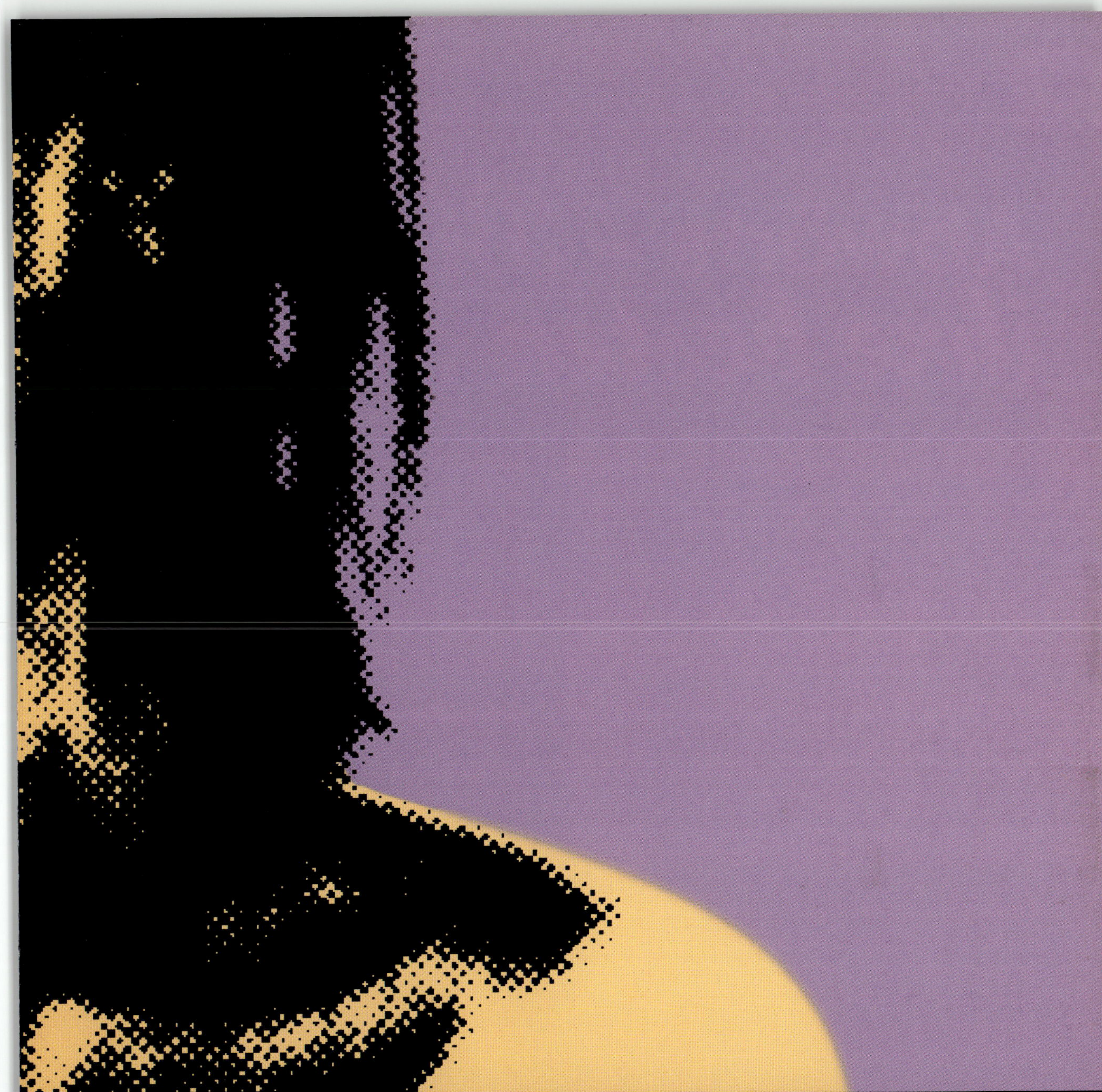

Kapitel 2
Nackte Tatsachen

Abwärts – *Blick auf ihre besten Stücke*

Was ist wo zu finden? Die weiblichen Geschlechtsorgane sind komplex und die Mythen darüber so zahlreich wie die Vorlieben der Frauen. Mann weiß oft kaum, wo anfangen. Vielleicht fragen Sie sich auch, welche Stellen am ehesten geeignet sind, wenn Sie Ekstase wecken wollen. Beachten Sie unsere Tipps, wenn Sie das nächste Mal die Wonnen der Vulva erforschen. Ihre Partnerin wird angenehm berührt sein.

Vulva Der Begriff »Vulva« beschreibt den kompletten Bereich vom dreieckigen Venushügel bis hin zum Perineum (zwischen Vagina und Anus). Wenn Sie das bis jetzt immer Vagina (oder noch ganz anders) genannt haben, macht das nichts, viele Leute verwenden die beiden Bezeichnungen synonym. Außer Wissenschaftlern, Ärzten und Vulva-Aktivisten dürfte es den meisten Leuten egal sein, wie Sie was nennen, solange Sie ausreichend Respekt zeigen.

Vagina (Scheide) Das Wort »Vaginalkanal« bezeichnet den inneren Teil. Hier finden Fingerspiele, Geschlechtsverkehr und die Geburt statt, Tampons gehören ebenfalls dorthin. In diesem Bereich sitzen im Vergleich zur Klitoris nicht viele Nervenenden, ein paar mehr befinden sich an der Vorderwand (Richtung Bauch). Viele Frauen mögen es, wenn dort Finger, der Penis oder ein anderes Spielzeug aktiv werden. Die Vagina ist eine Welt für sich: Bei Erregung wird sie feucht und glitschig (Lubrikation). Normalerweise ist sie sieben bis zehn Zentimeter lang (zu kurz für viele erigierte Penisse), sie kann aber 13 bis 15 Zentimeter oder mehr erreichen. Beides zusammen bedeutet: »Komm rein, lass uns spielen!«

Schamberg (Mons pubis, Venushügel) Das ist der dreieckige Teil der Vulva, der zu sehen ist, wenn eine Frau nackt vor einem steht, etwa im Schlafzimmer. Von Natur aus ist er bei den meisten Frauen mit Haaren bedeckt, aber viele frisieren ihn nach eigenem Geschmack, dem ihres Partners oder der neuesten Mode.

Klitoris Wer über die Klitoris spricht, meint meist den kleinen Knubbel oberhalb der Vagina. Er liegt normalerweise gut vor Überreizung geschützt unter der Klitorisvorhaut. Das ist aber noch nicht alles. Die gesamte Klitoris sieht aus wie ein umgedrehtes Y. Die zwei Schenkel (Crura) des Y liegen unter der Haut und verlaufen rechts und links parallel zu den Schamlippen einige Zentimeter weit nach unten. Sie lassen sich beim Geschlechtsverkehr, mit einem Vibrator oder mithilfe von Kegel-Übungen stimulieren. Diese wundervollste aller wundervollen weiblichen Regionen kann man auf vielfältige Weise berühren und anregen. Einige Seiten weiter im Buch werden wir Sie bitten – und sie wird Sie möglicherweise anflehen –, ein paar sehr spezielle Techniken auszuprobieren. Sie werden sicher auf den Geschmack kommen.

Lippen Frauen haben drei Lippenpaare. Eins im Gesicht (Kussmund, bitte!) und zwei in ihrer Vulva. Dies sind die inneren Schamlippen (Labia minora pudendi) und die äußeren Schamlippen (Labia majora pudendi). Die Wörter »minora« und »majora« geben vor, dass die inneren Lippen kleiner sein müssten als die äußeren, das ist aber nicht immer so. Weibliche Schamlippen gibt es in den verschiedensten Formen, Größen und Farben. Sie sind selten symmetrisch, jedoch meist fester Bestandteil ihrer Lust. Einige Frauen genießen es, wenn ihre Lippen beim Oralsex oder der Masturbation mit Berührungen, Knabbern oder sanftem Druck bearbeitet werden.

Perineum Ganz am Ende liegt das Perineum, ein Teil der Vulva, den viele Frauen bis zur Entbindung nicht auf dem Schirm haben. Nach derselben können sie allerdings in dieser Region durch Narbengewebe besonders empfindlich sein. Das kann gut oder schlecht sein. Fragen Sie also besser nach, wie die Dinge dort stehen, bevor Sie aktiv werden.

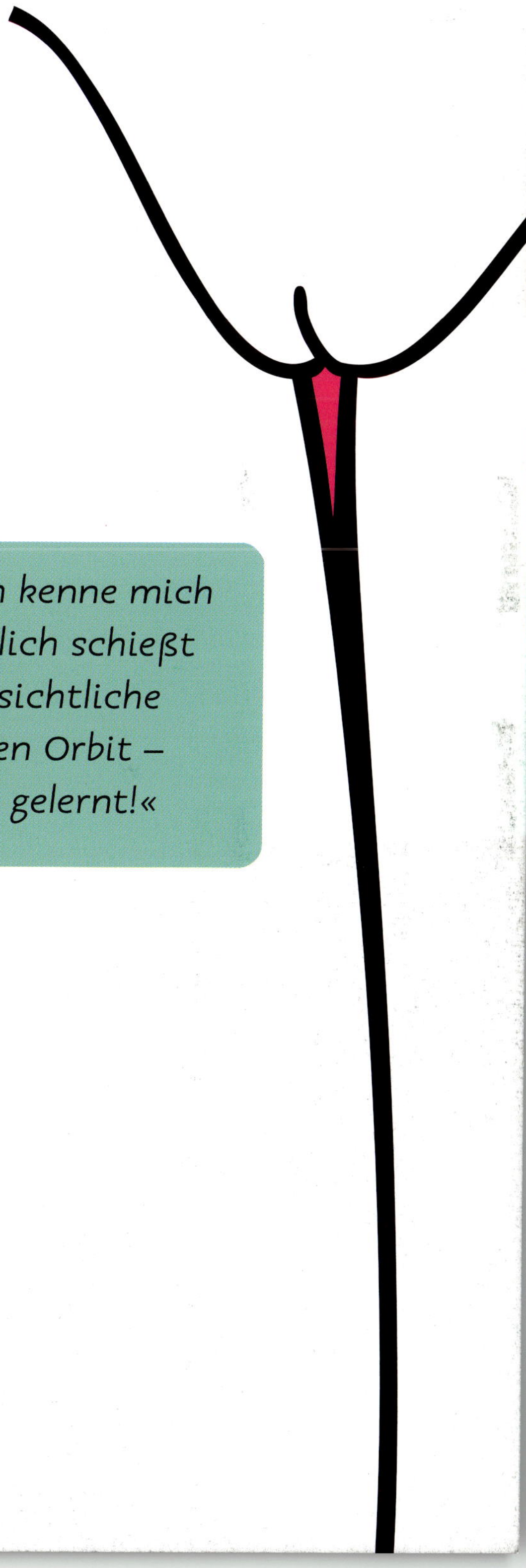

»Ich dachte, ich kenne mich gut. Doch plötzlich schießt mich eine unabsichtliche Berührung in den Orbit – und wieder was gelernt!«

Sein *edelstes Teil*

Vom Schaft bis zur Eichel

Kulturen in aller Welt huldigen dem Penis mit Phallussymbolen in Form von Monumenten, Gebäuden und Fontänen. Nicht ohne Grund: Der Penis ist imposant. Kein anderer menschlicher Körperteil verändert sich bei sexueller Erregung so dramatisch und deutlich (und nicht zu vergessen köstlich). Zusätzlich erfüllt er verschiedenste wichtige Funktionen für den Körper.

Das beste Stück des Mannes ist außergewöhnlich. Oft wird es aber gnadenlos unterbewertet, denn schließlich zählt nicht allein die Größe. Penisse und Hoden gibt es in allen Formen und Größen, sie sprechen auf ganz verschiedene Reize an. Leider wird der männliche Körper häufig eher stiefmütterlich behandelt und es wird so getan, als ginge es bei der Sexualität des Mannes um ein simples Ein/Aus, das vom Penis gesteuert wird.

Der Penis und seine Nachbarn (Skrotum, Hoden und Perineum) Sie verdienen mehr Aufmerksamkeit, wie bei der Klitoris gibt es auch hier mehrere Bereiche. Mit ein wenig Wissen, Interesse und gutem Willen können Sie alle Mysterien des Penis ergründen und dafür sorgen, dass der gemeinsame Sex noch erfüllender wird.

Eichel Buchstäblich über allem steht die Eichel (oder Glans), die Spitze des Penis. Sie entwickelt sich aus dem gleichen Embryonalgewebe wie die Klitoris bei der Frau und ist ebenso empfindlich. Sie ist sehr nervenreich und hat daher extremes Lustpotenzial. Ganz vorne liegt der Harnröhrenausgang, durch den Männer urinieren oder ejakulieren – zum Glück nicht gleichzeitig.

Eichelrand Rund um die Eichel verläuft ein Wulst, auch Eichelkranz genannt. Auf dessen Unterseite liegt ein dreieckiger Bereich, von dem die Vorhaut ausgeht. Hier am Frenulum oder Vorhautbändchen sind viele Männer besonders sensibel. Es bei der gegenseitigen Masturbation zu berühren oder beim Oralsex sanft abzulecken, kann großen Spaß machen.

Penisnaht Einige Penisse haben eine Linie an der Unterseite, die sich nach hinten zieht und am Hodensack oft deutlicher zu sehen ist, auch Raphe genannt. Sie entsteht da, wo bei der Entwicklung des Embryos Gewebeschichten zusammentreffen. Bei vielen Leuten ist eine solche Linie auch oben am Gaumen zu erkennen – schauen Sie ruhig mal in den Spiegel.

Schaft Der Penisschaft ist weniger empfindlich als der Rest, kann aber für sexuelle Freuden aller Art sorgen. Bei der Masturbation, bei Handarbeit und Oralsex wird ihm meist die größte Aufmerksamkeit gewidmet. Er enthält weniger Nerven und wird bei der Erektion recht fest. So kann er von einer enthusiastischen Partnerin auch fester angefasst oder von ihren Vaginalmuskeln auf dem Weg zum Orgasmus bearbeitet werden.

Skrotum Das Skrotum hängt nahe der Peniswurzel und enthält die Hoden. Daher heißt es auch Hodensack. Die Hoden heben sich bei Erregung. Manche Männer mögen es, wenn man bei einem Handjob oder beim Oralsex mit ihnen spielt. Andere finden Ballspiele eher heikel, also fragen Sie besser, bevor Sie mit dem Jonglieren anfangen.

Perineum Einer der schärfsten Bereiche der durchaus eindrucksvollen Grundausstattung eines Mannes ist das Perineum. Es liegt zwischen Skrotum und Anus. Wenn man es fest drückt, stimuliert das die Prostata höchst angenehm – eine gute Alternative dazu, einen Finger in seinen Hintern zu schieben, um sie direkt anzusteuern. Wenn er allerdings genau dort einen Finger haben will, nur zu! Ziehen Sie einen Latexhandschuh mit Gleitmittel oder ein Kondom darüber, damit alles sauber bleibt.

Beschneidung Ein letzter, aber wichtiger Hinweis: Die meisten Männer hierzulande sind nicht beschnitten und haben eine Vorhaut, die die Eichel ganz oder zum Teil bedeckt. Andere wurden als Kinder oder, was seltener vorkommt, als Erwachsene beschnitten. Es gibt eine Studie, nach der Frauen bei Männern mit Vorhaut etwas leichter zum Orgasmus kommen, vielleicht weil die Vorhaut die Vagina besser stimuliert. Allerdings gibt es so wenig Forschung hierzu, dass sich nicht wirklich etwas Genaueres darüber sagen lässt. Frauen kommen mit ganz unterschiedlichen Männern zum Orgasmus und jeder hat einen anderen Penis. Männer sollten deshalb selbstbewusst auftreten und das Beste aus dem herausholen, was ihnen gegeben ist.

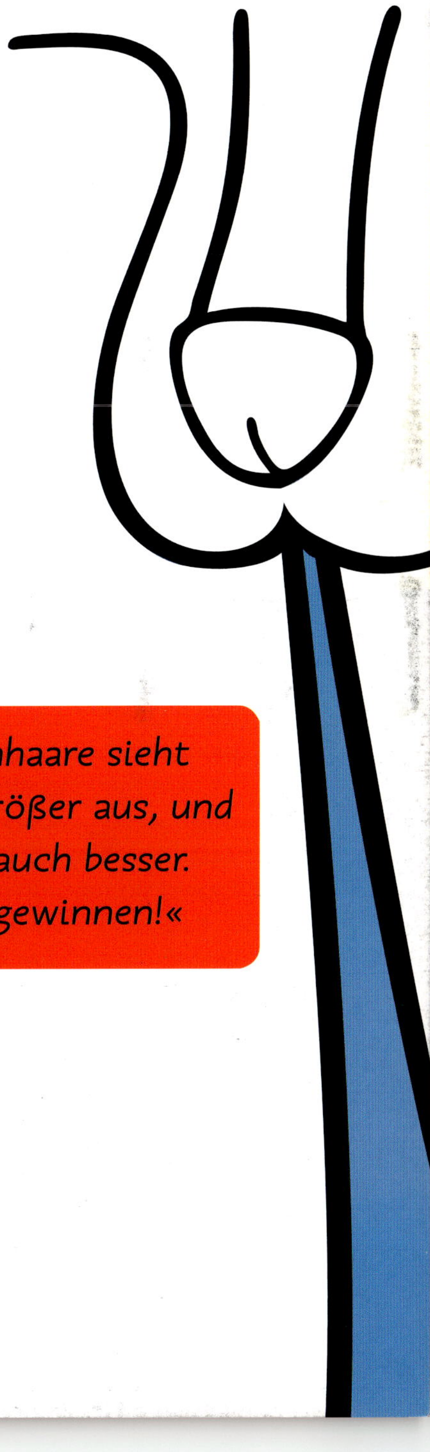

»Ohne Schamhaare sieht mein Penis größer aus, und ihr gefällt es auch besser. Ich kann nur gewinnen!«

Der Turbo *für die Lust*

Und ab geht's. Jeder Teil des menschlichen Körpers kann dem Lustgewinn und der Verführung dienen und letztlich sogar zum Orgasmus beitragen. Allerdings gibt es Zonen bei Männern und Frauen, die höchste erotische Wonnen versprechen. Finden Sie heraus, welche das sind – es lohnt sich auf jeden Fall.

Turbo für ihn

F-Punkt F steht für Frenulum. Das ist das kleine Dreieck an der Unterseite der Eichel am Penis. Stimulieren Sie den F-Punkt, indem Sie ihn sanft mit der Zunge berühren oder vorsichtig anpusten.

P-Punkt Männer haben zwei P-Punkte, einen äußeren und einen inneren. Das P steht für die Prostata oder die Vorsteherdrüse. Sie ist extrem empfindlich und für viele Männer ein Quell großen Vergnügens, ob hetero, homo oder bi. Aber: Das gilt nicht für jeden. Doch egal, welche sexuelle Orientierung ein Mann hat, die Prostata verfügt über viele Nervenenden, die beachtet werden wollen. Sie sorgt übrigens nicht nur für das Vergnügen, sondern auch gut ein Drittel der Samenflüssigkeit stammt von ihr.

Wer den äußeren P-Punkt stimulieren will, drückt mit einem Finger oder Knöchel fest aufs Perineum (den Bereich zwischen Hodensack und Anus). Manche Männer machen das auch gern, wenn sie sich selbst befriedigen, oder benutzen ein Sexspielzeug. Andere genießen es während eines Handjobs, beim Oralsex oder Vaginalverkehr. In der umgekehrten Reiterstellung, bei der die Frau oben sitzt und ihrem Partner den Rücken zukehrt, kann sie wunderbar zwei Finger einsetzen, um die richtige Stelle zu drücken.

Den inneren P-Punkt zu stimulieren ist eine viel intimere Sache. Es ist Vertrauen dazu nötig, dies von jemand anderem machen zu lassen. In der allerersten Nacht sollten Sie also nicht gleich zur Tat schreiten. Warten Sie ab, stimulieren Sie den äußeren P-Punkt und schauen Sie, wie sich Ihre Aktien entwickeln.

Der Prostata ist die sexuelle Orientierung ihres Besitzers egal. Sie hat einfach ***Nervenenden, die Beachtung wollen.***

Wenn Sie sicher sind, dass Ihr Partner nichts dagegen hat, können Sie Ihren angefeuchteten Finger in seinen Anus schieben und die innere Darmwand stimulieren. Krümmen Sie den Finger dabei in Richtung des Penis, nicht in Richtung der Kehrseite. Wenn Sie Bedenken wegen der Hygiene haben, benutzen Sie einen angefeuchteten Latexhandschuh oder ein Kondom. Für das Spiel mit dem P-Punkt gibt es auch Sexspielzeug, z. B. den Analplug. Fragen Sie den anderen einfach, was er davon hält.

Turbo für sie

G-Punkt Obwohl dieser Namen erst in den 1980er-Jahren aufkam, war der G-Punkt als erogene Zone bei Frauen schon lange bekannt. Das G im Namen spielt auf den deutschen Gynäkologen Dr. Ernst Gräfenberg (1881–1957) an, der in den 1950er-Jahren das sinnliche Potenzial dieses Areals für den weiblichen Körper erkannte.

Der G-Punkt ist allerdings eher eine Zone mit Stimulationspotenzial als ein Punkt. Erforschen Sie sie, indem Sie die Vorderwand Ihrer Vagina behutsam, aber fest mit Ihren gut befeuchteten Fingern, dem Penis oder einem Spielzeug stimulieren, und zwar etwa zwei bis fünf Zentimeter oberhalb des Scheideneingangs. Sie können auch einen G-Punkt-Vibrator ausprobieren, der aufgrund seiner leichten Krümmung diese Region gezielt stimuliert. Es gibt diverse Größen und Formen. Vielleicht haben Sie Spaß daran, gemeinsam ein schönes Spielzeug auszusuchen. Wenn sie auf dem Bauch liegt und die Vorderwand ihrer Vagina fest zwischen dem Bett und Ihren Fingern, Ihrem Penis oder dem Spielzeug eingeschlossen ist, verstärkt das ihre Empfindungen noch.

Es wird vermutet, dass auf das Berühren des G-Punkts die inneren Bereiche der Klitoris sowie das erregbare Gewebe rund um die weibliche Harnröhre reagieren.

A-Punkt Eine wissenschaftliche Überprüfung des A-Punkts steht noch aus. Einige Leute behaupten, dass die Stimulierung dieses Teils der Vagina – tief im Inneren an der Vorderwand – zu stärkerer Erregung und Lubrikation führt. Welche Rolle der A-Punkt für eine Frau spielt, lässt sich mit Fingerspielen bis in die Tiefe oder verschiedenen Positionen beim Vaginalverkehr erkunden.

Stimulieren Sie den **G-Punkt** (die Vorderwand der Vagina) mit den ***Fingern, dem Penis oder einem Spielzeug.***

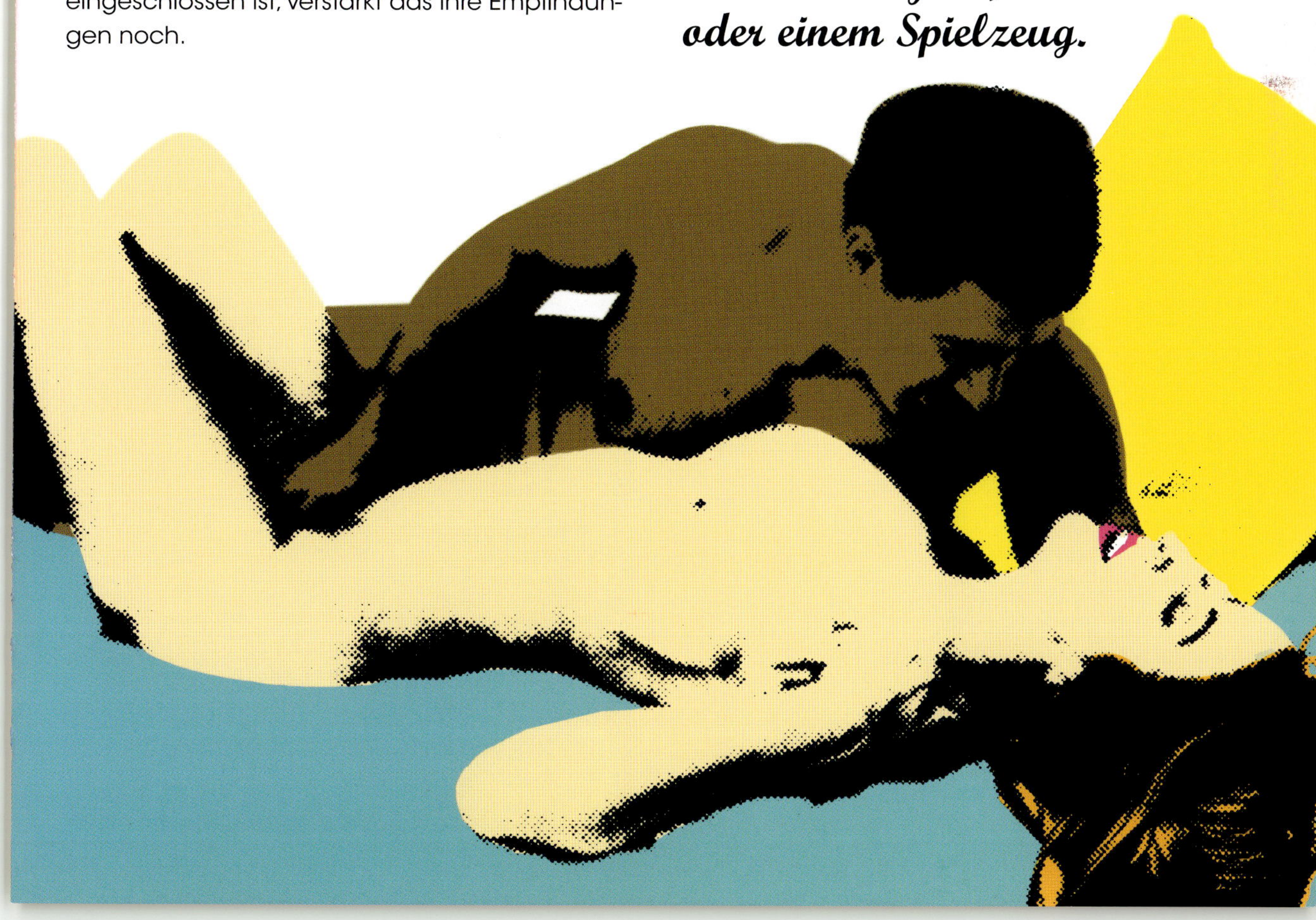

Und nun zu *Ihnen …*

Das genitale Selbstbild Wie wir selbst unsere Geschlechtsteile finden, spielt eine große Rolle. Wenn Sie Ihre nicht mögen, werden Sie auch den Sex damit nicht genießen können. Es lohnt sich also, Ihre Genitalien besser kennen- und schätzen zu lernen. Schauen Sie mutig in den Spiegel, dann wissen Sie auch, warum Ihr Partner so gern so viel Zeit mit Ihren edelsten Stücken verbringt.

Ein Pornostar hat aber einen größeren … Ist Ihnen je in den Sinn gekommen, dass Sie dafür sogar dankbar sein können?

Es gibt riesige und winzige Penisse, die allermeisten sind guter Durchschnitt (zwölf bis 18 Zentimeter im erigierten Zustand). Das hält die Männer aber nicht davon ab, sich über ihre Maße den Kopf zu zerbrechen. Eine Studie aus Großbritannien ergab, dass 45 Prozent der Befragten mit der Länge oder dem Umfang ihres Penis unzufrieden waren, die überwiegende Mehrheit würde zu einigen Extrazentimetern nicht Nein sagen. Ich (Grant) gehöre auch dazu (ich wäre scharf auf den Extraapplaus für meinen Zauberstab).

Wenn Ihre Gedanken jedoch nur noch um die Größe Ihres Ständers kreisen, kann das ein Symptom für eine sogenannte Körperbildstörung sein. Die Betroffenen sind wahnhaft davon überzeugt, dass ihr Körper aus irgendeinem Grund hässlich ist. Das kann bis zur Magersucht oder extremem Bodybuilding führen. So wollen Sie doch nicht enden, oder?

Warum aber glaubt anscheinend die halbe Männerwelt, »er« sei zu klein? Vielleicht, weil die meisten Männer erigierte Penisse nur in Pornos zu sehen kriegen. Bitte bedenken Sie, dass bei Pornodarstellern die Übergröße quasi eine Einstellungsvoraussetzung ist. Außerdem schauen Männer in der Regel von oben auf den eigenen Penis und so sieht er einfach kürzer aus. Sie sind also vermutlich besser bestückt, als Sie glauben. Hinzu kommt, dass die Herren der Schöpfung offenbar viel mehr Wert auf die Größe ihres besten Freundes legen als ihr Gegenüber.

Fazit: Wenn Sie mögen, was die Natur Ihnen beschert hat, haben Sie viel mehr Spaß am Sex. Es lenkt nur vom Wesentlichen ab, sich bis

Neun von zehn Penissen sind guter Durchschnitt: ***zwölf bis 18 Zentimeter im erigierten Zustand.***

Die Wissenschaft hat festgestellt …
Einige Studien aus meiner (Debbys) Arbeitsgruppe an der Indiana University zeigen, dass sich die Einstellung zu den eigenen Genitalien auf das Sexleben und die Gesundheit auswirkt. Frauen, die mit ihren zufriedener sind, masturbieren häufiger und benutzen öfter einen Vibrator, kommen beim Oralsex leichter zum Höhepunkt und gehen regelmäßiger zur Vorsorge. Ihre Sexualität funktioniert insgesamt besser, d. h., Verlangen, Erregung, Befriedigung sind größer, Orgasmen einfacher und die Lubrikation ist stärker. Dasselbe trifft auf Männer zu: Bei ihnen sind das Begehren, die Erektion, die Befriedigung und der Orgasmus stärker ausgeprägt.

ans Ende seiner Tage nach einem Ding von der Größe einer Salatgurke zu sehnen.

Die Problemzonen der Frauen Dank der Pornoindustrie ist es mittlerweile auch vielen Frauen peinlich, wie sie unten herum aussehen. Dabei sehen die Genitalien der Frauen extrem abwechslungsreich aus. Es ist viel besser, die eigenen als tolles Geschenk anzusehen, als ihretwegen unnötig befangen zu sein oder gar drastische kosmetische Maßnahmen zur Korrektur des gefühlten Mangels anzupeilen.

Auf viele Männer wirkt der Anblick einer Vulva wie Viagra. Es wäre jammerschade, ihnen diesen Anblick vorzuenthalten, weil frau sich gerade mit dem Bereich ihres Körpers nicht gut fühlt.

Die Befürchtung, unten herum hässlich auszusehen, **verhindert**, dass Sie sich **fallen lassen und einen Orgasmus erleben** können.

Bei meiner (Debbys) wissenschaftlichen Arbeit zeigt sich immer wieder, dass Frauen viel mehr über ihr Aussehen nachdenken als Männer. Und leider führt die Befürchtung, unten herum hässlich auszusehen, zu oft dazu, dass sie sich nicht fallen lassen und keinen Orgasmus erleben können.

Frauen können lernen, ihre Vulva attraktiver zu finden, indem sie im Spiegel betrachten, was ihre Partner sehen (und heiß begehren). Schauen Sie sich alles genau an, die Klitoris, die inneren und äußeren Schamlippen und die Vagina. Stellen Sie sich vor, wie Ihr Partner Ihre Klitoris liebkost, an den Schamlippen leckt oder knabbert. Schauen Sie Ihren Körper durch seine begehrenden, bewundernden Augen an und Sie werden sich selbst in einem ganz neuen Licht sehen.

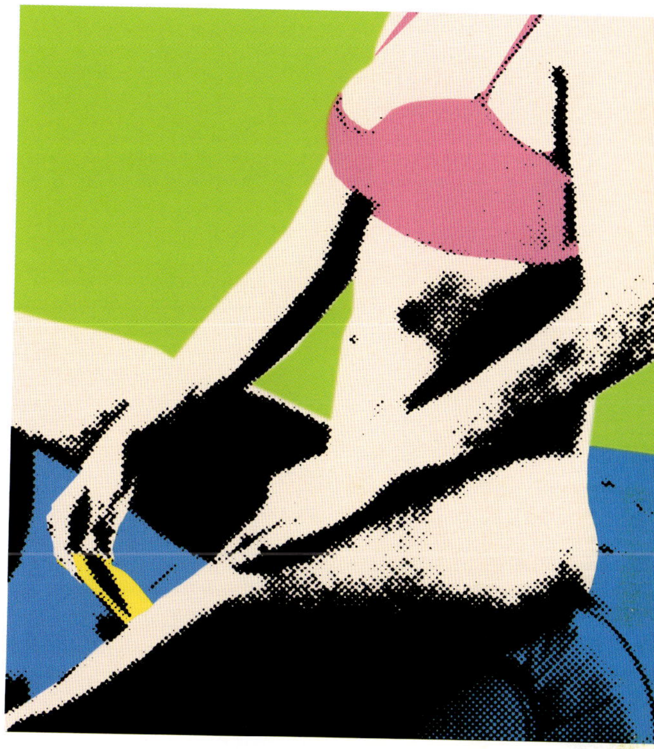

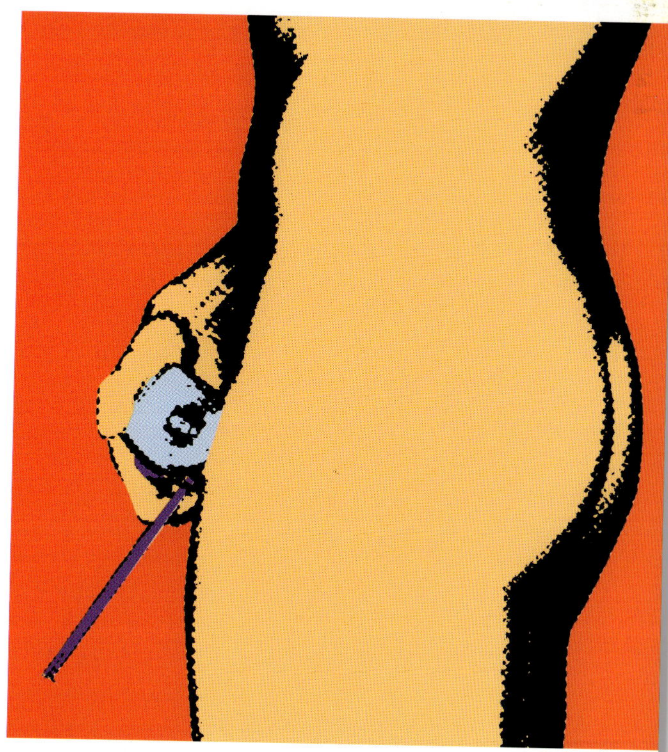

Geni(t)ales *Training*

Drück dich fit. Wie Arme, Beine und Po brauchen auch die Genitalien Training, um in Form zu bleiben. Masturbation und Sex helfen durchaus (die gesteigerte Durchblutung bei Erregung versorgt das Gewebe mit Sauerstoff), aber wer schlau ist, erlernt außerdem ein gutes und leicht durchzuführendes Trainingsprogramm für den Unterbau.

Kegel-Übungen Die Beckenbodenmuskulatur unterstützt sowohl die Orgasmusfähigkeit als auch die Blasenfunktion – das gilt für Frauen und Männer. Man kann sie gut mit sogenannten Kegel-Übungen (benannt nach Arnold H. Kegel) trainieren. Finden können Sie sie, indem Sie beim nächsten Toilettengang den Urinfluss unterbrechen. Die Muskeln, die Sie dafür einsetzen, brauchen Sie auch beim »Kegeln«.

Im Kasten auf dieser Seite finden Sie einige Übungen dazu. Für Frauen kann es hilfreich sein, beim Training einen Finger in die Vagina einzuführen. Wenn der bei der Übung gedrückt wird, machen Sie es richtig.

Einige Frauen benutzen Ben-wa-Kugeln oder spezielle Beckenbodentrainer oder »Hanteln«. Wenn Sie diese Hilfsmittel in die Vagina einführen, müssen Sie sicherstellen, dass sie korrekt sitzen. Denken Sie auch daran diese Hilfsmittel vor und nach jeder Benutzung immer gut sauber zu machen. Solche Spielzeuge gehören weder in den Anus noch in den Enddarm.

Obwohl ein tägliches Beckenbodentraining empfehlenswert ist, sieht die Realität anders aus und man vergisst das Training im Alltag über anderen Aktivitäten nur allzu leicht. Das macht nichts – es reicht, wenn Sie sie so in ihren Tagesablauf einbauen, dass Sie öfter dran denken als im Moment. Einige Leute stellen sich den Wecker oder lassen sich von ihrem Smartphone erinnern, aber man kann auch ein paar Übungen dazwischenquetschen, während man an der Ampel steht, telefoniert oder in ansonsten eher öden Meetings abhängt (das bringt Pep in den Alltag).

Am besten verknüpfen Sie die Beckenbodenübungen mit etwas, das Sie ohnehin regelmäßig

Einige Frauen kommen **besser zum Orgasmus,** wenn sie ihre ***Beckenbodenmuskeln anspannen.***

Beckenbodentraining

Es gibt verschiedene Übungen. Sie können z. B.

Halten. Spannen Sie Ihre Beckenbodenmuskeln für 30 Sekunden an, dann lassen Sie für 10 Sekunden locker. Machen Sie das jeden Tag 5 bis 10 Minuten.

Pulsieren. Spannen Sie Ihre Beckenbodenmuskeln für 2 Sekunden an und lassen Sie 2 Sekunden locker. Machen Sie das jeden Tag 2 bis 3 Minuten.

Langsam Spannung aufbauen. Lassen Sie sich 5 bis 10 Sekunden Zeit, um Ihre Muskeln anzuspannen. Entspannen Sie sie dann genauso langsam wieder völlig, bevor Sie von vorn anfangen. Machen Sie das jeden Tag 5 bis 10 Minuten.

tun. Wenn dann z. B. das Telefon klingelt, denken Sie automatisch daran und machen rasch ein paar Übungen.

Sex mit Hochdruck Sie können die Übungen auch beim Sex oder beim Masturbieren machen. Einigen Frauen hilft das dabei, allein oder mit Partner zum Orgasmus zu kommen. Männer finden es oft sehr angenehm, wenn ihre Partnerin beim Sex ihre Vagina um den Penis zusammenzieht (da es sich anfühlt wie die Kontraktionen beim Orgasmus).

Männer mit einem trainierten Beckenboden berichten teilweise davon, dass ihre Erektion größer wird. Ihre Partnerin könnte auch Gefallen daran finden, wenn der Penis in langsameren, zärtlicheren Phasen des Verkehrs kleine Hüpfer macht.

Frauen, die schwanger sind oder kürzlich entbunden haben, sollten ihren Arzt oder eine Hebamme nach speziellen, in ihrer Situation geeigneten Übungen fragen. Auch Frauen, die generell oder beim Sex Schmerzen im Unterleib verspüren, sollten ihren Arzt oder einen entsprechend spezialisierten Physiotherapeuten um Rat fragen, bevor sie mit dem Beckenbodentraining beginnen. Es könnte durchaus sein, dass zu starke oder übermäßig angespannte Beckenbodenmuskeln das Problem mitverursachen. Betroffene Frauen sollten dann eher üben, diese Muskeln zu entspannen, statt sie noch mehr aufzupumpen.

Versuchen Sie, Ihr Training zu genießen. Viele Leute halten es für eine höchst anregende Methode, um in sexueller Bestform zu bleiben – und einige glückliche Frauen kommen dabei sogar zum Orgasmus.

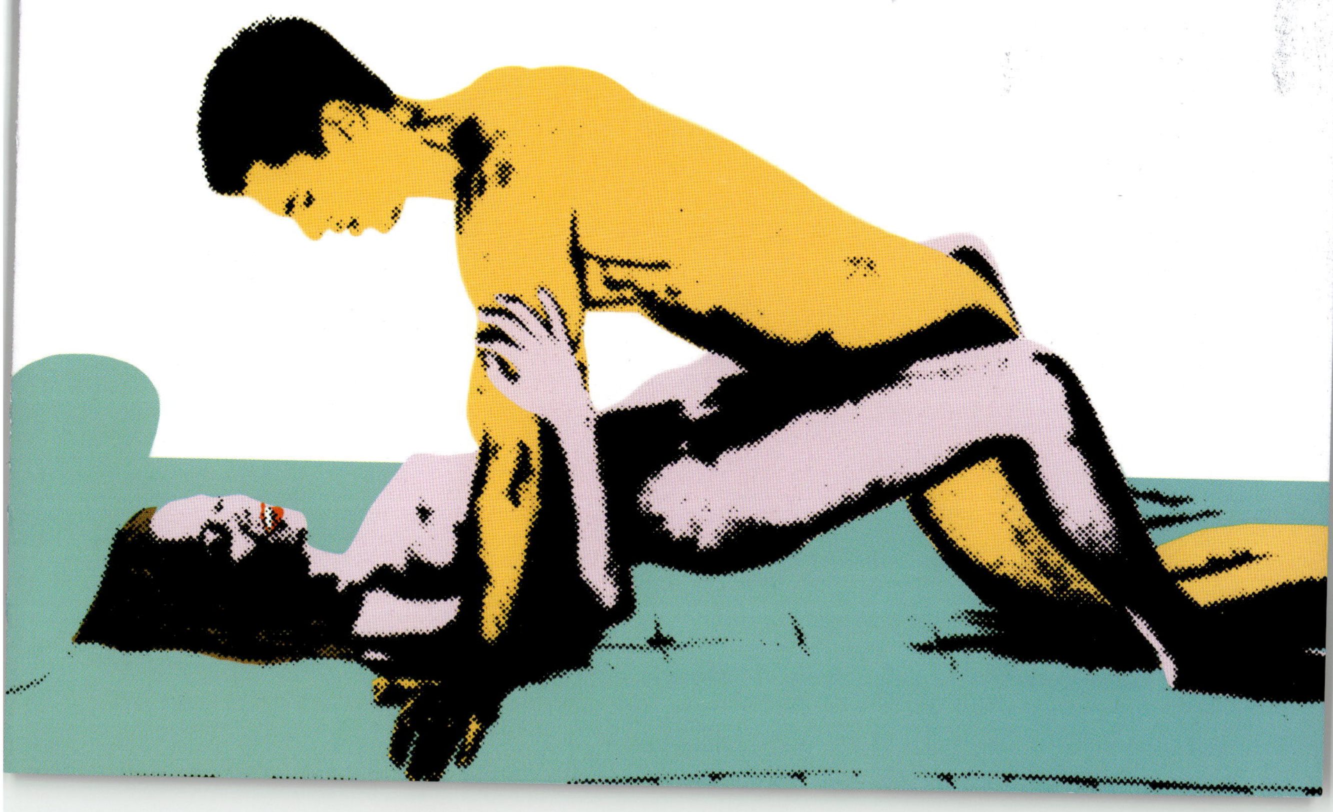

Haarpflege *intim*

Intime Haarkunst Der Schambereich ist wirklich nicht groß. Umso erstaunlicher ist, was man alles damit anstellen kann. Extreme sind immer ein Wagnis, aber es gibt ja den goldenen Mittelweg. Die Mode hat sich auch bei der Schambehaarung über die Jahre verändert und tut es noch. Viele Leute fragen sich daher, was sie mit ihrer Haarpracht am besten anfangen sollen. Hier ein paar Tipps.

(Retro-)Busch Lange meist nur von Männern bevorzugt, erlebt der Retro-Busch in letzter Zeit ein Comeback bei den Frauen. Viele haben Druck, Rasierbrand und horrende Heißwachs-Rechnungen des Brazilian-Booms der 1990er- und frühen 2000er-Jahre ziemlich über.

Der Retro-Busch steht ganz unter dem Motto: »Nimm mich, denn so bin ich!« Das ist beim ersten Date ein kühner Schachzug, mit dem Sie deutlich verkünden, dass Sie allein über Ihren Körper bestimmen – Trends hin oder her. Obwohl manche finden, dass ein Retro-Busch extrem sexy aussieht, kann ein besonders fülliges Exemplar die Chancen auf Oralsex erheblich schmälern – es sei denn, Ihr Date steht voll auf Pelz.

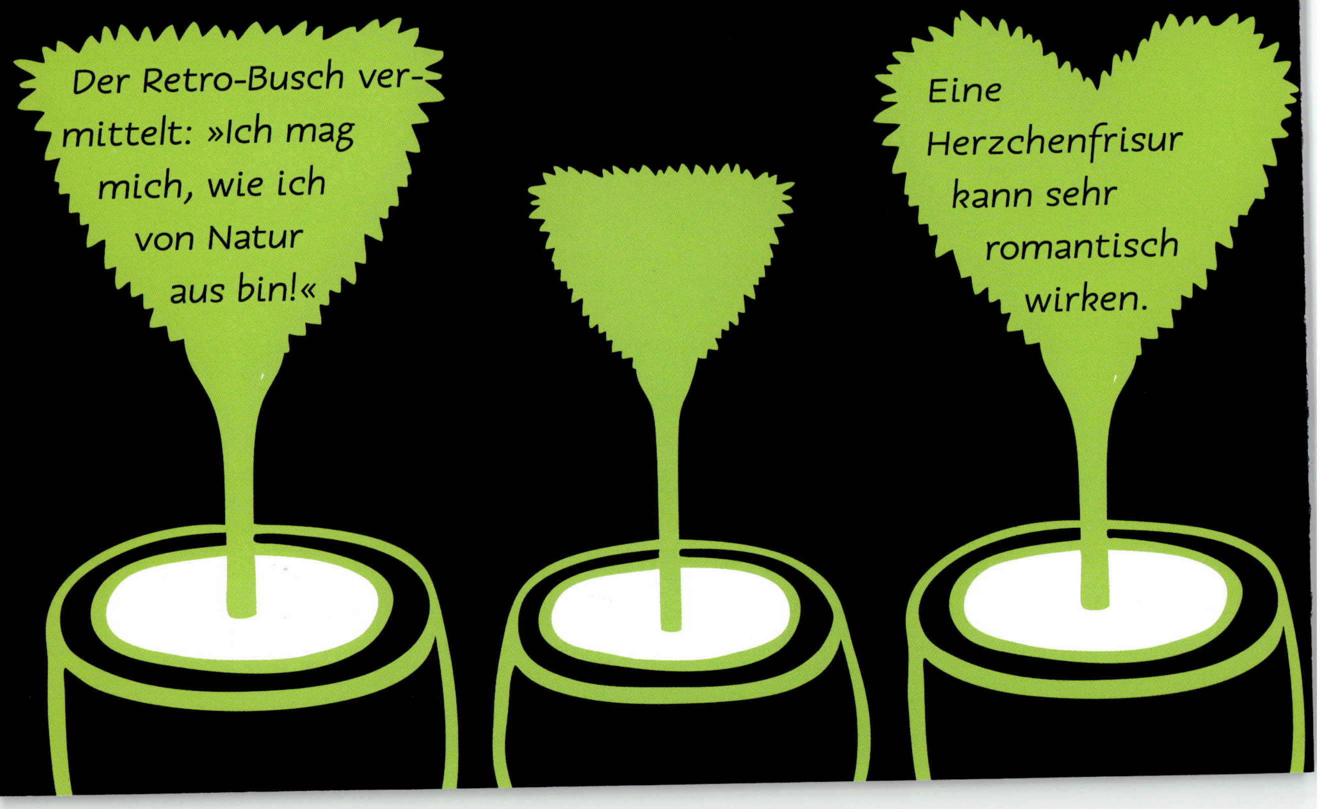
Der Retro-Busch vermittelt: »Ich mag mich, wie ich von Natur aus bin!«
Eine Herzchenfrisur kann sehr romantisch wirken.

Gestutzt Bei dieser Variante bleibt die natürliche Haarlinie erhalten. Sie nehmen einfach eine Schere oder einen Barttrimmer, um die Schamhaare zu kürzen. Auf diese Weise behalten Sie so viele pheromonhaltige (mit Lockmitteln ausgestattete) Haare wie möglich, vergrößern aber die Chance enorm, dass jemandes Zunge auf einen Besuch vorbeischaut.

Formschnitt Die nächste Stufe des Kurzhaarschnitts, die bei Frauen häufiger vorkommt als bei Männern. Hier ist die natürliche Haarlinie Geschichte. Die Haare werden in eine beliebige Form gebracht, ganz nach Ihrem Gusto oder dem Ihres Partners. Eine beliebte Frisur ist der Irokese oder Landing Strip, der oft mit Pornodarstellerinnen assoziiert wird und bei dem nur ein schmaler Streifen Haar auf dem Venushügel stehenbleibt. Andere Motive sind Herzen, Sterne oder sogar die Initialen des Partners.

Haarlos Dieser Look kam bei Frauen in den späten 1990er-Jahren in Mode und führte dazu, dass Salons, die »Brazilian-« oder »Hollywood-Waxing« anboten, wie Pilze aus dem Boden schossen. Bei Schwulen war dieser Trend schon lange in, ab 2000 folgten ihm dann auch viele Hetero-Männer und verabschiedeten sich von ihren Haaren.

Auch wenn Ärzte vermelden, dass sie seitdem seltener Filzläuse zu sehen bekommen: Der totale Kahlschlag ist nicht jedermanns Sache. Wer rasiert, klagt über Stoppeln und Rasierbrand. Wer wachst, klagt über hohe Kosten und Schmerzen bei der Prozedur. Und selbst wer auf Haarentfernung mit Lasern schwört, will vielleicht gerade unten herum keine endgültigen Maßnahmen ergreifen. Die Mode könnte sich ändern und dann hat man die Bescherung.

Spiele zu zweit Eine Schamhaarfrisur macht noch keinen Stil aus, ist aber doch ein Stilmittel. Gehen Sie das Ganze vielleicht gemeinsam an! Viele Leute finden den Sex sowieso viel besser, wenn sie sich zusammen darauf vorbereiten und in Stimmung bringen. Einige verabreden sich zum Rasieren (aber bitte nur komplett nüchtern). Andere bauen die Körperpflege vor dem Sex in das Vorspiel ein. Ein gemeinsames Bad (das Intimität erzeugt), gegenseitiges Waschen, Rasieren oder sonstwie Frisieren sowie das gegenseitige Ab- und Einreiben feuchtglänzender Körper kann höchst erregend sein!

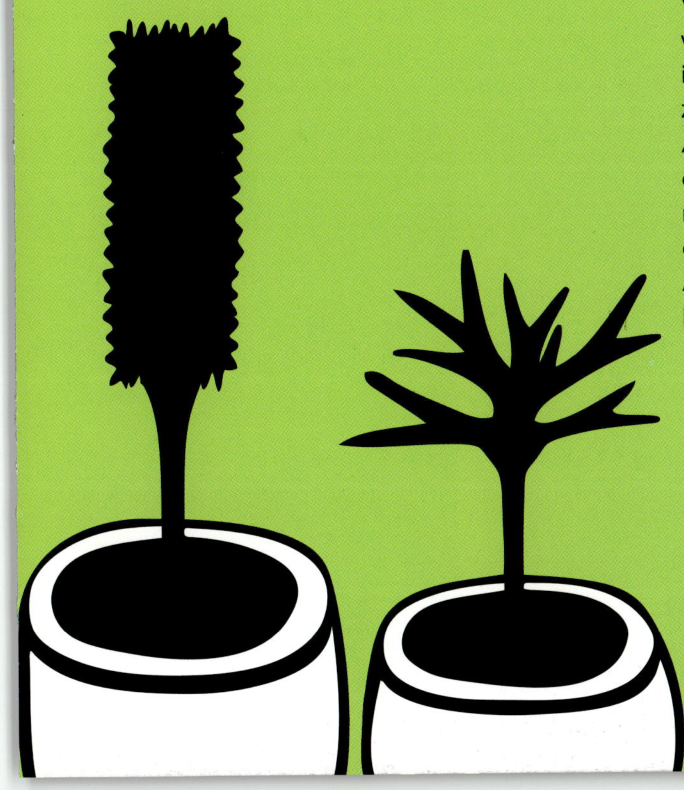

»Ob Sie es untenherum nun kahl, kurz oder mit Zöpfchen bevorzugen: Auch bei Intimfrisuren ändert sich die Mode.«

Männer sind oft sehr besorgt wegen der Größe ihres Penis und manchmal auch wegen ihrer Eier. Loben Sie Ihn für sein bestes Stück, ohne dass es wie bloßes Mitleid wirkt. Das will nämlich niemand!

»Zu ein paar Zentimetern extra würde ich sicher nicht Nein sagen. Aber sie sagt, er ist wie für sie gemacht, deshalb glaube ich, dass sie nicht zu kurz kommt.«

Er denkt...

Teilen Sie ihm mit, dass er alles hat, um Sie glücklich zu machen. Erwähnen Sie, wie gut sein Penis in Ihren Körper passt. Und dass nicht nur die Passform (und die Orgasmen) genial sind, sondern auch der Geschmack. Haben Sie schon gesagt, wie gut er schmeckt und wie gern Sie an ihm lecken und saugen? Oder ihn in die Hand nehmen? Oder ihn in sich aufnehmen? So etwas zu hören, tut gut.

»Manchmal ist sie so begeistert von meiner Erektion, dass sie fast vergisst, dass ich hinten dranhänge!«

Machen Sie ihm nur ehrliche und echte Komplimente. Wenn Sie ihm erzählen, er hätte den längsten Schwanz der Welt, braucht er exakt zehn Sekunden im Internet, um sich vom Gegenteil zu überzeugen.

»Sie sagte ›Mmmh!‹, das heißt, sie nahm ihn gern in den Mund ... Wow!«

Lassen Sie Taten sprechen. Wenn Sie ihm einen blasen, dann mit Leidenschaft. Geben Sie ihm saftigen, lustvollen Oralsex, ganz so, als ob Sie im Finale um den Pokal für den besten Blowjob auf der Welt stünden.

»Manchmal, wenn er es mir mit der Zunge macht, schaut er zu mir auf und sagt mir, wie toll ich sei. Besser geht's nicht!«

Männer können ihre rückhaltlose Bewunderung für den Körper ihres Gegenübers in Worte oder Taten fassen. Wenn Sie in regelrechter Ekstase voller Hingabe lecken und knabbern, fühlt sich die solchermaßen von Ihnen verwöhnte Person schön, anziehend und begehrt.

Schildern Sie ihr in den ergötzlichsten Details, wie schön ihre Vulva ist. Ihre Schamlippen? Herrlichste Abstufungen von Pink, Rot, Braun oder was auch immer. Und sie sind wunderhübsch geformt, wie eine Orchidee, eine Muschel, ein Herz oder Engelsflügel.

»Ich liebe es, wie er meine Klitoris leckt – ganz langsam und liebevoll.«

Sie denkt …

»Ich schaute in den Spiegel und verstand plötzlich, was er meinte. Mein Körper ist wirklich schön!«

Fast alle natürlich geformten Schamlippen sind asymmetrisch und ihre Farbe variiert. Das sind kleine Unebenheiten, die uns erst liebenswert machen.

Es ist paradox: Viele Männer verbringen ihre Jugend damit, Mädchen damit zu ärgern, dass ihre Vagina nach Fisch riecht oder ekelig ist. Als Erwachsene übernehmen dann einige davon Jobs in der Werbung bei Firmen, die alle möglichen Produkte für weibliche »Hygiene« auf den Markt bringen. Gleichzeitig schieben sie Frust, weil ihre Freundinnen keinen Oralsex von ihnen wollen. Wie das wohl kommt …?

Gänsehaut*garantie*

Vom Offensichtlichen mal abgesehen ... Ohne die Genitalien geht beim Sex nichts, das ist klar. Also kriegen sie auch die meiste Aufmerksamkeit. Aber um unvergesslich gut im Bett zu sein – ob nun als One-Night-Stand oder langfristiger Partner –, müssen Sie sich auch um alle anderen Körperregionen Ihres Gegenübers verdient machen. Und damit können Sie seine Lust enorm anfachen.

Natürlich kann man nicht jedes Mal überall am Körper des anderen sein. Aber man darf – und sollte – auch den anderen Körperbereichen regelmäßig mehr Zuwendung schenken.

Beim Vorspiel Dringen Sie nicht zu schnell in intime Regionen vor. Sex ist kein Wettrennen und niemand hat etwas davon, wenn Sie loslegen wie ein Weltmeister. Ein Penis braucht Zeit, um zu voller Größe anzuschwellen, und eine Vagina wird auch nicht in Sekunden feucht. Lassen Sie stattdessen Ihre Lippen auf den Schultern und dem Schlüsselbein Ihrer Partnerin umherwandern. Liebkosen Sie ihre Schultern und ihren Rücken, als wären Sie 16 und wüssten nicht genau, wie weit sie gehen dürften. Und wenn Sie ohnehin gerade beim Küssen sind – warum nehmen Sie sich nicht die Ohren vor oder massieren ihre Kopfhaut?

Einmal ausgezogen ... Wenn die Hüllen fallen, setzen Sie Ihre Entdeckungsreise fort, besonders, wenn Sie mit Ihrem Partner bereits einige Monate oder Jahre zusammen sind. Denken Sie eher an das Gesamtbild als an dieses eine Mal. Ab und zu – vielleicht so jedes zehnte oder zwanzigste Mal – machen Sie sich die Mühe und bedecken den Körper Ihres Partners von Kopf bis Fuß mit Küssen. Heben Sie sich den Intimbereich aber für später auf. Drehen Sie ihn oder sie ruhig herum, wenn Sie scharf auf die Seite sind, an die Sie gerade nicht herankommen. Nehmen Sie sich auch mal Zeit für eine ausgedehnte Ganzkörpermassage oder ein gemeinsames Bad. Dazu passen Kerzen und duftende Massageöle (durch das glitschige Öl fühlen sich alle Berührungen aufregend anders an).

Langsames Herantasten Bevor es zur Sache geht, widmen Sie sich liebevoll den Schenkeln Ihres Partners. Ziehen Sie zärtlich an ihren oder seinen Schamhaaren (falls er welche hat) oder kraulen Sie sie. Manche Leute mögen es, wenn man ihre Oberschenkel küsst, und sie freuen sich, wenn man sie damit überrascht.

Sehr wichtig: Viele Frauen wünschen sich mehr Aufmerksamkeit für ihre Brüste beim Sex. Sie können sie mit den Händen umfassen, kreisförmig massieren oder mit Küssen umkreisen, wobei Sie sich langsam den Nippeln nähern. Wenn sie eine etwas stärkere Stimulation verträgt, knabbern Sie so fest daran, wie sie es mag. (Aber besser vorher fragen!)

Auch viele Männer haben das Gefühl, dass ihr Körper beim Sex größtenteils vernachlässigt wird. Lassen Sie also beim Verkehr Ihre Hände seinen Körper erkunden. Es kann sexy sein, an seinen Hintern zu fassen oder in der Missionarsstellung beide Hände über seinen Rücken wandern zu lassen. In der umgekehrten Reiterstellung können Sie sich leicht vorlehnen und seine Beine mit Küssen bedecken – dabei kann er gleich die unvergleichliche Aussicht auf Ihre intimsten Regionen genießen.

Denken Sie daran, dass Sex mehr ist als bloß »Verkehr«. Auch Berührungen, Küssen, Lecken, Grabschen, Saugen, Kitzeln, Stöhnen und sogar ein bisschen Spucke hie und da gehören dazu. Wenn Sie sich daraus Ihren Lieblingscocktail zusammenmixen und dabei zumindest gelegentlich diverse Körperteile und Techniken mit einbeziehen, wird es Ihnen beiden leichtfallen, die Nächte oder auch Ihr komplettes Liebesleben interessanter zu gestalten.

»Ein paar Stellen meines Körpers reagieren beim Sex besonders stark. Ich messe neue Partner daran, wie viele sie finden.«

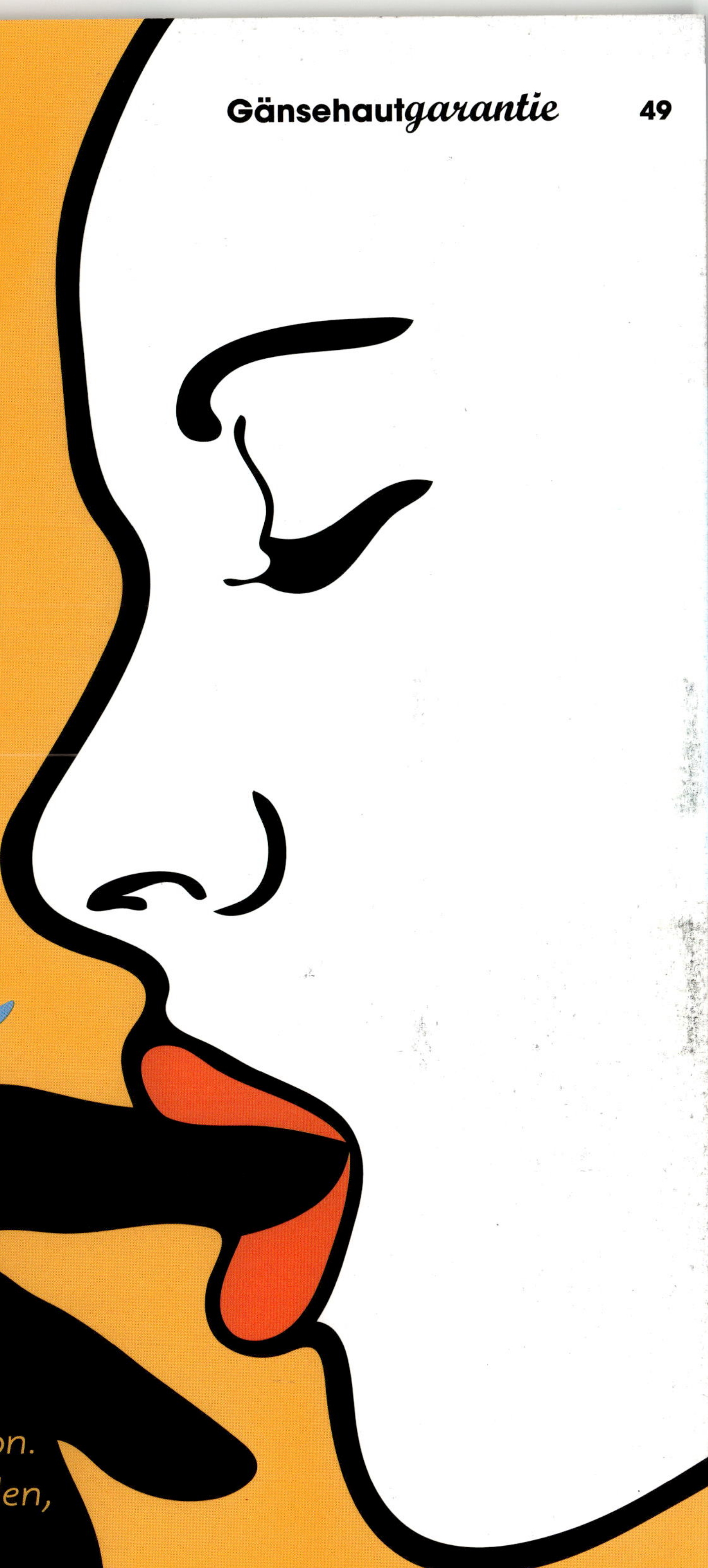

»Übernehmen Sie die Initiative. Führen Sie die Hände Ihres Partners zu einer guten Stelle oder drehen Sie ihn oder sie in eine schärfere Position. Wenn Sie sich gegenseitig erzählen, was Sie anmacht, kann der Sex nur (noch!) besser werden.«

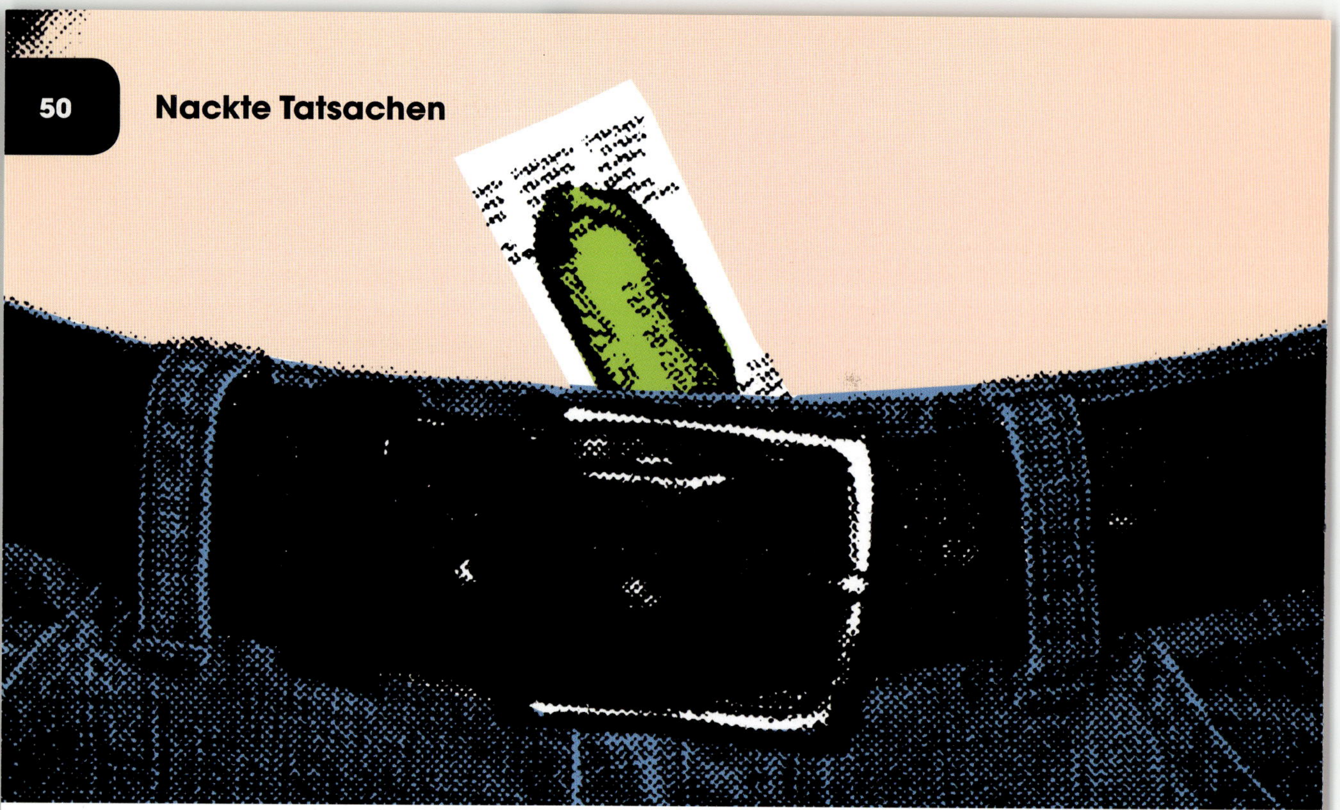

Empfängnis*verhütung*

Kondome und andere Verhütungsmittel Leidenschaft verführt dazu, einfach loszulegen. Aber jeder Erwachsene weiß: Wenn man weder eine sexuell übertragbare Krankheit noch ein Baby haben will, sind gewisse Maßnahmen nötig – oder die Natur findet irgendwann einen Weg. Wenn Sie experimentierfreudig und offen an die Sache herangehen, kann Verhüten sogar Spaß machen. Man muss nur wissen, wie.

Singles Wenn Sie nicht vorhaben, Kinder zu bekommen oder zu machen, sollten sie verhüten. Außerdem gibt es viel zu viele sexuell übertragbare Krankheiten – z. B. Chlamydien, Gonorrhö, HP- und HI-Viren. Solange Sie nicht monogam sind und beide Partner nicht auf Krankheiten getestet wurden, bietet das Kondom den besten Schutz vor Krankheiten.

Wir sind seltsamerweise darauf konditioniert zu glauben, dass Sex mit Kondom schlechter ist. Männer und Frauen sagen das oft, im Fernsehen gibt es Witze darüber und im Porno kommen die Dinger sowieso nicht vor. Dabei gilt: Ob Kondome wirklich zum Liebestöter werden, hängt allein von Ihnen ab. Es gibt inzwischen mehr Auswahl als früher, unter anderem finden Sie gerippte, genoppte, welche mit weiterem Schaft (damit fühlt sich der Sex natürlicher an) und welche mit vibrierenden Ringen. Und sogar welche, die die Kondition verbessern und Männern helfen, etwas länger durchzuhalten. Für Allergiker sind zahlreiche Sorten ohne Latex im Angebot.

Probieren Sie aus, welche Marke oder Sorte Ihnen am besten passt, ob Sie ein Kondom am liebsten selbst anlegen oder Ihrer Partnerin dabei zusehen, wie sie es genussvoll abrollt. Und: Haben

Grants Sexkurse Mit Kondomen hatte ich keinen guten Start. Bevor ich überhaupt eines anhatte, war schon die Angst da, dass ich die Packung erst gar nicht aufkriegen würde. Und ich glaubte eh, dass sich mit Gummi alles schlechter anfühlen würde. Es war wohl kein Wunder, dass mein Penis in dieser Situation jäh in sich zusammenfiel, als es ans Einpacken ging. Ein lebenslanges Trauma? – Nicht ganz. Aber ich brauchte viele Jahre und etliche Partner, drei Infektionen mit Chlamydien, einige nervenaufreibende HIV-Tests und ein paar potenzielle Schwangerschaften, um einzusehen, dass Kondome keine Spaßbremsen sein müssen. Die Wende kam, als ich Kondome zu meinem Hobby machte. Dabei half mir eine Freundin, die diesbezüglich keine Kompromisse machte und mir zeigte, wie viel Spaß man damit haben kann. Für mich wurde das Anlegen des Kondoms zum Anlegen meiner Rüstung vor dem entscheidenden Gefecht. Der Gedanke »Dieses Kondom verdirbt mir mein Vergnügen« wurde zu dem Satz »Dieses Kondom ist meine Garantie für Sex ohne Reue«.

Sie immer eines dabei. Ob Sex sich mit oder ohne Kondom besser anfühlt, entscheiden Sie!

Paare Wenn ein Paar ein Baby haben möchte, wird Sex zum verhütungsfreien Vergnügen. Für die unzähligen Male davor und danach gibt es diverse Möglichkeiten der Geburtenkontrolle.

Was die Verhütungsmethoden angeht, hat sich in den letzten zehn Jahren immens viel getan. Neben der Antibabypille gibt es mittlerweile Hormonpflaster, -implantante, -spritzen und -ringe. Die Pille gehört aber immer noch zu den wirksamsten Verhütungsmitteln. Nur Männer, die ihre Ejakulation perfekt unter Kontrolle haben (und die es niemals einfach so überkommt), können es mit dem Coitus interruptus (rechtzeitig Herausziehen) versuchen, obwohl wir nicht glauben, dass sich dieses Risiko lohnt.

Da keine Methode absolut sicher ist, sollten sie sich nicht nur auf eine verlassen. Kondome sind ein recht zuverlässiges Verhütungsmittel, wie erwähnt gibt es sie in unzähligen Varianten und sie sind wirklich einfach zu benutzen – Spaß garantiert. Viele Ehepaare verhüten mit Kondomen und Pille, um ganz sicherzugehen.

Gerüchte, dass es für Männer wirksame Pillen, Sprays oder Hormonspritzen zur Verhütung gibt, stimmen nicht.

»Wenn es in Filmen öfter Kondome zu sehen gäbe, würden sich die Männer wohl weniger anstellen.«

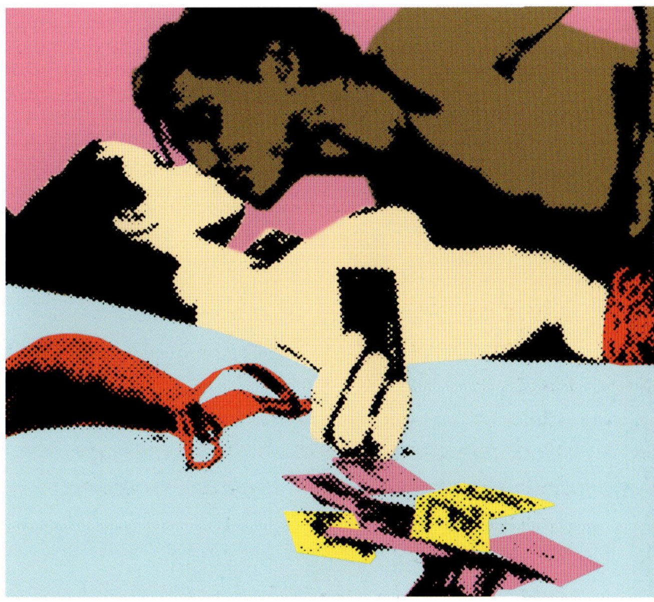

Gummispielzeug Kondome müssen keine Spaßbremse sein, im Gegenteil. Denn die Hersteller haben sich auf die unterschiedlichsten Bedürfnisse eingestellt. Gehen Sie also einkaufen und werden Sie kreativ.

Geschichts*stunde*

Ein gemeinsamer Trip in die Vergangenheit Berichte über frühere Sex-Erlebnisse des Partners sind faszinierend. Sie können unterhaltsam, erregend, erstaunlich, widerlich oder beeindruckend sein. Vor allem erfahren Sie so nicht nur, was Ihren Partner anmacht und wo dieser seine sexuellen Abenteuer sucht und findet, sondern auch, wie es in anderen Betten zugeht.

Wenn Sie Sex-Storys austauschen, merken Sie schnell, dass der Schweinkram, den Sie gern mal ausprobieren würden, eigentlich gar nicht so bizarr ist. Außerdem bekommen Sie erstklassige Beispiele für das, was bei Ihrem Partner zieht, und können sich über die Erkenntnis freuen, dass es unglaublich viele Leute auf der Welt gibt, die im Bett keinen Plan haben. (Indem Sie dieses Buch lesen, stellen Sie natürlich sicher, dass Sie auf keinen Fall dazugehören.)

Wenn Sie kein Problem damit haben, alles über das sexuelle Vorleben Ihres Partners zu erfahren, bleiben Sie im Gespräch (allerdings besser nicht, wenn Sie gerade Sex miteinander haben). Wenn Sie über Ihre jeweiligen Vorlieben reden, kommen bestimmt auch frühere Sexkapaden ans Licht. Welches Sex-Erlebnis war im Rückblick das abenteuerlichste? Das dämlichste? Was würden Sie mit dem passenden Partner sofort noch einmal machen? Oder – noch besser – was wollten Sie und Ihr Ex schon immer mal ausprobieren und dann haben Sie sich am Ende doch nicht getraut? Unterm Strich ist ein solcher Dialog aufschlussreich und sehr persönlich, das kann sich durchaus auszahlen.

Eine Sache der Übung Auch wenn es stimmt, dass Details aus vergangenen Sex-Geschichten Ihnen ganz neue Wege eröffnen können, habe ich (Debby) durch meine Sex-Kolumne schon viel zu viele Berichte darüber gehört, dass solche Gespräche eher nicht gut ausgegangen sind. Nicht jeder ist offen und selbstsicher genug, um die vergangenen Ausschweifungen seines Partners einfach hinzunehmen.

Sogar diejenigen, die mit der bewegten Vergangenheit ihres Partners gut klarkommen, können eifersüchtig werden. Das gilt vor allem, wenn es um einen früheren Partner oder um Erfahrungen geht, bei denen man nicht mithalten kann. Als ich (Grant) zum ersten Mal hörte, dass der Ex meiner Freundin im ganzen Großraum Melbourne für sein mächtiges Gerät bekannt war, wurde mir schlecht. Dieser Mann wurde auf Partys angefleht, sich nackig zu machen! Er führte seinen Penis in Bars vor und schnorrte so Drinks! Meine Freundin erzählte mir dann aber Folgendes: Der Oralsex mit diesem Typen war eine Herausforderung und einige ihrer Lieblingspositionen waren schlicht schmerzhaft gewesen. Analsex war ein frommer Wunsch geblieben und nach jedem längeren Vaginalverkehr hatte sie eine schmerzhafte Blasenentzündung gehabt. Sie passten unten herum einfach nicht zusammen. Guter Sex basiert aber darauf, dass die Partner harmonieren – in jeder Beziehung. Sie sollten die Dinge von dieser Seite her betrachten, bevor Sie sich von irgendeiner Geschichte ins Bockshorn jagen lassen.

Manchmal ist es wirklich gut, über frühere Erfahrungen zu sprechen. Es mag anfangs etwas heikel sein, kann aber in ein sexy Wechselspiel münden, das letztlich die Beziehung verbessert.

Wie also vorgehen? Fallen Sie keinesfalls mit der Tür ins Haus. Wenn Ihr Partner etwas wissen möchte – oder Sie selbst –, sprechen Sie zuerst genau darüber. Wie denken Sie beide über den Austausch solcher Storys? Haben Sie in früheren Beziehungen auch schon solche Gespräche geführt? Wie liefen die? Fangen Sie zudem klein an. Erwähnen Sie sich nicht gleich den besten

Bleiben Sie **im Gespräch,** damit der ***Sex aufregend, befriedigend und unterhaltsam*** bleibt.

Sex, den Sie je hatten, damit der andere nicht verunsichert oder neidisch wird. Versuchen Sie es zu Beginn z. B. mit Ihrem »ersten Mal« oder einem Moment, der Ihnen besonders peinlich war. Und halten Sie sich zurück, damit niemand denkt, er könne mit der Vergangenheit nicht mithalten.

Wenn Sie die Erfolgsaussichten Ihrer Geschichtsstunde verbessern wollen, erzählen Sie, was Sie gern anders gehabt hätten oder was Sie noch einmal ausprobieren würden – und zwar mit ihrem Gegenüber jetzt sofort oder irgendwann in nächster Zeit. So dient ihr Vorleben nur als Beispiel, in erster Linie geht es aber um die Zukunft und die Person, die gerade neben (oder auf) Ihnen liegt.

Keine Wertung Sogar Leute, die zu zart besaitet für Details sind, versuchen oftmals, aus ihrem Partner Informationen über die Zahl seiner Eroberungen herauszukitzeln. (Man sollte immer daran denken, dass Frauen und Männer häufig flunkern, wenn man sie direkt fragt. Insbesondere Männer neigen dazu, hemmungslos zu übertreiben.) Ob die bei Ihrem Partner nun bequem in einen Kleinwagen passen oder den Fanblock eines Stadions füllen – nehmen Sie es so, wie es ist. Wenn er sich gerade mit Ihnen im Bett amüsiert, wird der dabei wohl eher nicht an seine Verflossenen denken. Es ist nun an Ihnen, lieber Leserinnen und Leser, im Gespräch zu bleiben, um Sex weiterhin aufregend, befriedigend und unterhaltsam zu gestalten.

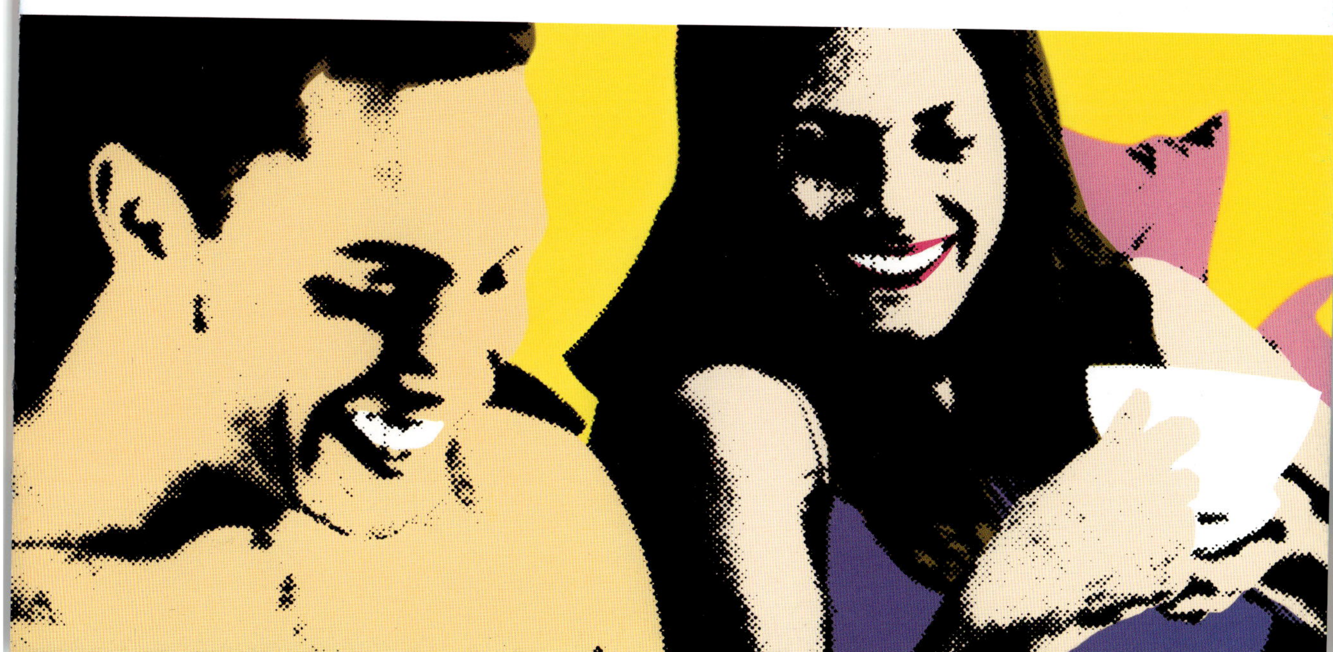

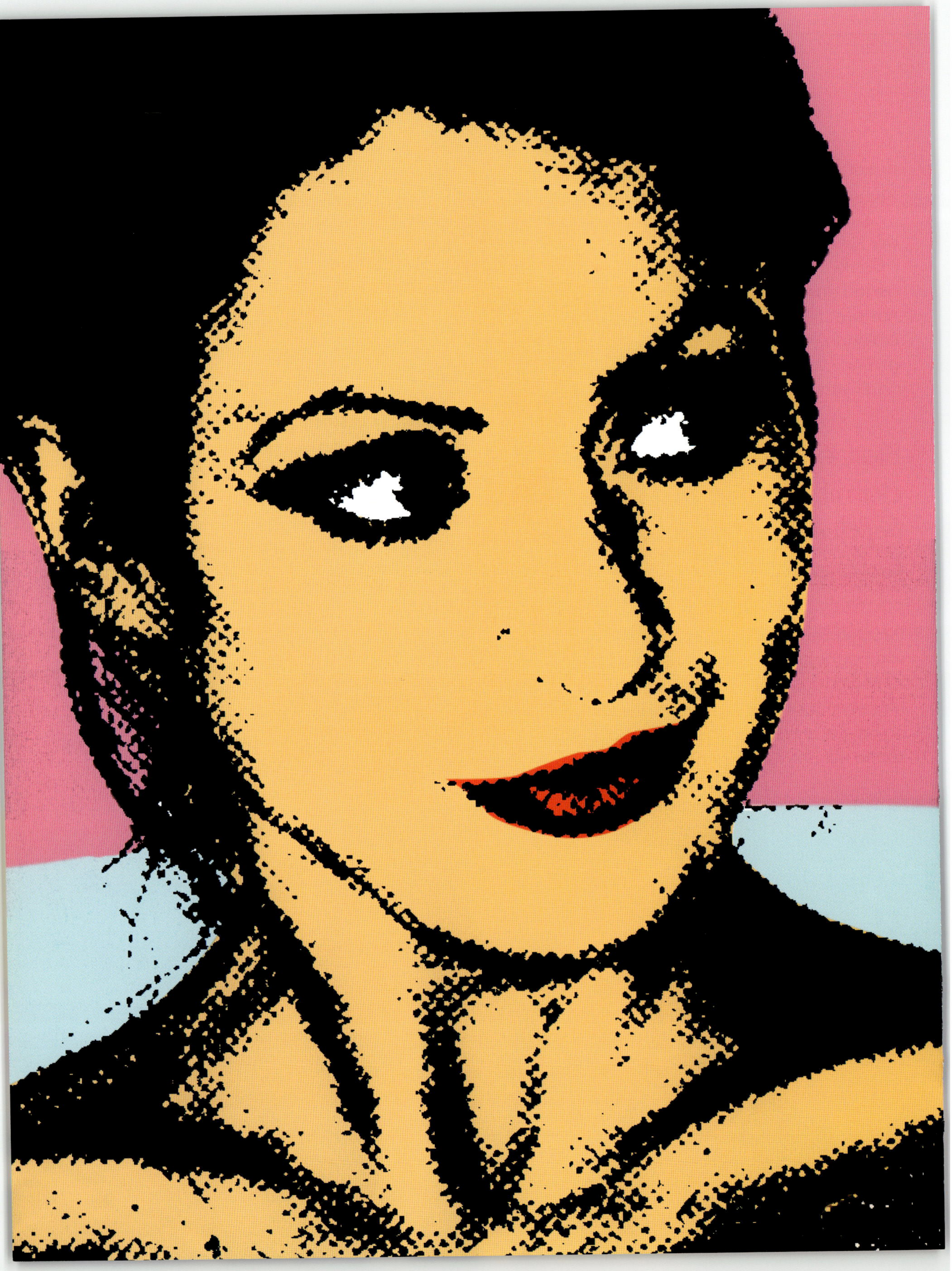

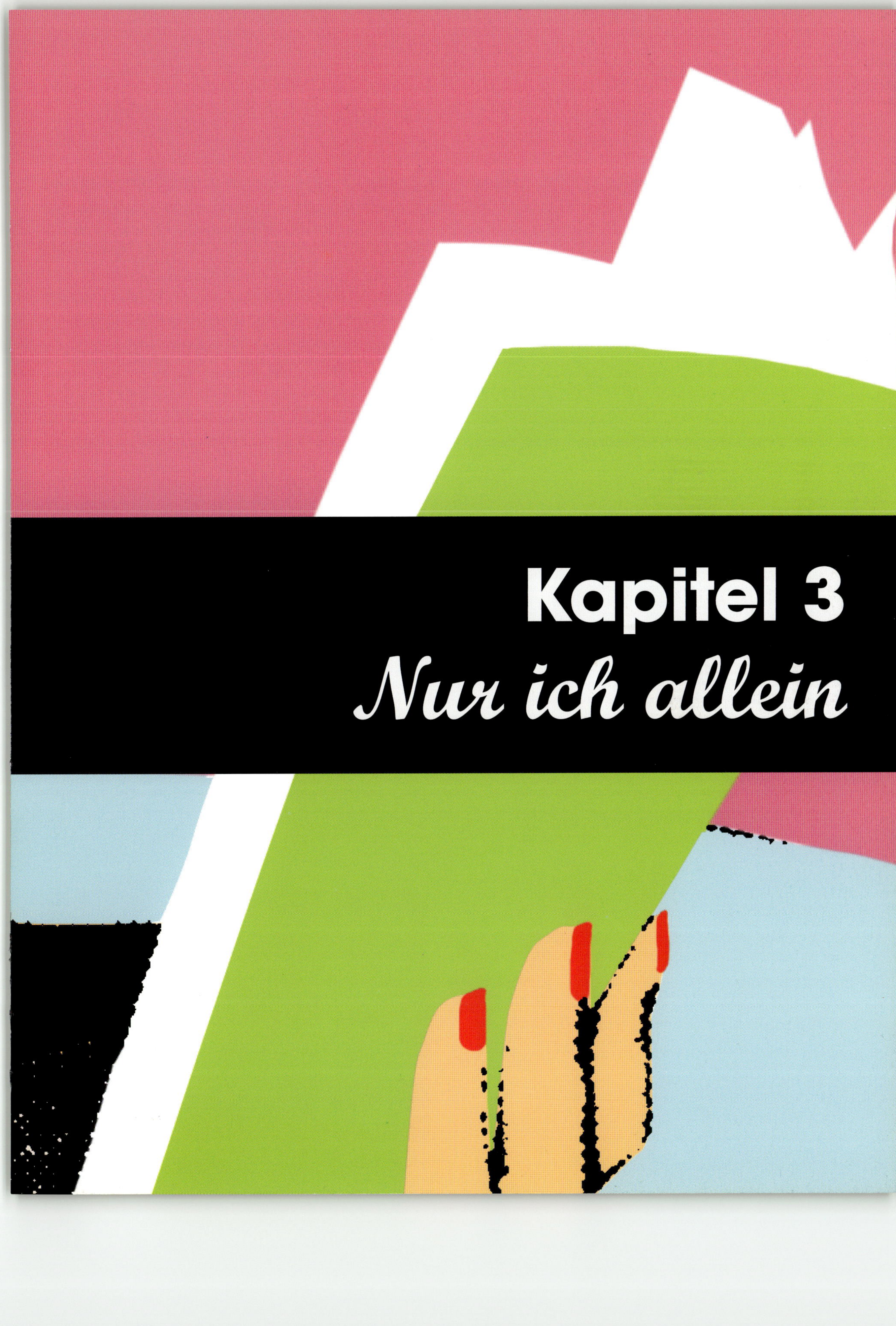

Kapitel 3
Nur ich allein

Warum ein Solo *guttut*

Die Vorteile des Solosex Es ist erwiesen, dass normales Masturbieren sich nicht negativ auf Körper und Seele auswirkt. Vielmehr spricht eine ganze Menge dafür, dass es Ihnen guttut und Sie dadurch zu einem besseren Sexpartner werden. Im Grunde ist Masturbation ein gutes Training für den Sex und wir behaupten, dass einige der weltbesten Lover schon ausgiebig und unermüdlich an sich herumgespielt haben.

Glücklicherweise leben wir in einer Zeit, in der Selbstbefriedigung als normal gilt – jedenfalls in der westlichen Welt. Vor gut 100 Jahren sah das noch ganz anders aus. »Weder Pest noch Krieg, weder Pocken noch andere Seuchen brachten solches Unheil über die Menschheit wie die verderbliche Onanie«, dieses unheilvolle Zitat wird einem Dr. Adam Clarke zugeschrieben. Einige Zeit später empfahl Dr. John Harvey Kellogg – ja, der mit den Cornflakes –, den Jungen die Vorhaut zusammenzunähen und kleinen Mädchen die Klitoris mit Säure zu verätzen, um sie vom Masturbieren abzuhalten. Zum Glück hat sich das nicht durchgesetzt. In den USA (und weniger ausgeprägt in Australien, Neuseeland, Südafrika und Großbritannien) ist die ärztliche Beschneidung bei kleinen Jungen durchaus üblich – allerdings aus anderen Gründen.

Jedenfalls gehen wir heute anders mit Sexualität um und es hat sich erwiesen, dass es am besten ist, die Jungen und Mädchen im Teenageralter in Ruhe selbst alles über ihre Geschlechtsteile herausfinden zu lassen.

Training für den Sex Wer sich mit seinen Genitalien auskennt, weiß genau, was er mag und was nicht. Das macht es möglich, praktisch in jeder intimen Situation den Partner und seine Aktivitäten behutsam zu dirigieren, sodass man Spaß daran hat. Einfälltiges Gefummel und wund geriebene Stellen braucht man dann

> Wer ***über seine Genitalien gut Bescheid weiß***, weiß auch recht genau, **was er mag und was nicht**.

nicht mehr zu ertragen. Wer auf einen solchen Wissensschatz zurückgreifen kann, hat viele Stunden damit zugebracht, den eigenen Körper zu erforschen.

Durch Masturbation lernen wir, was sich gut anfühlt. Gleichzeitig schärft sie die Sinne dafür, wann sich die Lust allzu schnell entwickelt, wann also die sexuelle Reaktion zu stark ausfällt. Für Männer: Wenn Sie sich auf den Höhepunkt zubewegen, wissen Sie dank ausgiebigem Onanieren, wann Sie die Stimulation zurückfahren und einen kurzen Cooldown einlegen müssen, bevor es

Gesundheitsplus Masturbation tut nicht nur gut, sie ist auch gut für Ihren Körper und für Ihre Gesundheit. Studien zeigen, dass Männer, die öfter ejakulieren, ein niedrigeres Risiko für Prostatakrebs haben. Häufiges Ejakulieren soll auch den Blutdruck senken, den Kreislauf stärken und Depressionen vorbeugen. Im Jahr 2009 hat der britische Gesundheitsdienst ein Faltblatt mit dem Titel »Ein Orgasmus täglich hält Sie gesund« veröffentlicht!

weitergehen kann (siehe Seite 160). Üben Sie brav, denn dann werden Sie wie auf Kommando kommen können – praktisch, oder? Frauen: Wenn Sie spüren, dass Sie kurz vor dem Höhepunkt sind, teilen Sie Ihrem Partner mit, dass er jetzt auf keinen Fall aufhören soll.

Just for Fun Selbstverständlich ist Selbstbefriedigung auch ein wunderbarer Zeitvertreib, wenn Sie gerade nicht für den Sex trainieren. Sie kostet nichts, setzt Glückshormone frei und hilft

Wenn die Lust fehlt, kann ***ein wenig Solosex*** die Stimmung heben und **Energien wieder ins Lot bringen.**

beim Einschlafen. Und: Sie können sich immer und überall selbst etwas Gutes tun!

Fast jeder erlebt Zeiten, in denen er einfach keine Lust empfindet. Für eine Weile ist das in Ordnung, aber wenn Ihnen dieses Gefühl in Ihrem Leben fehlt, kann ein wenig Solosex die Stimmung heben und Ihre Energien wieder ins Lot bringen. Weiter hinten im Buch schreiben wir, dass geplanter und organisierter Sex nicht unbedingt immer erotisch ist. Das trifft aber nicht zu, wenn es um eine Nummer mit sich selbst geht: Nehmen Sie sich ausreichend Zeit für Ihre Einzelorgie. Suchen Sie sich Ihre Lieblingssexfilme, sexy Bücher und Pornos aus, besorgen Sie ein gutes Gleitmittel, sperren Sie die Schlafzimmertür hinter sich zu und verwöhnen Sie sich mit den Handarbeitstechniken und Hilfsmitteln, die wir Ihnen im Folgenden vorstellen!

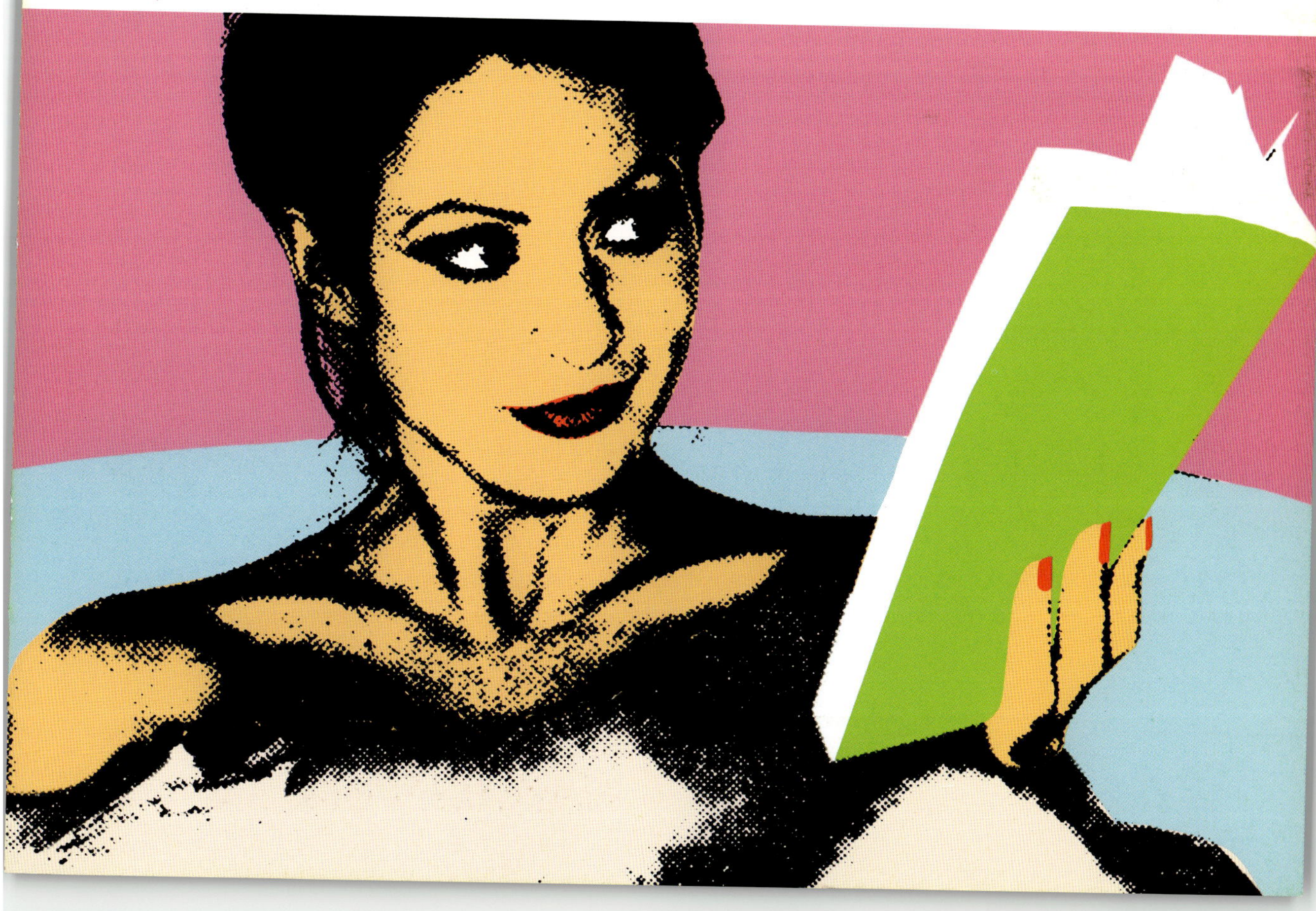

Er macht sich's

Verschiedene Moves Ich (Grant) kann mich an keine Zeit erinnern, in der ich nicht begeistert masturbiert hätte. Bis ich etwa 13 Jahre alt war, hab ich mich am Teppich gerieben, statt es mir mit der Hand zu machen. Irgendwann wurde mir das mit dem Hinlegen zu umständlich, wenn ich mich allein vergnügen wollte. So hab ich mir das mit Mühe – und einer erheblichen Menge Haarspülung – abgewöhnt.

Auch wenn Sie sich seit Ewigkeiten gekonnt selbst befriedigen, sollten Sie für andere Techniken offen bleiben. Man kann nie wissen, ob man nicht noch etwas Neues entdeckt, das sich viel besser anfühlt als das altbewährte Gerubbel. Mit unseren Tipps peppen Sie Ihre Autoerotik auf.

Lebenslange Gewohnheit Machen Sie mal das Gegenteil von dem, was Sie sonst immer tun. Liegen Sie immer auf dem Rücken? Dann probieren Sie's mal auf dem Bauch, im Stehen, im Sitzen oder kniend. Schauen Sie sich dabei immer Pornos an? Dann machen Sie es mal auf die altmodische Art und lassen sich von Ihren anregendsten Fantasien oder den Highlights unter Ihren sexuellen Heldentaten inspirieren. Indem Sie für Abwechslung sorgen, stellen Sie sicher, dass Sie nicht dauerhaft auf eine ganz bestimmte Stimulation festgelegt sind. Das beschert Ihnen nicht nur prickelnde neue Gefühle, sondern ist auch äußerst nützlich beim Sex zu zweit.

Einhändig Die verbreitetste Masturbationstechnik besteht darin, den Penis mit der ganzen Hand, also mit vier Fingern und dem Daumen zu umfassen. Machen Sie es stattdessen mal nur mit einem Ring aus Daumen und Zeigefinger, während Sie die anderen Finger abspreizen wie beim Okay-Zeichen der Taucher. Die Konzentration auf eine kleinere Stelle ist vielleicht eine ganz neue Erfahrung. Wenn Sie sonst nicht auf Gleitmittel stehen, versuchen Sie's mal damit. Glitschig fühlt sich das Masturbieren völlig anders an als trocken. Drehen Sie die Hand auch um, sodass der Daumen am nächsten zum Körper liegt. Mit der Handfläche nach oben verändert sich Ihr Rhythmus. Wenn Sie experimentieren, können Sie mit der anderen Hand Ihre Kugeln halten oder sie sanft vom Körper wegziehen; oder Sie drücken auf den Damm und massieren ihn mit kleinen, kreisenden Bewegungen.

Beidhändig Wenn Sie beide Hände benutzen, stehen Ihnen doppelt so viele Möglichkeiten offen. Verschränken Sie beispielsweise die Finger, als ob Sie beten wollten. Nehmen Sie dann den Penis zwischen die Hände, und zwar unbedingt mit Gleitmittel. Jetzt können Sie entweder mit den Händen am Schaft auf und ab gleiten oder sie ruhig halten und mit den Hüften nach vorne und hinten stoßen. Ihre Eichel bewegt sich in beiden Fällen durch den Kreis aus Daumen und Zeigefingern. Durch den zusätzlichen Druck Ihrer Handflächen fühlt sich das Ganze völlig anders an als bei der einhändigen Variante: Sie können es dem Penis schön eng und kuschlig machen, ohne sich groß anzustrengen.

Alternativ können Sie Ihren Penis am Ansatz mit der linken Hand umfassen und die obere

Hälfte in die rechte nehmen. So können Sie ihn auf ganzer Länge bearbeiten. Oder Sie probieren mit etwas Gleitmittel verschiedene entgegengesetzte Drehungen aus dem Handgelenk aus – natürlich nicht so fest, dass es wehtut. Eine Lieblingstechnik von mir (Grant) ist, beide Hände immer abwechselnd von unten nach oben über den ganzen Penis gleiten zu lassen.

Ganz verstohlen Seitdem ich mal ein Schlafzimmer mit Freunden geteilt habe, weiß ich, dass man sich selbst verwöhnen kann, ohne dass es ein anderer mitkriegt. Umfassen Sie Ihren Penis wie sonst auch und legen Sie dann den Daumen über den Eichelrand (Corona glandis) oder über den dünneren Eichelhals bis zum Vorhautbändchen (Frenulum). Testen Sie nun minimale Bewegungen aus, bis Sie etwas finden, das sich richtig gut anfühlt. So merkt keiner, was Sie da gerade machen. Die unendlichen Langstreckenflüge sind dann auch nicht mehr so langweilig – sofern Sie eine Decke haben.

Freihändig Greifen Sie mal wieder auf ein Hilfsmittel wie ein Kissen zurück und besteigen Sie es: Legen Sie dabei aber ein Handtuch unter oder ziehen Sie ein Kondom über, damit es keine Sauerei gibt. Legen Sie dann los, als ob Sie Sex mit jemand anderem hätten.

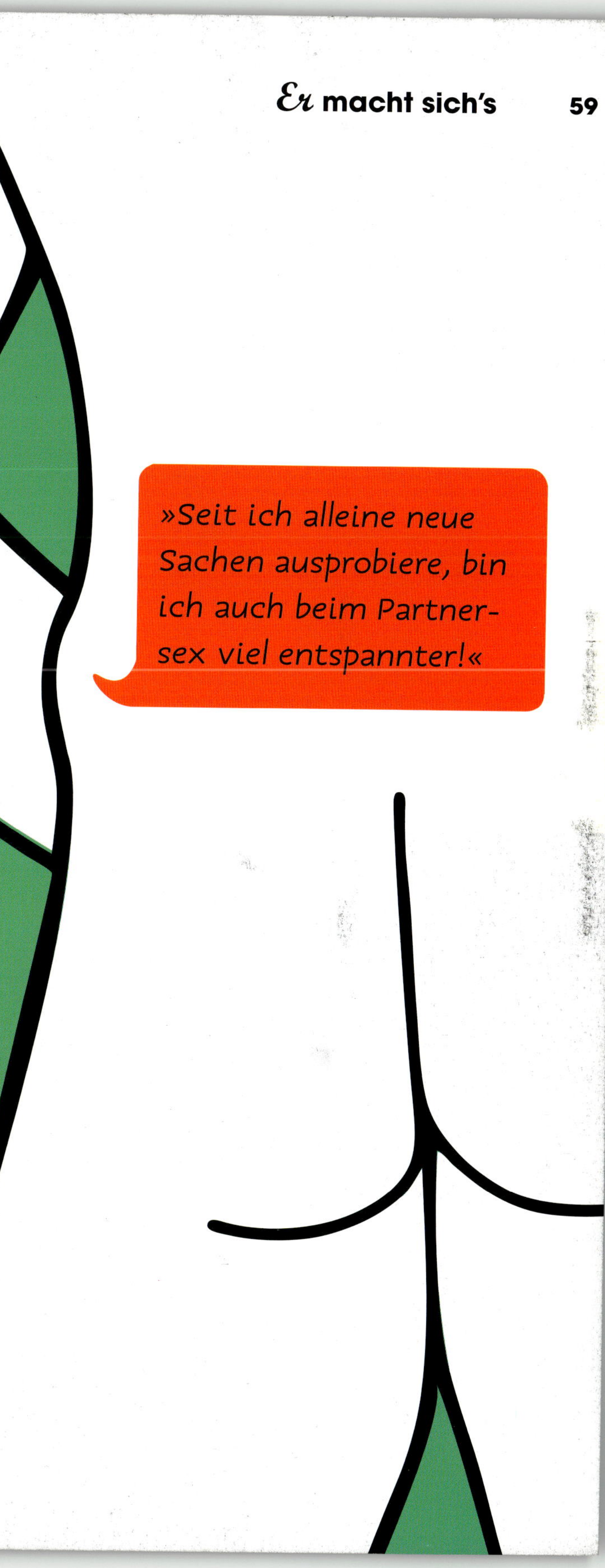

»Seit ich alleine neue Sachen ausprobiere, bin ich auch beim Partnersex viel entspannter!«

Sie macht sich's

Auf geht's, Schwester! Über die weibliche Masturbation wird viel seltener gesprochen als über die männliche, sie ist jedoch genauso normal und lustvoll. Ob als sexuelles Hauptgericht oder als Beilage – sie eignet sich großartig, um Ihren Körper und Ihre Vorlieben beim Sex genauer kennenzulernen. Auch beim Partnersex ist das ein Vorteil. Kurzum: Sie haben nichts zu verlieren, aber alles zu gewinnen!

Das Wort »Masturbation« ist mir (Debby) zum ersten Mal in einer Frauenzeitschrift begegnet, die ich in meinem zarten Alter wohl besser noch nicht hätte lesen sollen. Die Autorin des Artikels darüber beschrieb etwas, bei dem man die unterschiedlichsten Körperstellen auf köstliche Weise einbezieht – Genitalien, Brüste, Schenkel usw. Mit anderen Worten: Ich hatte das Glück, schon früh zu lernen, dass der Solosex sich nicht ausschließlich »da unten« abspielt. Das hat mir nicht nur als junge Frau geholfen, sondern auch bei meiner sexualwissenschaftlichen Forschung: Wenn man immer nur danach fragt, was die Leute mit ihrem Penis oder ihrer Scheide anstellen, entgeht einem die ganze Fülle der Techniken zur Selbstbefriedigung.

Vergesst die Tabus. Verglichen mit der männlichen Sexualität ist die weibliche in der Öffentlichkeit noch immer stärker mit Tabus behaftet. Für junge Frauen dreht sich beim Thema Sex immer noch alles vorwiegend darum, dass sie »aufpassen« und »sich schützen« oder »sich aufsparen« sollen. Nur selten wird darüber gesprochen, wie Mädchen ihre Sexualität genießen und erste Schritte unternehmen können. Dass Männer masturbieren, wird meistens einfach akzeptiert, während die weibliche Masturbation lange Zeit kaum ein Thema war. Das hat sich in den letzten Jahrzehnten glücklicherweise geändert.

Inzwischen ist es kein Geheimnis mehr, dass auch Frauen sich mit gutem Gefühl und Genuss selbst befriedigen. Fragt man sie nach ihren frühesten Masturbationserlebnissen, erfährt man von lustvollen Erfahrungen auf ruckeligen Autofahrten, bei rhythmischen Sit-ups, in der Badewanne, auf der Waschmaschine im Schleudergang, durch Stimulation mit den eigenen Händen, als sie sich am Bett oder einem Kissen gerieben oder das elektrische Massagegerät ihrer Mutter ausgeliehen haben, oder beim Tragen enger Jeans.

Diese vielfältigen Erfahrungen mit der beginnenden Sexualität zeigen an, dass auch masturbierenden Erwachsenen ein weites Spektrum an Möglichkeiten zur Verfügung steht. Wenn Sie sich beim nächsten Solosex ein bisschen mehr Zeit gönnen, testen Sie mal die folgenden Vorschläge aus.

Mit Vibrator Wählen Sie ein Gerät aus, das zu Ihren Vorlieben passt: Wenn Sie Lust empfinden oder zum Höhepunkt kommen, indem Sie etwas in die Scheide einführen, dann wählen Sie ein penisförmiges Modell. Wenn Sie mehr auf klitorale Stimulation stehen, besorgen Sie sich einen Auflegevibrator.

Trocken, feucht oder nass Wenn Sie sich selbst verwöhnen wollen, probieren Sie es mal glitschig: Viele Frauen finden, dass sie mit Gleitmittel erheblich mehr fühlen. Wir haben in einer Studie über 2400 Frauen befragt, die Gleitmittel verwenden: Der Großteil gab an, das sie es nur zum Vergnügen und für ihre Lust einsetzen, nicht um Probleme mit Scheidentrockenheit zu beheben. Benutzen Sie ein Gleitmittel auf Wasserbasis und ein anderes Mal eins auf Silikonbasis, das länger hält (für Sexspielzeug mit Silikonüberzug eignet sich nur das auf Wasserbasis). Nehmen Sie einmal eine winzige Menge und beim nächsten Mal einen ordentlichen Klecks.

Stellungswechsel Genau wie Paare eine eingefahrene Sexroutine entwickeln können, spult man auch beim Solosex vielleicht nur noch ein einziges Programm ab. Manche Frauen liegen immer auf dem Rücken, während sie es sich mit den Fingern oder einem Sexspielzeug machen. Andere liegen auf dem Bauch und reiben sich an Kissen. Doch es gibt zahllose weitere Möglichkeiten: Sie können sogar einen Dildo mit einem Saugnapf an einer Tür oder Wandfliese befestigen und sich von hinten damit vergnügen. Oder Sie setzen sich mit gespreizten Beinen und angewinkelten Knien auf einen Dildo, der zwischen zwei Kissen klemmt (das ist auch eine super Übung für die Frau-oben-Stellungen beim Partnersex).

Ganzkörpersex Beziehen Sie Ihren ganzen Körper ein! Etwas Massagelotion auf den Brüsten verteilt kann Ihnen ein wundervoll glitschiges Vergnügen bescheren. Auch wird sich ein ganz neues Gefühl einstellen, wenn Sie beim Solosex den Beckenboden anspannen. Ihre Fantasien spielen ebenfalls eine Rolle: Denken Sie an eigene sexuelle Erlebnisse oder holen Sie sich Anregungen aus Romanen, Filmen, Wäschekatalogen oder Pornos. Es geht ganz allein um Sie: Gönnen Sie sich Befriedigung vom Feinsten!

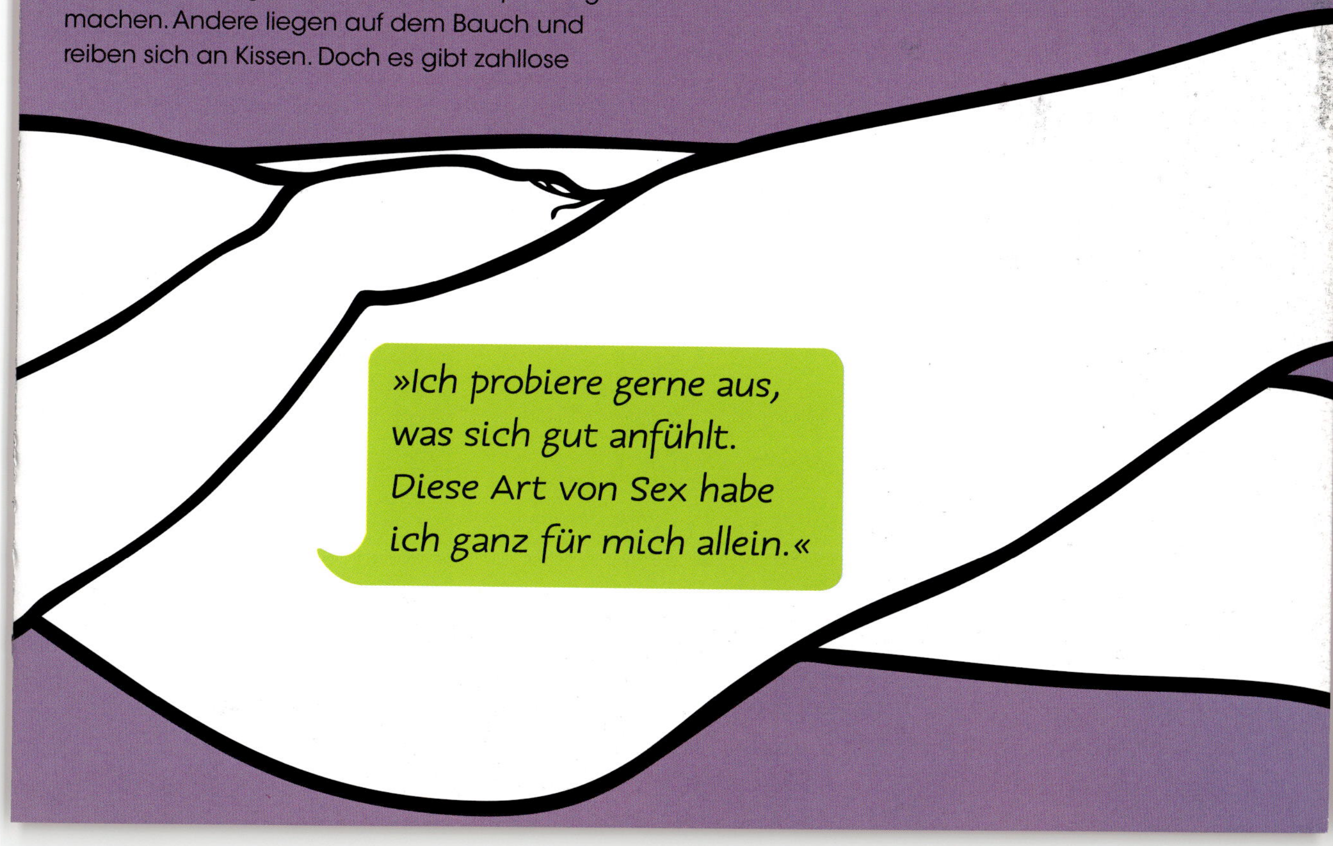
»Ich probiere gerne aus, was sich gut anfühlt. Diese Art von Sex habe ich ganz für mich allein.«

Ihr Werkzeug für die Handarbeit

Zutaten: Gleitmittel, Taschentücher, Erotika, Nagelfeile … Masturbation ist wie eine Tiefkühllasagne, die sich auf zwei verschiedene Arten zubereiten lässt: ultraschnell in der Mikrowelle oder langsamer im Backofen. Jeder weiß, dass sie im Ofen besser gelingt (und keinen gefrorenen Kern mehr hat), saftiger schmeckt und meistens am Rand ein wenig knusprig wird.

Männer und Frauen sind sich einig, dass der Solosex befriedigender ist, wenn man sich Zeit nimmt, um Spannung aufzubauen. Auf die Art wird auch der Höhepunkt intensiver. Natürlich gibt es Momente, in denen Sie ausgehungert sind und so unter Zeitdruck stehen, dass nur ein schnelles Mikrowellenessen drin ist. Wenn Sie aber Zeit für ein ausgedehnteres Festmahl haben, finden Sie hier einige Anregungen.

Vorbereitung fürs Vergnügen Sorgen Sie dafür, dass alles Nötige bereit ist: vom Laptop mit vollem Akku und fertig heruntergeladenem Porno oder einer DVD im Laufwerk über erotische Lektüre, Gleitmittel, Sexspielzeug, Nippelklemmen und Latexhandschuhe bis hin zu Spiegel und Kreditkarte, falls Sie Gebühren für Filme oder Sex-Chats bezahlen. Wenn Sie das Internet zu Hilfe nehmen wollen, sollten Sie über eine schnelle Datenleitung verfügen – ohne DSL-Anschluss brauchen Sie vielleicht Viagra.

Bleiben Sie sauber Zubehör benötigen Sie nicht nur während des Solosex, sondern auch danach. Wenn Sie Papiertaschentücher oder ein Handtuch in Reichweite haben, brauchen Sie nicht groß über Ihre Lustsäfte nachzudenken.

Fürs Internet ist eine ***schnelle Datenleitung*** anzuraten – ohne DSL-Anschluss brauchen Sie vielleicht **Viagra**.

Frauen, die größere Mengen Flüssigkeit produzieren, fühlen sich wohler mit untergelegtem Handtuch – jedenfalls wenn ihnen die Pfütze auf dem Laken oder der Matratze unangenehm ist (andere stehen drauf). Es gibt auch Männer, die lieber auf einem Handtuch oder unter der Dusche kommen, weil sich so längere Reinigungsaktionen vermeiden lassen.

Machen Sie sich bereit. Waschen Sie sich auf jeden Fall die Hände. Falls Sie Finger in die Vagina oder den Anus einführen wollen, achten Sie darauf, dass Ihre Nägel kurz und nicht kratzig sind. Bringen Sie sie am besten mit einer Nagelfeile in Form.

Es ist sinnvoll, vor dem Masturbieren die Blase zu entleeren. Zwar erleben manche Frauen und Männer mit voller Blase die Lust intensiver, doch der Harndrang kann auch ganz schön nervig sein. Wenn Sie anale Spiele planen, empfiehlt sich ebenfalls vorher ein Gang zur Toilette; Sie können auch ein Klistier oder einen speziellen Duschkopf für Analspülungen benutzen.

Keine Störungen Schicken Sie Ihr Haustier vor die Schlafzimmertür, schalten Sie das Handy aus (wenn es nicht gerade zur Stimulation dient) und sperren Sie die Tür ab. Machen Sie Musik an und stellen Sie sie so laut, dass Sie die streitenden Nachbarn nicht mehr hören können. Wenn Sie sich lustvoll auf dem Bett vergnügen, wollen Sie bestimmt von niemandem gestört werden.

Zur Einstimmung Es fällt nicht immer leicht, in Stimmung zu kommen, wenn man noch die Arbeit oder den bevorstehenden Marathonlauf im Kopf hat – außer genau das macht Sie an. Die meisten Menschen brauchen irgendeine Starthilfe und malen sich Sex mit einem bestimmten Partner aus oder stellen sich eine heiße Sexszene aus einem Buch oder Film vor. Sie können auch ein Was-wäre-wenn-Szenario für sich erfinden: Was wohl passiert, wenn Sie dem gutaussehenden Passagier auf dem Platz neben Ihnen einen Quickie auf der Flugzeugtoilette vorschlagen? Oder wenn Sie in einer Bar zufällig Ihren Ex treffen und das Ganze mit wildem Sex im Hinterzimmer endet? Oder was wäre, wenn Sie Ihre geile Kollegin im Büro auf dem Schreibtisch verführen, und Ihre Chefin erwischt Sie … und verlangt nach kurzem Zögern von Ihnen, dass Sie sie genauso befriedigen wie die Kollegin. Beim Masturbieren ist alles erlaubt, was Ihnen gefällt. Sie brauchen weder emotionale Konsequenzen noch Ansteckung oder Kündigung zu befürchten. Erlauben Sie sich selbst, möglichst kreativ und fantasievoll zu sein.

Gesundheit geht vor. Bei Analspielen ziehen Sie am besten einen Latex- oder Vinylhandschuh an oder streifen Sie ein Kondom mit Gleitmittel über Ihren Finger oder den Dildo. Das gilt vor allem, wenn Sie sich anschließend noch Ihrem Mund oder Ihrer Vagina widmen wollen. Und: Bitte verwenden Sie immer Ihr eigenes Sexspielzeug – »leihen« Sie sich nichts ungefragt vom Partner oder von Mitbewohnern! Nehmen Sie nur einen wasserfesten Vibrator mit unter die Dusche. Wenn auf dem Karton nichts hierzu steht, sollte das Gerät auf jeden Fall nicht mit hinein!

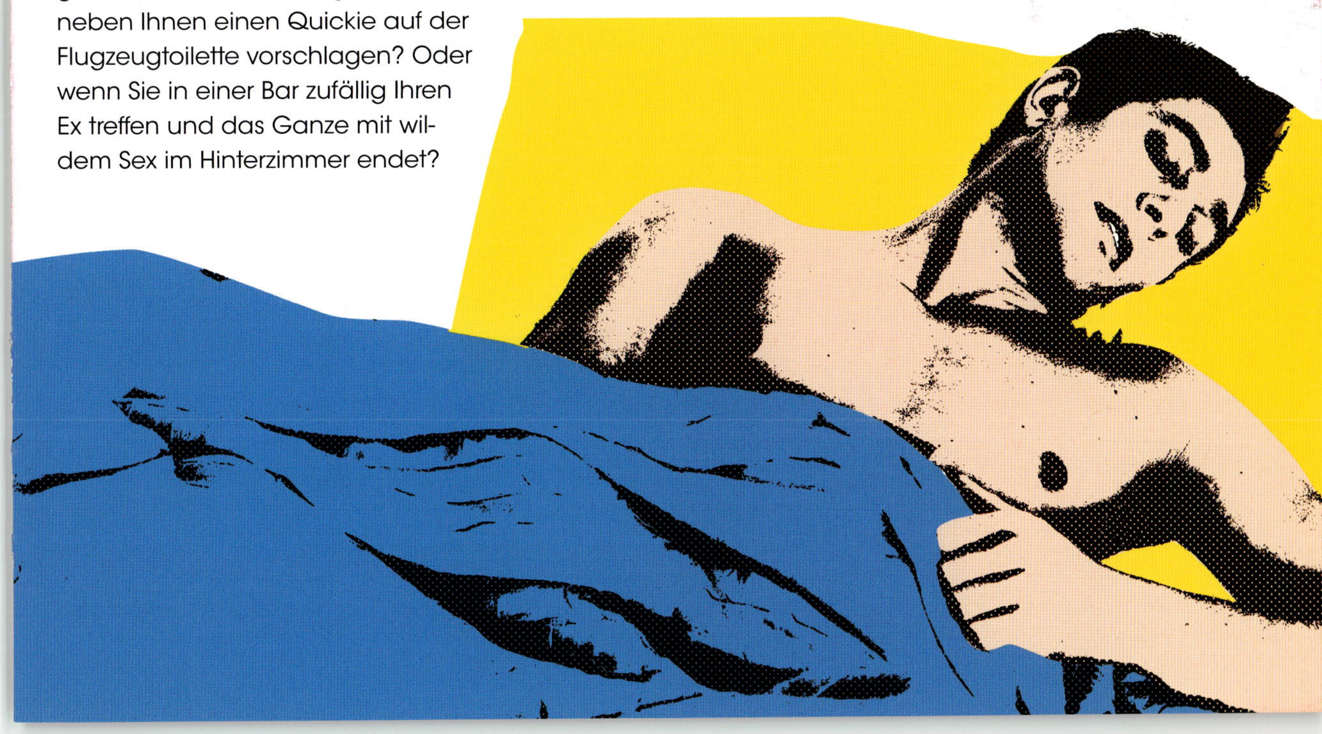

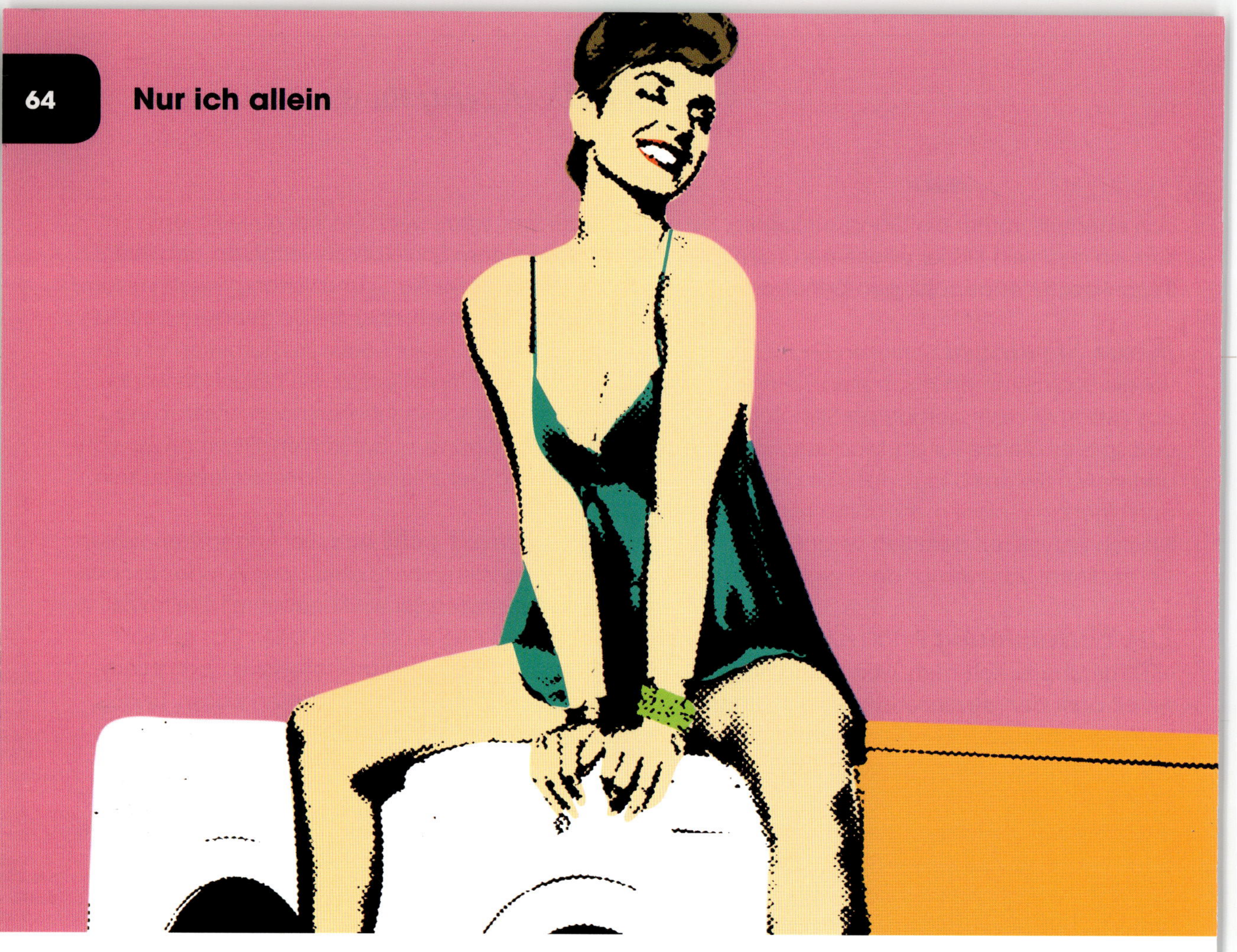

Ganz ohne Hände

Vibratoren, Dildos, Duschköpfe, Waschmaschinen, Kissen, künstliche Vaginas und andere Hilfsmittel Wir Menschen sind schon sehr kreativ: Es ist erstaunlich, was Männer und Frauen alles zum Masturbieren verwenden. Dringend abraten müssen wir von Bierflaschen, Glühbirnen, Shampooflaschen, Gemüse, Puppen und Batterien – zu gefährlich! Andere Dinge eignen sich dagegen ganz hervorragend.

Vibratoren Sie gibt es nicht nur für Frauen! Die Auswahl ist riesig und manche sind speziell für Männer designt. Wenn Sie nicht gerne in einem Geschäft danach stöbern, finden Sie im Internet viele Shops mit erhellenden Informationen zu jedem Produkt.

Dildos Es gibt sie aus den verschiedensten Materialien; einige sind sogar ökologisch, z. B. aus Hartholz (die Anspielung ist bestimmt beabsichtigt). Dildos mit einer Verdickung am Ende können Sie wie einen Vibrator vaginal oder anal einführen, um sich Lust zu verschaffen.

Duschköpfe Viele Teenager verbringen sehr gerne auch längere Zeit unter der Dusche oder in der Badewanne – nicht nur wegen der Sauberkeit. Und auch im Erwachsenenalter genießen viele Frauen und Männer die Vibrationen einer Massagedusche oder lassen sich von einem wohlplatzierten Wasserstrahl aus dem Hahn auf ihre Brüste, ihren Penis oder ihre Vulva erregen.

Kissen Einige von uns erinnern sich noch daran, wie sie als Kinder mit einem Kissen heimlich Küssen geübt haben. Erwachsene nutzen ein Kissen als Partnerersatz bei wildem Sex oder um sich ausgiebig daran zu reiben.

»Wenn ich's mir mit der Massagedusche mache, fühle ich mich wieder wie früher, verspielt und ein wenig kokett!«

Künstliche Vaginas Die zylindrischen Masturbatoren haben eine Öffnung, in die der Penis, mit Gleitmittel eingerieben, eingeführt wird. Manche sind schlauchförmig, sodass die Penisspitze am anderen Ende herausschaut (das ist gut, wenn Ihr Penis erigiert recht lang ist). Es gibt die unterschiedlichsten Ausführungen auf dem Markt, manche dieser »Lustmuschis« sind Modelle von Geschlechtsteilen echter Pornostars. Einige kann man an die Wand drücken, andere nur aufs Bett legen.

Man muss dieses Spielzeug nach Gebrauch abspülen und teilweise noch mit Stärke einpudern. Aber das ist ja in Ordnung, schließlich ist dann für das nächste Mal alles wieder bereit.

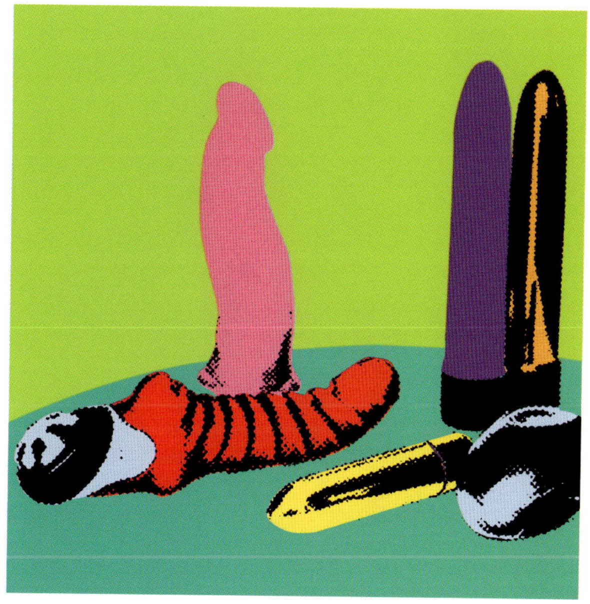

Für ihn oder für sie Neben den Vibratoren für Klitoris und Vagina gibt es welche für Analspiele, zur Stimulation der Prostata, für die Brustwarzen und natürlich auch »Vibro-Cockringe« für den Penis und den Hodensack.

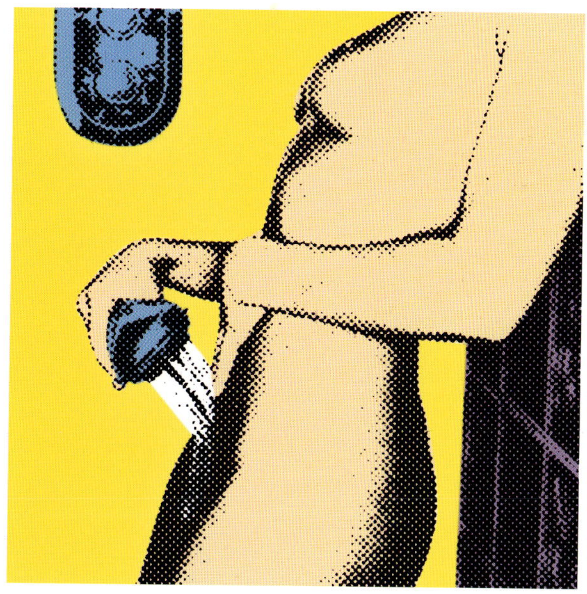

Spaß beim Duschen Wenn Ihr Duschkopf verschiedene Massagefunktionen hat, verfügen Sie über Ihren ganz persönlichen Aqua-Vibrator. Sie haben als Teenager nicht damit herumexperimentiert? Dann tun Sie es jetzt!

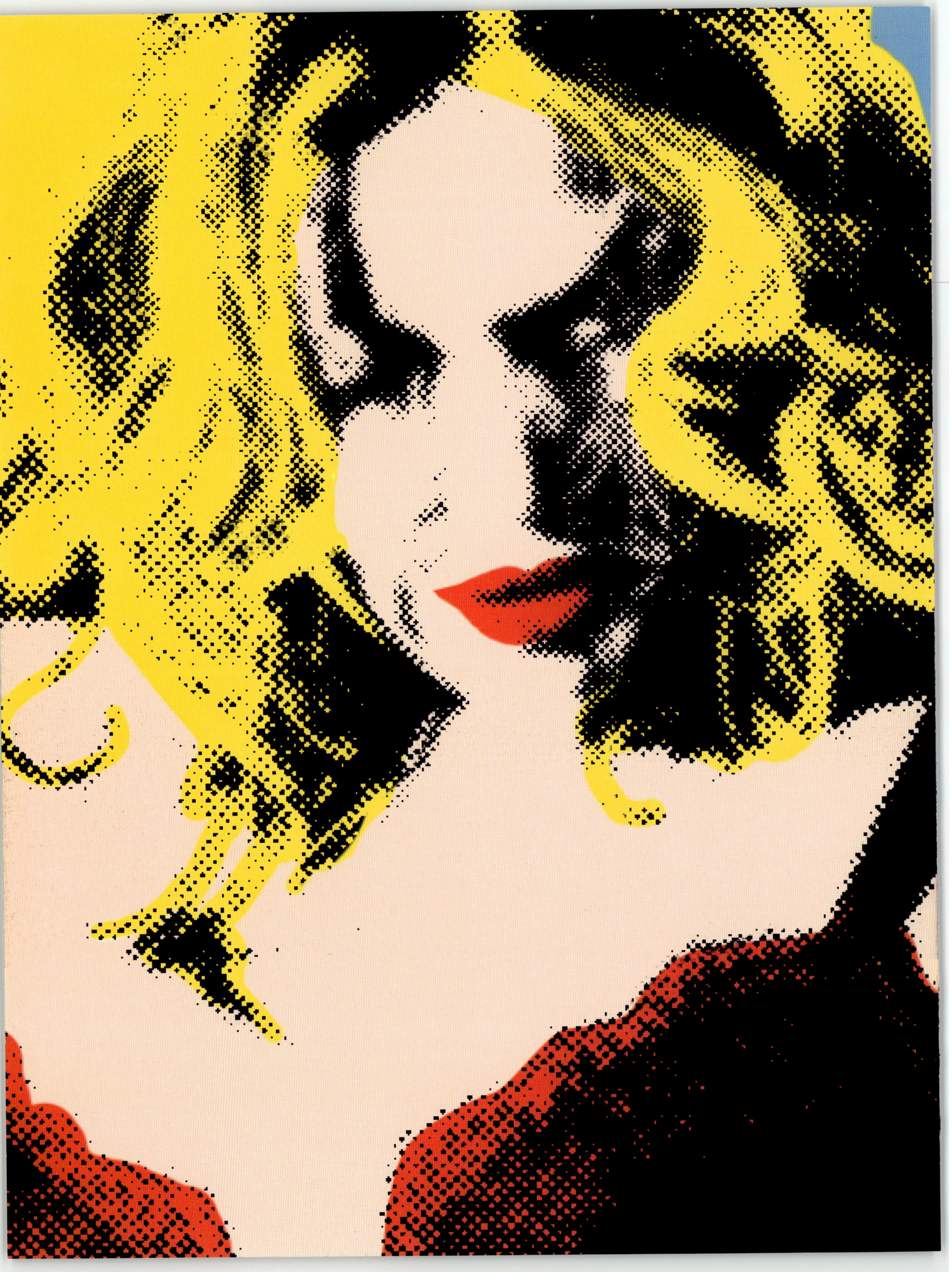

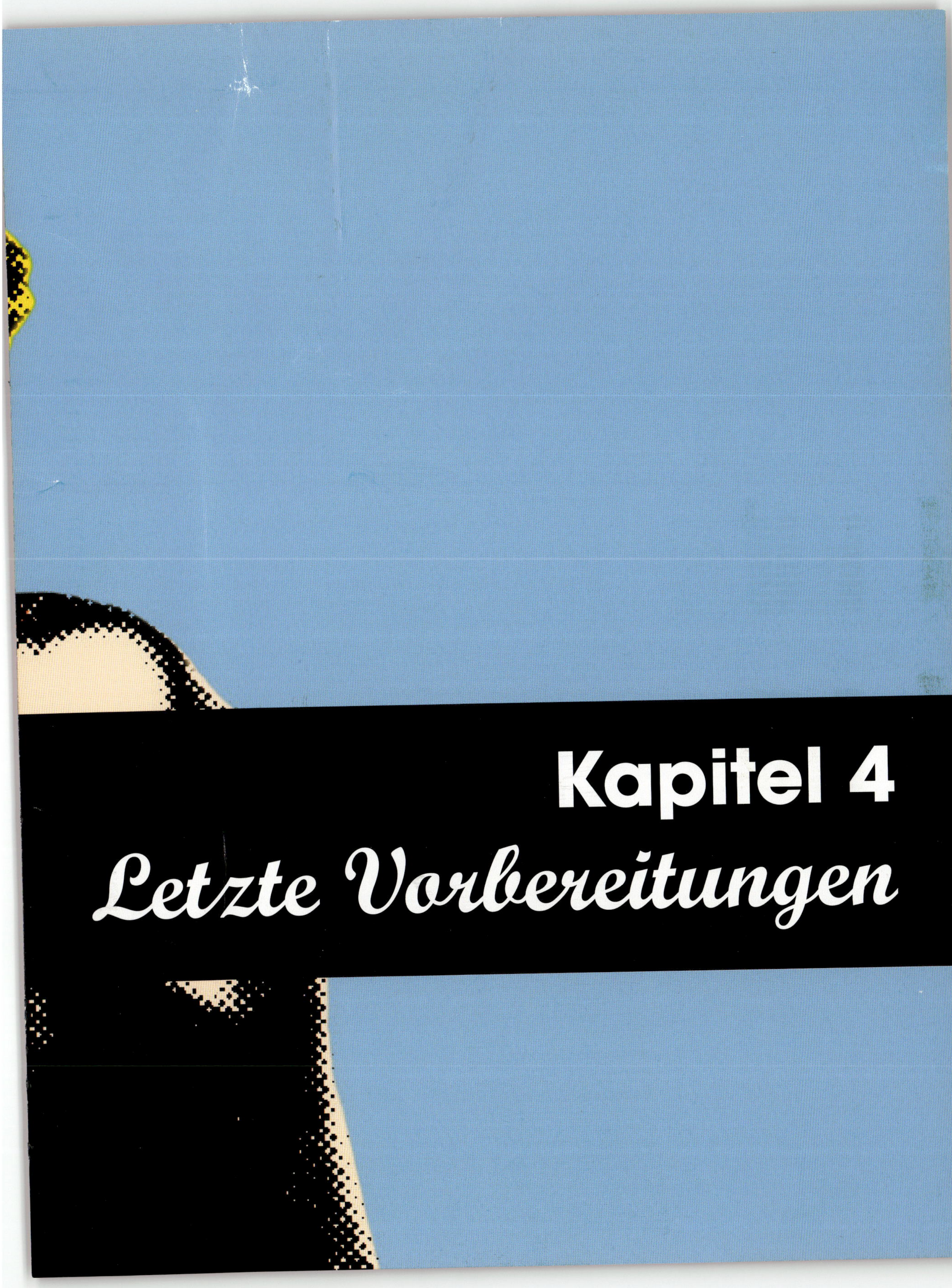

Kapitel 4

Letzte Vorbereitungen

Liebes*nest*

Der Masterplan fürs Schlafzimmer Wenn Sie sich auf eine leidenschaftliche Nacht vorbereiten, dann dürfen drei Dinge nicht fehlen: gedämpftes oder indirektes Licht im Zimmer, saubere Laken auf dem Bett und ein großzügig bemessener Vorrat an Kondomen in Reichweite desselben. Schon so manches heiße Date ist daran gescheitert, dass diese Grundvoraussetzungen nicht beachtet wurden.

Richtiges Licht für die Liebe Wenn Sie unbedingt älter oder sogar unheimlich wirken wollen oder Ihre Schwangerschaftsstreifen oder Ihre beginnende Glatze perfekt ausleuchten möchten, sorgen Sie für grelles Licht von oben. Umgekehrt wirkt weiches Licht aus einer niedrig angebrachten Quelle wie ein natürlicher Weichzeichner. Ihre Haut wirkt glatter, unvorteilhafte Schatten verschwinden und eventuell lässt sich die Zeit sogar um ein paar Jahre zurückdrehen. Eine wichtige Erkenntnis ist: Wer sich ins rechte Licht gerückt fühlt, hat erwiesenermaßen mehr vom Sex. Eine amerikanische Studie aus dem Jahr 2009 ergab, dass Frauen, die ihren Körper schöner finden, mehr sexuelles Verlangen entwickeln. Männer übrigens auch.

Selbst wenn Sie felsenfest davon überzeugt sind, sogar im grellsten Licht noch hinreißend auszusehen: Weicheres Licht hat sich im Alltag bewährt, wenn Sie die richtige Stimmung für Sex schaffen wollen. Stimmt, Kerzenlicht verbreitet eine tolle Atmosphäre und ist sehr schmeichelhaft, doch der damit verbundene Aufwand wirkt übertrieben und zu edel für ein »erstes Mal«. Bei späteren experimentellen Sessions können Sie Ihr Zimmer immer noch wie ein Meer aus Wachs und Flammen aussehen lassen. Für den Anfang beschränken Sie sich aufs Wesentliche. Wählen Sie eine Lampe, die nicht zu grelles, diffuses Licht abgibt und unterhalb der Augenhöhe angebracht ist.

Wenn Sie unbedingt **älter oder unheimlich** erscheinen wollen, sorgen Sie für ***grelles Licht von oben.***

Saubere Laken, schmutzige Gedanken
Zerzaustes Haar, zerknitterte Kleidung und verschmierter Lippenstift, all das kann sexy sein. Im Bett wirkt der Touch von Schlampigkeit jedoch gnadenlos unerotisch. Es gibt kaum etwas Abschreckenderes als leicht müffelnde Bettwäsche, also denken Sie darüber nach, wann Sie zuletzt frische aufgezogen haben, und handeln Sie, wenn nötig. Versuchen Sie, auf Ihrem Abenteuerspielplatz halbwegs klar Schiff zu machen. Dann können Ihre Besucher sich ungehemmt auf die herrlichsten Schweinereien konzentrieren (und werden nicht gestört von Kekskrümeln, die ihnen gerade die Haut vom Rücken schmirgeln, oder fremden Haaren auf dem Laken).

Das Schlafzimmer sollte vor Benutzung gründlich gelüftet werden, damit es im Raum angenehm riecht. Eine Duftkerze oder -lampe macht sich auch ganz gut.

Greifen Sie in die Vollen. Ob Sie sie in einer Schüssel auf dem Regal oder im Nachttisch aufbewahren – Kondome sollten Sie immer griffbereit haben. Nichts killt die Stimmung schneller, als wenn das lustvolle Treiben unterbrochen werden muss, um nackt durchs Zimmer zu tappen und in Hand- oder Hosentaschen nach dem kleinen Paket zu kramen.

Wenn es in Arbeit ausartet, überhaupt ein Kondom aufzutreiben, werden Sie vermutlich gar keins benutzen. Seien Sie aber ein besserer Partner und auch besser zu sich selbst. Denken Sie mit und halten Sie mindestens fünf verschiedene Ausführungen in Bettnähe bereit. Wenn Sie Herrenbesuch haben, streichen Sie Bonuspunkte für eine breite Auswahl ein, denn Penisse gibt es in vielen Formen und Größen und sie reagieren unterschiedlich auf Latex oder Spermizide. Auch einige Frauen haben Allergien. Der clevere Mann wird ihr also zumindest Kondome mit und ohne Latex anbieten können. Gut vorbereitet vermeiden Sie eine Unterbrechung im Liebesspiel, sexuell übertragbare Krankheiten oder eine ungewollte Schwangerschaft und wirken souverän.

Kaum etwas **schreckt mehr ab** als ***müffelnde Bettwäsche***. Also wechseln Sie sie regelmäßig.

All das soll dazu dienen, jede Ablenkung vom optimalen Sex-Erlebnis zu vermeiden. Wenn Sie Ihren Partner besser kennen, ist es lange nicht so schlimm, wenn nicht aufgeräumt ist oder alles spontan und chaotisch abläuft. Am Anfang ist es jedoch auch Ihre Aufgabe, dafür zu sorgen, dass er sich sexy und wohlfühlt und sich keiner von Ihnen bei Ihrem lasterhaften Treiben etwas einfängt.

Wenn diese drei Punkte geklärt sind, können Sie weitere Maßnahmen ergreifen, um aus Ihrem Schlafzimmer eine Spielwiese für Erwachsene zu machen (siehe *Der richtige Soundtrack für Ihre Lust ...*, Seite 78f).

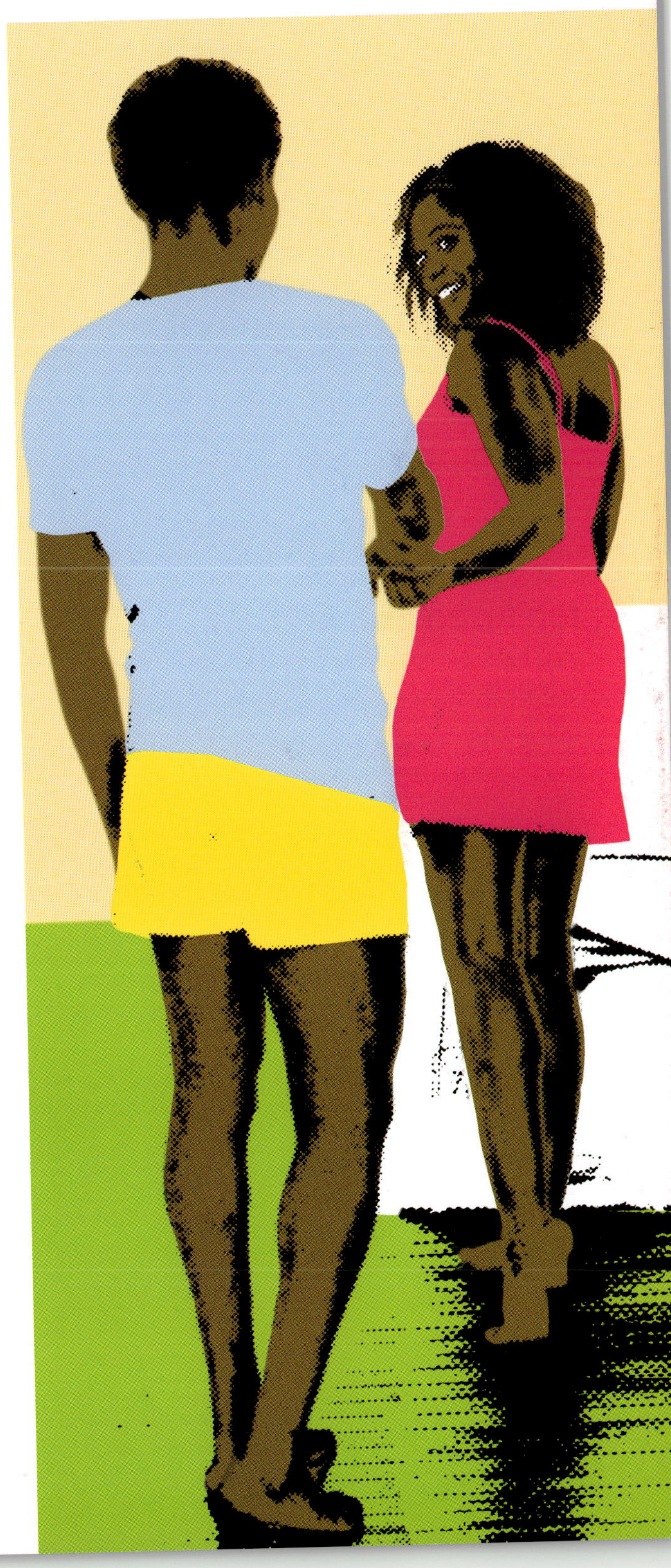

Für sein Vergnügen nimmt ein Mann einiges in Kauf. Ich habe manchmal meine Wohnung wochenlang nicht sauber gemacht und die zentimeterdicke Staubschicht geflissentlich ignoriert. Aber wenn eine Verabredung anstand, hätte man bei mir vom Fußboden essen können.

»Vor einem Date ziehe ich alle Schrauben an meinem Bett nach. Es ist schon zweimal mittendrin zusammengebrochen. Das reicht.«

Er denkt ...

Ich habe gemerkt, dass der Sex viel besser ist, wenn ich einige Tage vor einem Date enthaltsam bleibe. Viele Männer schwören darauf, sich kurz vorher noch einen runterzuholen, um ein zu frühes Finale zu verhindern. Ich habe allerdings gezielt an meiner Selbstkontrolle beim Sex gearbeitet. Seitdem ist es für mich gar nicht mehr nötig, auf diese Art meine Reaktionen zu regulieren.

Vor dem Anziehen mache ich's mir ein paar Mal selbst, fast bis zum Ende, und massiere meinen Damm. Wenn ich dann später am Abend zusammen mit einer Frau endlich komme, fühlt sich das nicht nur irre an – es kommt auch wirklich viel und es spritzt total weit. So richtig pornomäßig.

»Ich enthaare meine Poritze. Frauen scheinen sich gern damit zu beschäftigen, also sollte dort Ordnung sein.«

»Ich spreche mit befreundeten Mädels über ihre letzten Dates und versuche, aus den Fehlern anderer zu lernen. Da bin ich ehrgeizig!«

Manchmal kriege ich bei einem Date Lampenfieber und werfe eine halbe Viagra ein, wenn es gut läuft. Wenn es dann doch anders kommt (so etwas passiert), habe ich die halbe Nacht einen Ständer – und komme mir ein bisschen blöd vor.

»Du brauchst nur ein sexy Outfit inklusive Wäsche, einen flotten Konturschnitt unten herum, zwei bis drei Kondome und eine kleine Tube Gleitgel.«

Wenn es noch zu früh für Sex ist, trage ich bequeme Omaschlüpfer. Aber sobald es ernst wird, ziehe ich sexy Unterwäsche an. Nicht so sexy, dass es billig wirkt, aber sexy genug, damit ihm heiß wird, wenn ich mich ausziehe.

Vor einer Verabredung gehe ich grundsätzlich zum Joggen. So sehe ich frisch aus und meine Wangen und Lippen kriegen Farbe – ein bisschen wie nach einem Orgasmus. So fühle ich mich sexyer und selbstbewusster.

»Ich streichle mich vorher. Und zwar lange genug, um sofort über ihn herzufallen und mir meinen Höhepunkt vorzustellen, bis er auch kommt.«

Sie denkt …

»Ich bevorzuge Weißwein, damit sich meine Lippen und Zähne nicht rot verfärben. So fühle ich mich wohler!«

Vor einem Date mache ich das Katzenklo sauber und räume das ganze Spielzeug weg, weil ich weiß, dass manche Männer mit Katzen nichts anfangen können.

Fragt man Frauen, was sie vor einem Date machen, antworten viele: »Duschen und rasieren.« Körperpflege also. Die meisten Männer geben an, ebenfalls zu duschen und nach vereinzelten Haaren zu suchen oder sich wenigstens unten herum gründlich zu säubern. Eigentlich schade, dass viele Menschen im Lauf einer Beziehung das Interesse daran verlieren, einen guten Eindruck zu machen.

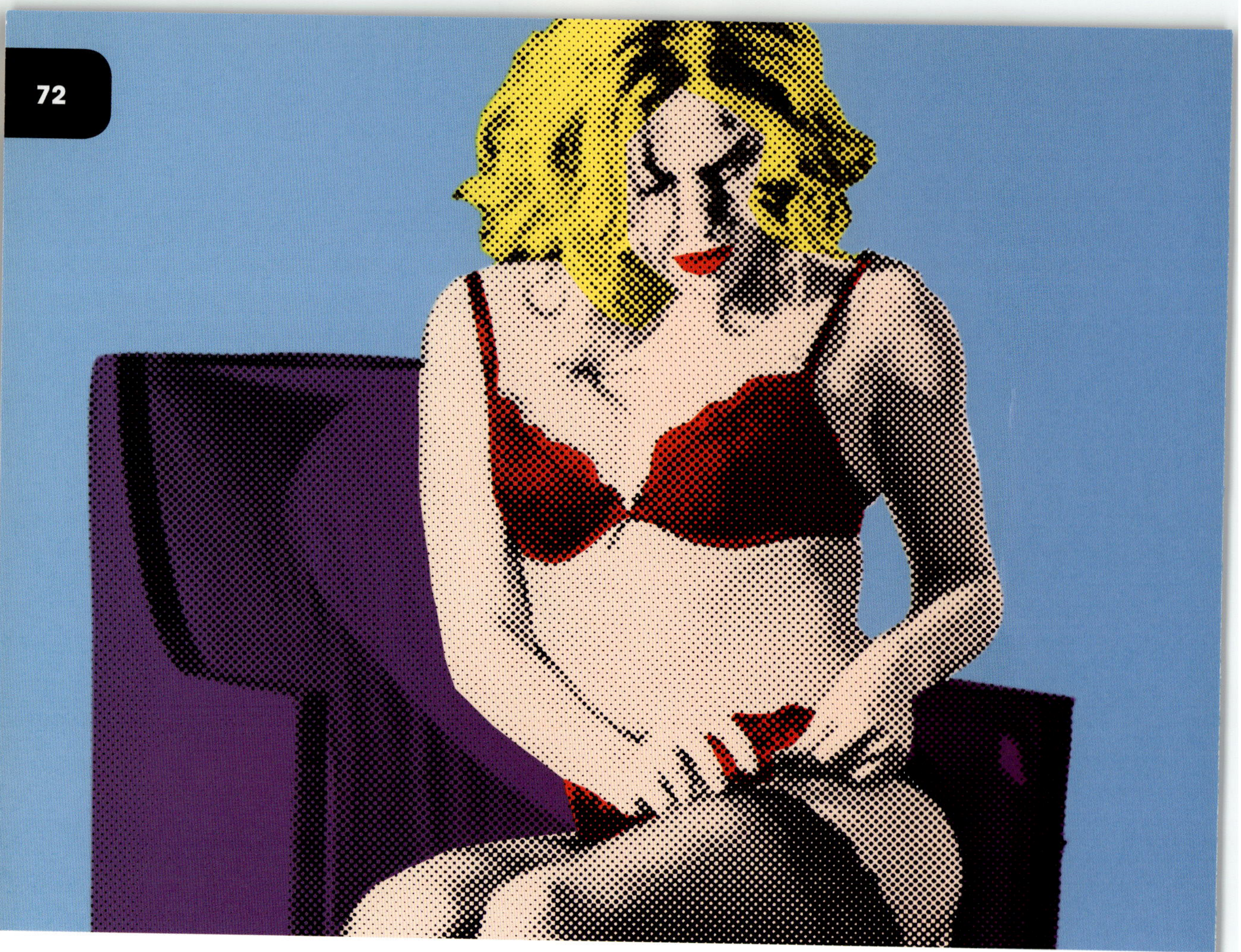

Einfach gut *aussehen*

Ihr Prä-Sex-Schönheitsplan Es gibt spontanen Sex, etwa wenn Sie nach dem Joggen zusammen unter die Dusche springen oder der Mitbewohner gerade schläft. Und es gibt geplanten Sex, der nicht langweilig ist und für den man gern mal eine Stunde früher aus der Arbeit geht, um sich vorzubereiten. Sie haben keine Zeit zu verlieren – Sie müssen so sexy wie möglich aussehen, sich gut anfühlen und riechen!

Duschen oder baden Sie. Das sollte eigentlich vor jedem Mal selbstverständlich sein, vor allem, wenn Oralsex zu erwarten ist. Nutzen Sie die Zeit, um sich zu entspannen und abzuschalten. Und wenn Sie sich mit der Massagedusche vorab in Stimmung bringen wollen – nur zu!

Ein kurzer Blick nach unten Wenn Sie in der Mittagspause beim Wachsen oder Frisieren in Ihrem Schönheitssalon waren, prüfen Sie, ob noch einzelne Haare oder Wachsreste zu finden sind. Sie können natürlich noch einiges mehr tun, z. B. die Haare stutzen, in Form schneiden oder nur ein Herz oder den Anfangsbuchstaben Ihres Partners stehen lassen – wäre doch nett, oder?

Und nun der Feinschliff Frauen sollten ihre Augenbrauen und eventuell die Oberlippe auf unerwünschte Härchen checken. Männer achten darauf, ob die Gesichtsbehaarung beim Küssen (oder bei sonstiger Gelegenheit) unangenehm piksen könnte. Die Fingernägel sollten sauber und gut gepflegt sein und keine scharfen Kanten oder Ecken haben. Das könnte beim Safer Sex verhängnisvolle Folgen haben!

Im Zweifelsfall soft Weiche, glatte Haut fasst sich angenehmer an. Seien Sie also nicht zu sparsam mit der Bodylotion.

»Ich liebe die Vorbereitung – Klamotten auswählen, schminken, überlegen, welche Unterwäsche ihn so richtig anmacht …«

Haare trocknen und stylen Nasse Haare können sexy aussehen, aber im Mund will sie keiner haben. Beim Sex sind trockene, gut gestylte Haare deutlich angenehmer. Außerdem wird der Partner dann nicht vom Wesentlichen abgelenkt, ob nun beim Vorspiel oder beim Orgasmus.

Anziehen, um sich auszuziehen Es gibt viele Arten von sexy Outfits – kurze Morgenmäntel à la Hefner, glitzernde BHs und Korsagen, elegante Anzüge, Spitzenbodys oder auch das gute alte Adamskostüm … Hauptsache, Sie beide fühlen sich wohl. Als Frau sollten Sie sich nur dann für High Heels entscheiden, wenn Sie damit ohne Probleme laufen können. Die Herren der Schöpfung sollten auf luftdurchlässige Stoffe setzen. Nicht, dass Sie schwitzen – oder überhitzen.

Der letzte Gang (zur Toilette) Frauen stört es häufig, wenn das dringende Bedürfnis sich ausgerechnet beim Sex meldet. Also gehen Sie besser vorher. Und wenn Sie einen Angriff durch die Hintertür ins Auge fassen, sollten Sie dafür sorgen, dass dort auch genügend Platz zur Verfügung steht.

Frischer Atem … ist ein absolutes Muss! Frauen sind beim Sex anfälliger für »kognitive Distraktoren«, zu Deutsch dafür, plötzlich an die Waschmaschine – oder den Mundgeruch ihres Partners – denken zu müssen. Putzen Sie also Ihre Zähne, Ihre Zunge und die Innenseiten Ihrer Wangen, wenn Sex zum Genuss werden soll.

Bringen Sie sich auf Touren … und zwar direkt vor dem Date mit ein paar Minuten Porno oder einem kurzen Vibratorspielchen.

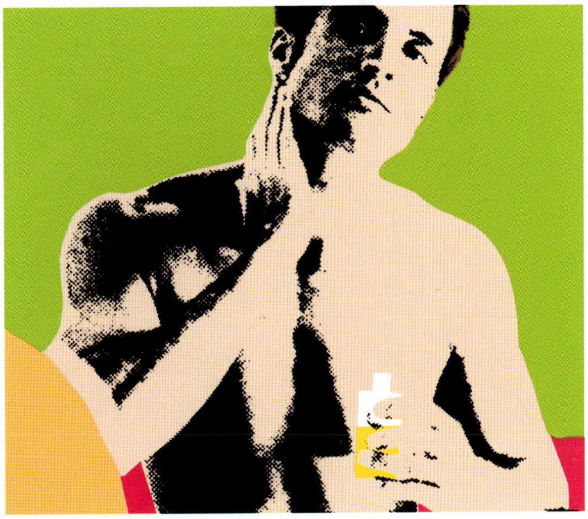

Die persönliche Note Rasierwasser oder Parfüm hilft, den Sexappeal zu steigern, aber übertreiben Sie nicht. Sprühen Sie ein wenig davon in die Luft und gehen Sie hindurch oder tupfen Sie etwas auf Hals und Handgelenke.

Viagra fürs Gehirn

Warum Sex-Fantasien und erotische Filme okay sind Zum Glück leben wir in einer Zeit, in der erotische Darstellungen unterschiedlichster Art frei und oft kostenlos verfügbar sind. Weil man sich nicht länger im Sexshop herumdrücken muss, um Pornos zu bekommen, sind sie mittlerweile weit verbreitet, und ein paar großartige Spielarten von Sex, die früher undenkbar waren, sind heute Mainstream im besten Sinne des Wortes.

Die Zeiten ändern sich Heutzutage genießen viele Menschen die Freuden der Pornografie. Sie ist so populär wie nie. Die wachsende Zahl weiblicher Fans zeigt, dass die alberne Vorstellung, bei Männern sei von Natur aus das Interesse am Sex größer, endlich ausstirbt. Das hat auch zu einem rapide wachsenden Angebot an Pornos, die ganz auf die Bedürfnisse von Frauen zugeschnitten sind, geführt.

Manche Leute haben seitdem mehr Spaß im Bett. Es gibt eine Wechselwirkung zwischen dem, was sie in Pornos sehen, und dem, was sie, davon inspiriert, selbst treiben. Einige halten das für bloßes Nachäffen, aber tatsächlich ändert sich das, was im Bett so abgeht, schneller als jemals zuvor.

Allerdings sollten die Darstellungen in erotischen Filmen nicht die Messlatte sein, an der wir unsere sexuelle Sportlichkeit, Kondition oder die Größe gewisser Körperteile (siehe Seite 40f.) messen. Daran sollte man immer wieder denken.

Noch vor zehn, 15 Jahren war es deutlich schwieriger (und auch teurer), freizügige Filme aufzutreiben. Und damals ging es in den meisten Schlafzimmern deutlich gehemmter und eintöniger zu.

So galt Mitte der 1990er-Jahre Analsex noch als bessere Zirkusnummer, die einen Hauch von Exotik hatte. Ich (Grant) kannte Leute – oder kannte Leute, die Leute kannten –, die ihn

> Bedenken Sie, dass **Pornos nicht jedermanns Sache** sind. ***Respektieren*** Sie den ***Standpunkt Ihres Partners.***

erlebt hatten. Aber mir hätte es vermutlich eine saftige Ohrfeige eingetragen, wenn ich einer Eroberung diese Spielart vorgeschlagen hätte. Heute frage ich ganz offen und werde sogar oft von den Damen darum gebeten. Millionen von Männern und Frauen, die es durch die Hintertür mögen – oder auf andere früher als grenzwertig geltende Sexualpraktiken stehen –, dürfen dem Porno danken, weil er ihre persönliche Vorliebe

Der Einfluss von Pornos Das Buch *The Porn Report* über Pornografie in Australien beruht auf drei Jahren Forschungsarbeit. Es kommt zu dem Schluss, dass der Konsum von Pornografie das Liebesleben und die Beziehungen der Australier insgesamt verbessert hat. Die Forschungen zeigten auch, dass die Gefahr von Pornosucht nur eine kleine Minderheit der Benutzer betrifft. Die überwiegende Mehrheit setzt Pornos verantwortungsvoll ein, sodass sich der Konsum nicht weiter auf Beziehungen, Freundschaften, Familie, Karriere und andere Lebensbereiche auswirkt.

salonfähig gemacht und unsere Vorstellung von Sex erheblich erweitert hat.

Wenn Sie Ihren Laptop mit ins Bett nehmen und mit Ihrem Partner im Internet stöbern, kann das Ihr Sexleben enorm bereichern. Spielarten, die Ihnen bisher schlicht nicht eingefallen sind, könnten Sie inspirieren, ja, vielleicht sogar so sehr begeistern, dass Sie sie ausprobieren wollen. Bedenken Sie aber, dass Pornos nicht jedermanns Sache sind. Respektieren Sie unbedingt den Standpunkt Ihres Partners.

Fetische und Fantasien teilen Fetische und Fantasien sind etwas ganz Normales. Viele Leute haben z. B. Fantasien über Fesselspiele, Rollenspiele, intime Videos, Sex in der Öffentlichkeit oder Dirty Talk. Und es ist genauso normal, diese Fantasien und Fetische mit jemandem zu teilen, wenn Sie das wollen.

Schaffen Sie ein vertrauensvolles Umfeld, indem Sie als Erstes Ihren Partner fragen, was ihn besonders anmacht. Entlocken Sie ihm, welche Fantasie er schon immer in die Tat umsetzen wollte. Selbst wenn sie Ihnen gar nicht gefällt, geben Sie kein Urteil ab, sondern denken Sie daran, wie gut es ihm tun muss, diese intime Information mit Ihnen zu teilen. Wenn Sie dann mit Ihren bevorzugten Szenarios an der Reihe sind, ist Ihr Partner vermutlich gern bereit, diese genauso zu akzeptieren. Mit etwas Glück gibt es einige Überschneidungen oder vielleicht wirkt die Erregung des anderen durch seine Fantasie auch so mitreißend, dass Sie ihm gerne bei der Umsetzung helfen. Der Austausch von Fantasien, speziell von solchen, die schwierig oder gar nicht umzusetzen oder illegal sind, ist auf jeden Fall an sich schon ein Gewinn.

Der ***Austausch von Fantasien***, vor allem von solchen, die nicht umzusetzen sind, ist an sich schon **ein Gewinn.**

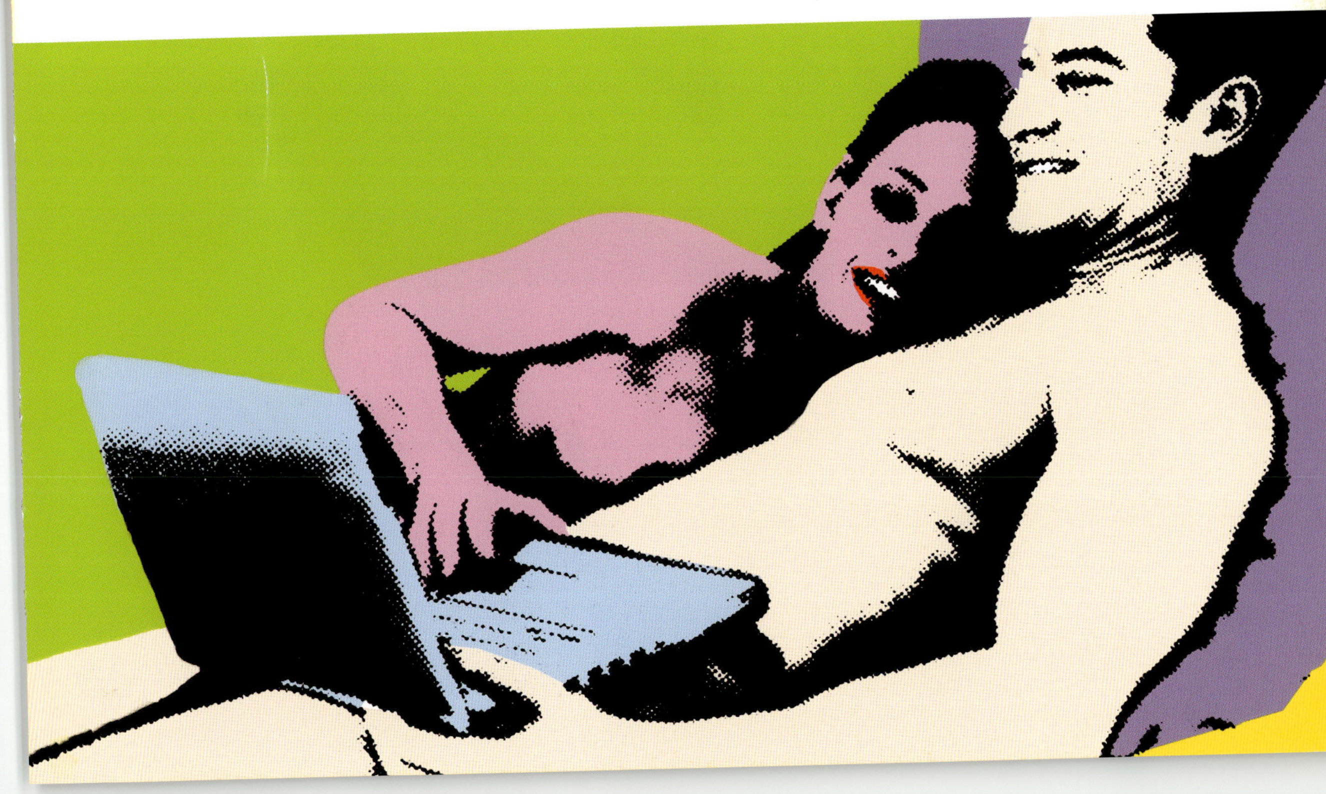

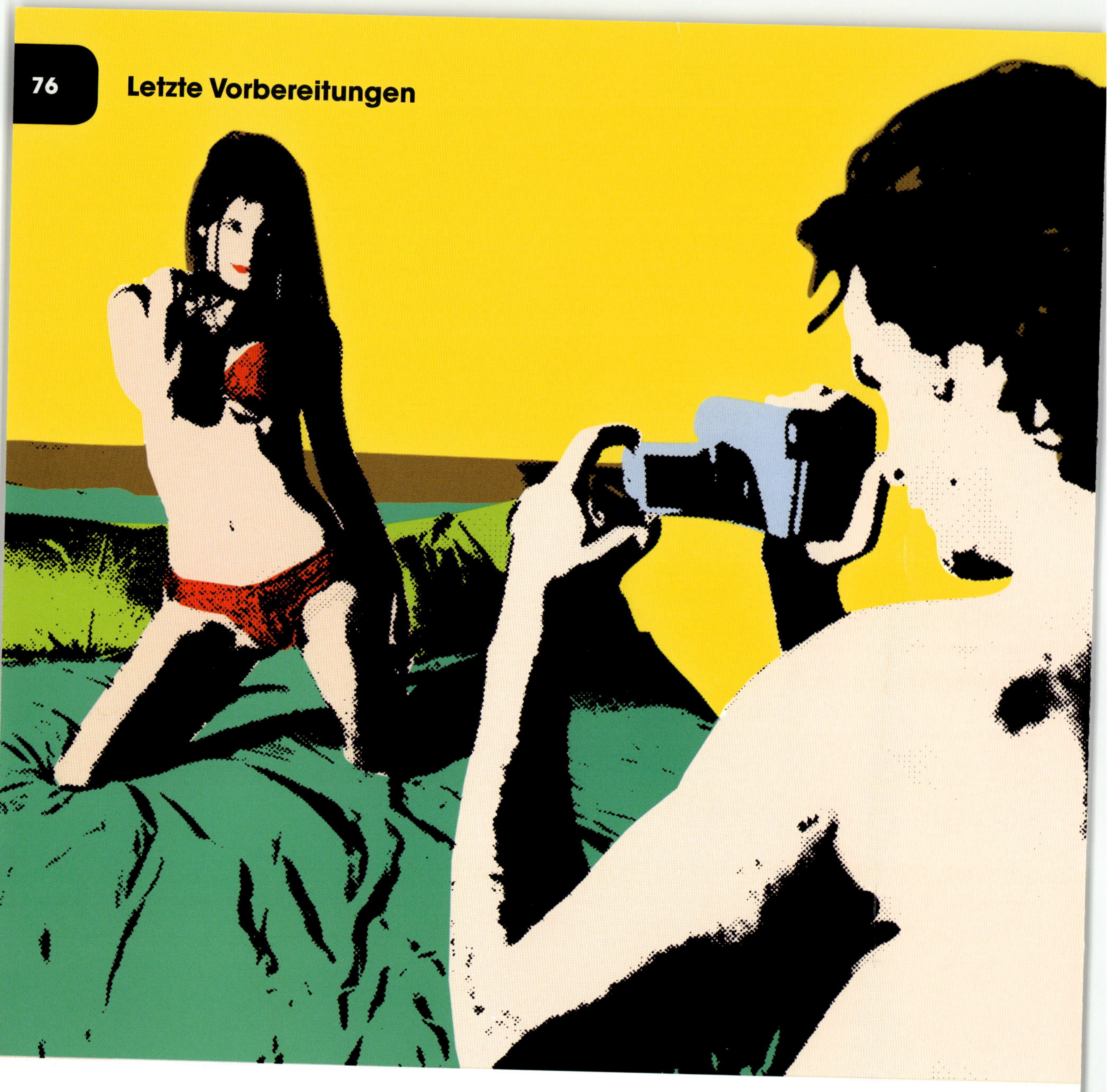

Klappe und… *Action!*

Sexy Fotos und Videos fördern die Lust. Vor noch nicht allzu langer Zeit war es den meisten, außer vielleicht extremen Enthusiasten, zu peinlich, nicht jugendfreie Fotos oder Filme entwickeln zu lassen. Dadurch, dass Digitalkameras und Smartphones inzwischen so weit verbreitet sind, ist es heute aber ganz einfach, Schweinkram selbst zu produzieren. Anscheinend wird hier fast jeder selbst mal aktiv.

Unsere Welt verändert sich sehr rasant. In meiner (Grants) Jugend waren Mädels, die Nackt- oder Aktfotos von sich cool fanden, eher rar. Schließlich bekamen bei nicht jugendfreien Bildern die Angestellten des örtlichen Fotolabors zwangsläufig spannende Einblicke in das Sexleben der Abgelichteten. Heute ist das anders. Wenn Sie Ihr Boudoir in ein Mini-Pornoset verwandeln wollen, beachten Sie Folgendes.

Schmeichelhafte Beleuchtung Seien Sie gewarnt, denn auf diese ganz bestimmte Art und Weise haben Sie sich sicher noch niemals zuvor gesehen. Als ich (Grant) das erste Mal mein Gesicht beim Sex vor Augen hatte, habe ich mich gefragt, warum mich überhaupt eine Frau in ihr Bett lässt.

»Ich habe mein Lieblings-Nacktfoto von ihr immer bei mir und schaue es mir im Lauf des Tages ganz oft an!«

Vorteilhafte Ergebnisse erzielen Sie am ehesten mit spärlicher Beleuchtung und ohne Blitz. Allerdings gelingen mit Blitz sexy Aufnahmen, wenn Sie einen Folienfilter verwenden – ein durchscheinendes, farbiges Stück Kunststoff. Rot ist perfekt für einen schäbigen, altmodischen Touch Marke »Bordell in New Orleans«. Mit einem blauen Filter sieht es aus, als würden Sie es in einem Iglu treiben.

Retro-Schnappschüsse 2008 entschloss sich die Firma Polaroid, zunächst kein Sofortbildmaterial mehr herzustellen. Das war die Geburtsstunde des »Impossible Project«, das die Instantfotografie erhalten wollte, und auch Fujifilm steigerte die Produktion in diesem Bereich. Wir können daher sexy Fotos genauso machen wie unsere Eltern. Falls es für Sie nicht ganz so authentisch sein muss, können Sie den »klassischen« Look auch mit diversen Smartphone-Apps erzeugen.

Filme machen Verzichten Sie auf ein Stativ. Es gibt nichts Gruseligeres und Langweiligeres, als 20 Minuten auf einen Hintern zu starren, der auf und ab wippt. Nutzen Sie aus, dass Kameras heute winzig sind, und wechseln Sie sich beim Filmen ab, während Sie aktiv sind. Achtung: Nachtsichtoptik à la Paris Hilton sollten Sie nur einsetzen, wenn Sie wie ein Zombie aussehen wollen.

Leider haben Sexfilme und -fotos die Angewohnheit, in den unpassendsten Momenten wieder aufzutauchen. Überlegen Sie sich deshalb vorher genau, ob Sie dieses Risiko eingehen wollen. Oder Sie sorgen dafür, dass man Sie garantiert nicht erkennt.

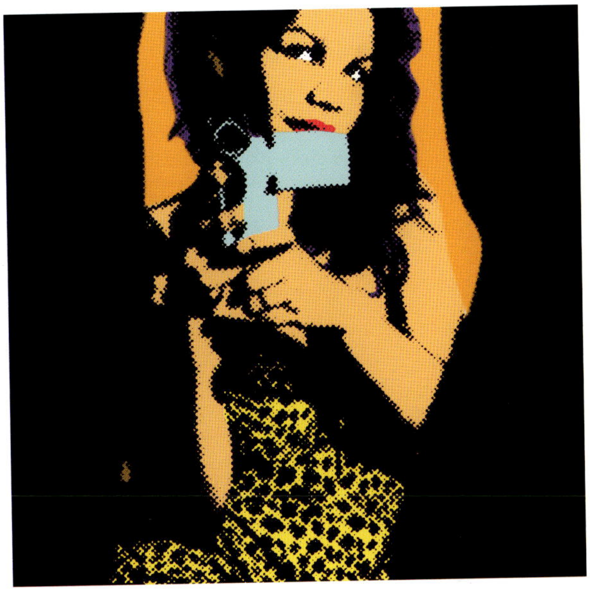

Spielen Sie den Pornostar Vor der Kamera gibt es für Schüchternheit keinen Raum. Legen Sie los. Denken Sie an alle Porno-Fantasien, die sie je hatten, und verhelfen Sie Ihren Exhibitionisten-Genen zum Durchbruch.

Der richtige Soundtrack *für Ihre Lust ...*

Ohne heißen Sound geht gar nichts. Musik kann sehr starke Emotionen hervorrufen – das ist ideal für Lust und Liebe. Gut ausgewählte Musik kann eine schwüle, erotisch aufgeladene Atmosphäre erzeugen, die zur Verführung verführt – schlecht ausgewählte Musik wirkt billig oder im schlimmsten Fall als Stimmungskiller. Geben Sie sich also etwas Mühe, wenn Sie Ihre Vorbereitungen treffen.

Musik zum Sex Es gibt wohl drei Arten von Menschen. Einige bereiten den Soundtrack zum Sex äußerst akribisch vor. Solche Audiophilen stellen meisterhafte Arrangements für jede Gelegenheit zusammen, die z. B. die Crescendos, Plateaus und Diminuendos im Liebesakt nachvollziehen. Die zweite Gruppe ist weit weniger anspruchsvoll. Sie will in erster Linie verhindern, dass Nachbarn, Mitbewohner oder Kinder von den Schreien der Lust aufgeschreckt werden – oder die peinlicheren Geräusche überdecken, die beim Sex durchaus mal vorkommen können. Und dann gibt es noch Leute, die es mit oder ohne musikalische Untermalung fröhlich treiben. In einer festen Beziehung enden wir fast alle irgendwann in der dritten Gruppe. Leidet darunter das Liebesleben?

Einige Leser erinnern sich sicher noch an die Zeit, als es Musik nur auf CDs gab. Wer sich nicht seinen eigenen Mix zusammenstellen und brennen wollte, musste sexfreundliche Alben zur Hand haben. Man mag gar nicht an die vielen Stunden denken, die im Lauf der Jahre zu den Klängen der Kuschelrock-CDs verpimpert wurden. Diese Alben waren in den späten 1980er- und 1990er-Jahren so populär, dass manche Leute bei bestimmten Songs bis heute unweigerlich an bestimmte Teile des Liebesspiels denken müssen.

Wenn Sie allerdings bei einem neuen Partner zu Gast sind, wird der den DJ spielen und Sie können sich entspannen und (hoffentlich) genießen. Das gehört zum Heimvorteil (siehe auch *Zu mir?* und *Oder zu dir?*, Seite 20 bis 23).

Mit den MP3s sind komplette sexkompatible Alben überflüssig geworden. Wie aber können wir die moderne Technik am besten zu unserem Vorteil nutzen? Wir wollen hier keine bestimmten Lieder und Interpreten vorschlagen, sondern ein paar allgemeine Tipps geben. Dabei fangen wir mit dem an, was man besser lassen sollte.

Musikalisches Timing Im Eifer des Gefechts verliert sich schon mal das Zeitgefühl und manchmal hat der vermeintliche Sexmarathon bloß ein paar Minuten gedauert. Das Musikprogramm hilft abzuschätzen, wie viel Zeit tatsächlich vergeht. Küssen Sie sich über zwei Titel, dann lassen Sie Ihre Hände genauso lange über den Körper des Partners wandern. Besuchen Sie für drei Titel das Untergeschoss usw. Das klingt zwar einstudiert, aber wenn Sie sich an der Musik orientieren, reichen die Flammen der Leidenschaft für mehr als nur ein Strohfeuer. Und das trägt zu besseren Orgasmen beim Partner bei.

Bitte nicht! Einige Songs und Künstler werden grundsätzlich mit erotischem Treiben assoziiert, z. B. Marvin Gaye, Barry White oder Lionel Richie. Aber selbst wenn Sie total auf R&B alter Schule stehen, hat es etwas Abschreckendes, Sex zu derselben Musik zu haben, zu der es schon die eigenen Eltern taten. Falls Ihnen das noch nicht reicht, um solche Titel aus dem Repertoire zu streichen, denken Sie daran: Jeder Versuch, übermäßig sexy zu sein, endet bestenfalls peinlich.

Halten Sie das Tempo. Wenn Sie von einer Ballade zum schmissigen Disco-Knaller wechseln, führt das höchstens zu (hoffentlich) unfreiwilliger Komik. 100 ± 15 beats per minute (bpm) sind ein ganz gutes Tempo und erlauben sowohl ein forschendes (nicht forsches) Vorspiel als auch sich steigernde Leidenschaft.

Bleiben Sie im Fluss. Arrangieren Sie Ihre musikalische Untermalung so, dass die Stücke ineinander übergehen. Absolute Stille wirkt störend und bringt Sie im wahrsten Sinne des Wortes aus dem Takt. Schließlich wollen Sie ja eigentlich nicht an die Songs denken, oder?

Man mag gar nicht daran denken, wie endlos viele ***Stunden*** schon bei den Klängen von ***Kuschelrock-CDs verpimpert*** wurden.

Ich (Grant) habe einmal eine echte Vinyl-Fetischistin getroffen. Der warme, knisternde Schallplattensound beim Sex war ein nostalgisches Vergnügen. Ich fand es aber alles andere als ideal, dass sie ständig aufstand, um die Platten umzudrehen. Nutzen Sie die moderne Technik und stellen Sie Musik für zwei Stunden zusammen. Man kann ja nie wissen …

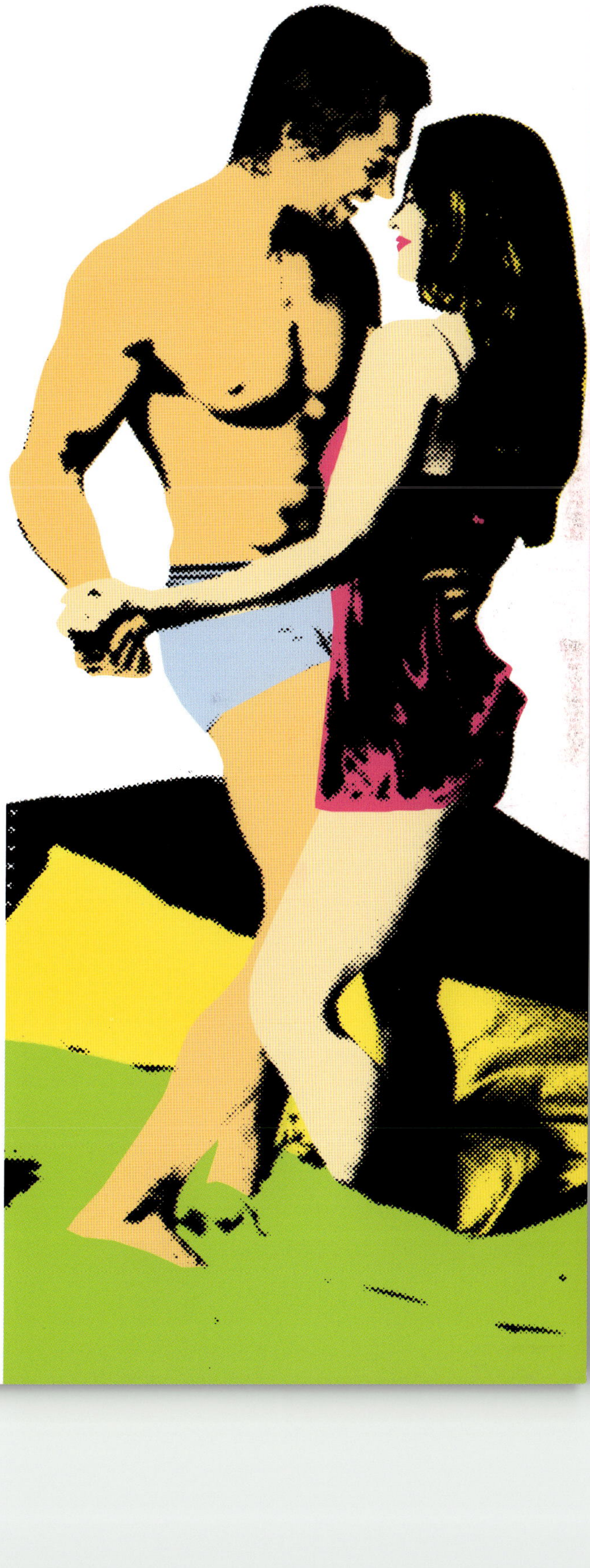

Süßer Schweinkram im Bett

Tipps für ein sexy Picknick Essen und Sex gehen oft Hand in Hand. Da jedes für sich eine reine Freude ist, liegt die Vermutung nahe, dass beides zusammen doppelt so viel Spaß macht. Das muss aber nicht so sein. Die Kombination kann ergötzlich und schön dekadent sein, aber sie wartet mit Herausforderungen auf, die auch den größten Fan von beidem ratlos zurücklassen kann.

Beherzigen Sie unseren Rat, wenn es ums Essen im Bett geht. Dann klappt es auch mit dem geschmack- und lustvollen Liebesspiel.

Honig Er kann Ihr Liebesspiel versüßen, ist allerdings recht klebrig. Sie sollten also wirklich nur kleine Tupfer auf den Körper Ihres Partners aufbringen, die Sie dann gründlich ablecken. Honig ist gut für den Teint und gegen Hautreizungen, hat also einige gute Wirkungen. Allerdings hat er nichts in der Vagina verloren, weil er Hefepilzinfektionen begünstigt. Honig auf dem Penis sollte wirklich sehr gründlich entfernt werden (so oder so), bevor es an den Vaginalverkehr geht, damit sie sich nichts einfängt.

Schokoladensoße Das beliebte Nahrungsmittel aus Kindertagen kommt beim Sex zu neuen Ehren. Schokoladensoße fühlt sich auf Brust oder Penis besser an, sollte aber wie Honig vor dem Vaginalverkehr gründlichst abgeleckt werden.

Sie haben Angst, dass das Ganze in einer Riesenschweinerei endet? Dann verlegen Sie den Sex doch einfach in die Küche, denn hier ist das Saubermachen danach leichter.

Stellen Sie vor Ort vielleicht einmal einen heißen Eisbecher zusammen. Dafür reicht schon ein kleiner Klecks Eiscreme mit Schokosoße und Streuseln auf seinem Penis. Ein Tipp: Ist er nicht ungewöhnlich gut bestückt, sind Eissorten ohne oder nur mit kleinen Stückchen wie Stracciatella wesentlich besser geeignet als solche, in denen sich große Brocken befinden (z. B. Malaga mit Rosinen). Große Stücke bleiben einfach nicht so gut haften wie kleinere und landen schnell auf dem Fußboden.

Erdnussbutter Sie bildet eine gute Grundlage für Nippel-Pastys mit Schokolade. Klären Sie aber vorher, ob Ihr Partner eventuell eine (Erd-) Nussallergie hat, damit Sie am Ende nicht in der Notaufnahme landen.

Honeydust – selbstgemacht Mischen Sie herzhafte Kräuter wie Basilikum mit Puderzucker, das geht ganz einfach: Verrühren Sie etwa einen Teelöffel Ihrer Lieblingskräuter oder anderer geschmackvoller trockener Zutaten mit zwei Esslöffeln Puderzucker. Da die Mischung sich nicht lange hält, verbrauchen Sie sie noch am gleichen Abend. Ein leichter Spaß.

Achtung: ungeeignet für Kondome!

Kondome sind nicht dafür gedacht, den Kontakt mit Schokoladensoße, Honig, Champagner, Zuckerguss und Ähnlichem zu überstehen. Wenn Sie ein Kondom verwenden, setzen Sie nur beim Vorspiel aufs Essen und waschen Sie den Penis vor dem Verkehr gründlich. Oder Sie halten gleich alle Nahrungsmittel vom Genitalbereich fern.

Es ist faszinierend, wie gut man sich gegenseitig übers Essen ins Bett kriegt. Einige Küchenchefs fördern die Verführung, indem Sie Desserts servieren, die Paare mit den Fingern essen müssen. Wenn man Erdbeeren in heiße Schokolade tunkt, macht man sich auf gute Art die Finger schmutzig – was übrigens sehr sexy sein kann. Genauso wie sich gegenseitig die Finger abzulecken oder sich Sahne vom Kinn zu tupfen.

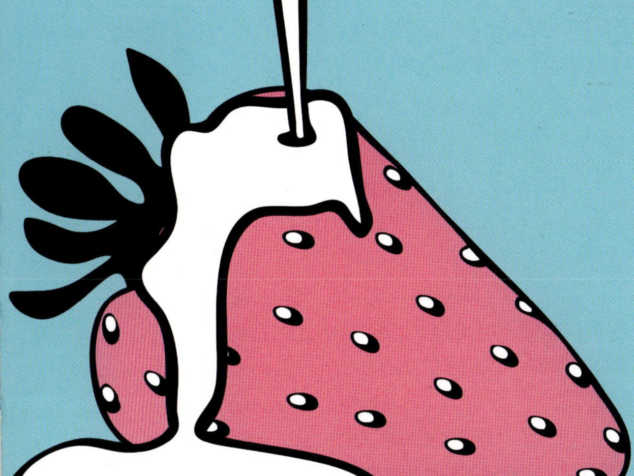

»Ein guter Rat: Bei jedem Picknick wird gekleckert, auch im Bett. Legen Sie also Feuchttücher bereit!«

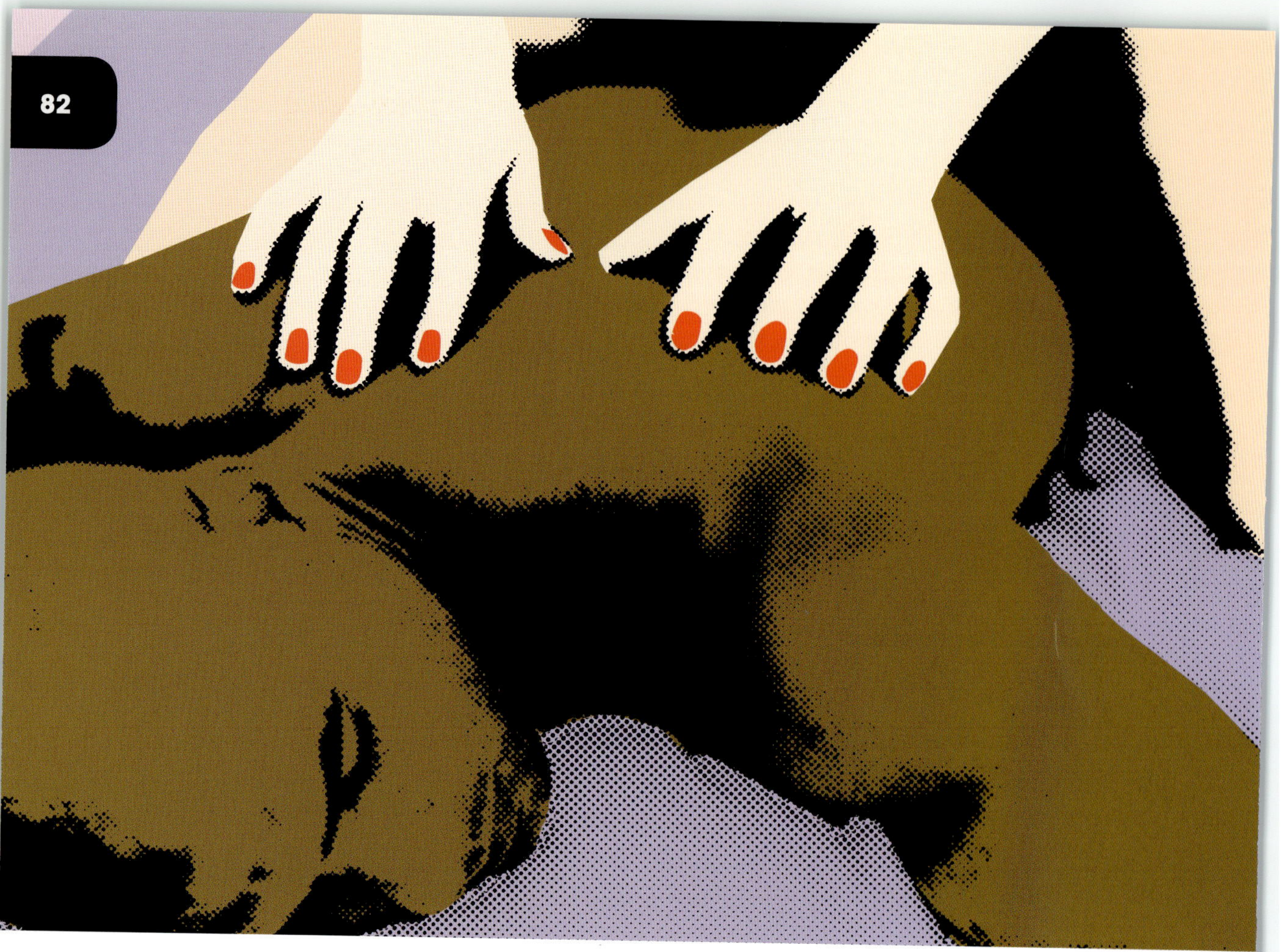

Streicheleinheiten

Ein echtes Erlebnis Massagen sind nicht jedermanns Sache. Doch wer sie mag, findet Sex, bei dem sie eine Rolle spielen, oft erregender. Sich gegenseitig mit allen Sinnen zu spüren und so auch die Leidenschaft zu steigern, ist eine Kunst – und ein Genuss. Es ist schon ein besonderes Vergnügen, den Partner nackt ausgebreitet vor sich zu haben, während er Ihre verführerischen, spielerischen Berührungen erwartet.

Geben Massagen sind einfach so möglich, aber mit Lotion, Massageöl oder Gleitmittel auf Wasserbasis läuft es glatter. Man kann diese Produkte zusammen mit einem Vibrator kaufen. Aber Achtung! Öl kann Kondome rissig machen. Massagehandschuhe oder -bälle verstärken die Wirkung durch ihre Rippen oder Noppen.

Widmen Sie bei der Rückenmassage der Kehrseite Ihres Partners etwas Zeit. Fester Druck an dieser Stelle kann seine Genitalien stimulieren, vor allem, wenn Sie seinen Beckenbereich auf die Matratze pressen. Um zu testen, wie hart er beziehungsweise wie feucht sie ist, schieben Sie ihm oder ihr einen Finger zwischen die Oberschenkel. Nicht, dass Sie auf schnellen Sex aus sind – Sie wollen doch noch etwas weiterspielen, oder? Im Schnitt hätten sowohl Männer als auch Frauen am liebsten ungefähr 20 Minuten Vorspiel vor dem eigentlichen Verkehr.

Ergänzen Sie die klassische Rückenmassage durch eine Brustmassage, das kann für beide sehr lustvoll sein. 82 Prozent aller Frauen sagen, dass Brust- oder Nippelspiele sie erregen oder ihre Erregung steigern, aber die Brüste bekommen selten genug Aufmerksamkeit. Fangen Sie mit den empfindlichsten Bereichen an, der Ober- und Unterseite, und arbeiten Sie sich langsam bis zu den Nippeln vor. Lotion oder Gleitmittel kann die Wirkung verstärken. Wenn Sie zusammen duschen, seifen Sie die Brust des anderen schön glitschig ein, das fühlt sich toll an.

> »Nach dem Sex säuberte sie mich mit einem heißen, nassen Handtuch und massierte mich dann noch. Es war toll!«

Empfangen Wenn Sie massiert werden, entspannen Sie sich und vergessen Sie Ihre Sorgen. Den meisten dürfte das nicht schwerfallen. Wenn Sie normalerweise nicht auf engen Körperkontakt stehen, hilft Ihnen vielleicht der Gedanke, dass Ihr Partner Ihren Körper unbedingt bis ins Kleinste kennenlernen möchte.

Äußern Sie Ihre Wünsche – schließlich ist die Massage ja für Sie gedacht. Wenn Ihr Partner zu fest oder zu leicht zugreift, sagen Sie ihm, wie Sie es gerne hätten. Hören Sie Musik, die Sie in die richtige Stimmung bringt, oder gehen Sie die Massage nach dem Bad, der Dusche oder dem Joggen an – Hauptsache, Sie entspannen sich und können die Berührung und die Nähe genießen.

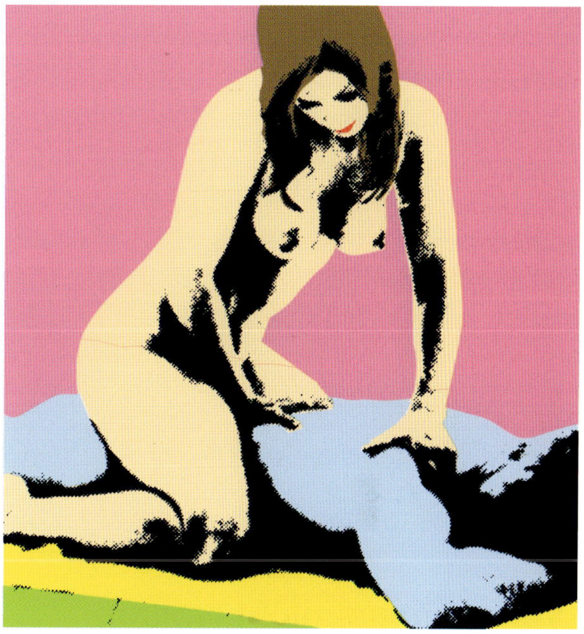

Trauen Sie sich was. Kitzeln Sie Ihren Partner mit Ihren Fingern oder Ihrer Zunge und knabbern Sie an seinem Hals, den Armen, Pobacken und Oberschenkeln. Oder streicheln Sie mit Ihren Brüsten seinen Rücken und seine Beine.

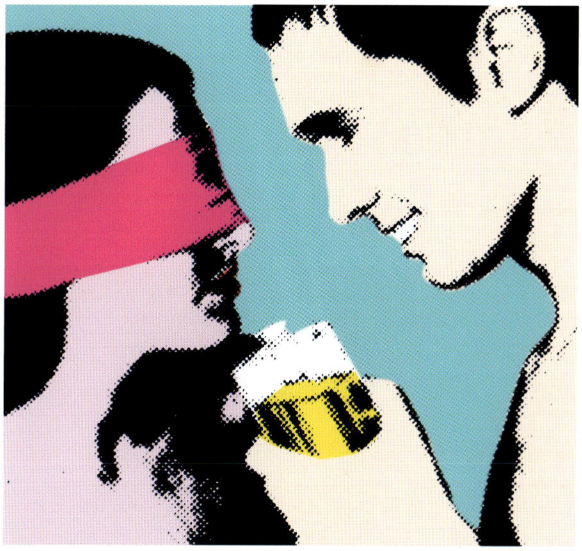

Massageöle Viele Massageöle haben einen schweren, sexy Geruch und fühlen sich toll an. Aber: Sie machen Flecken. Legen Sie daher für alle Fälle einen feuchten Waschlappen bereit.

Männer tragen es meist mit Fassung, wenn Frauen keine Lust haben. Ob wir nun Kopfweh oder Stress oder einfach keine Meinung dazu haben – normalerweise üben sie keinen Druck auf uns aus, und wenn doch, wissen wir, dass sie im Unrecht sind.

»Manchmal will ich im Bett bloß kuscheln, manchmal brauche ich nur ein gutes Buch und eine Tasse Tee.«

Sie denkt …

Wenn Männer nicht wollen, reagieren Frauen oft verständnislos. Warum eigentlich? Es ist Quatsch, dass Männer immer Sex wollen. Auch sie sind mal müde, gestresst, überarbeitet oder besorgt und das schlägt auf die Stimmung. Leider verstehen das viele Frauen nicht. Einige werfen ihren Partnern sogar vor, sie nicht mehr zu lieben, sie zu betrügen oder in Wahrheit schwul zu sein.

Wenn Ihr Partner oder Ihre Partnerin eine Auszeit braucht, akzeptieren Sie das. Genießen Sie es, einfach auf der Couch abzuhängen, zu kuscheln und zu reden. Schließlich gibt es auch noch andere Gründe als Sex für Ihre Beziehung und morgen oder übermorgen ist auch noch ein Tag.

»Wir haben den ganzen Abend gelacht, das war genauso gut! Naja – fast genauso gut!«

»Ich dachte, wenn er reinkommt und mich so sieht, macht ihn das an. Er kam zwar nicht, aber allein die Vorstellung war so was von scharf …«

Wenn Ihr Mann nicht in Stimmung ist und Sie nicht verzichten wollen, helfen Sie sich selbst. Lernen Sie sich ganz neu kennen und vergrößern Sie die Vorfreude auf den Tag, an dem bei ihm wieder alle Zeichen auf Sex stehen.

»Ich habe schon echt billige Ausreden benutzt. ›Ich bin allergisch gegen Katzen‹ oder ›Ich muss mein Eltern vom Flughafen abholen‹. Dabei hatte ich einfach keine Lust!«

Frauen haben's gut. Sie können sich männliche Sexualpartner nach Belieben aussuchen und keinen wundert es, wenn sie von einer Minute zur anderen das Interesse am Sex komplett verlieren. Männer dürfen das nicht.

Wann immer eine Frau keinen Sex mit mir wollte, bedurfte das keiner Erklärung. Ich habe nicht auf ihre heimliche Homosexualität angespielt oder Gerüchte darüber in die Welt gesetzt, wie komisch sie sei. Ich bin einfach gegangen.

»Ich nahm die Absage hin und überlegte, ob ich in Zukunft Schuhe mit Absatz tragen oder mehr Liegestütze machen sollte.«

Er denkt ...

»Wenn ich glaube, dass ich an einem Tag wohl keine Lobeshymnen zu erwarten habe, bewahre ich mir meinen guten Ruf lieber bis zur nächsten Gelegenheit.«

Ab und an habe ich von Frauen schon recht eindeutige Einladungen in ihre Wohnung bekommen. Wenn ich dann doch noch kalte Füße bekam und ihr freundliches Angebot leider ablehnen musste, fühlte ich mich stets genötigt, mich zu rechtfertigen. Dabei fühlte ich einfach nichts. Und obwohl ich alles hätte mitmachen können, hätte ich damit weder ihnen noch mir einen Gefallen getan.

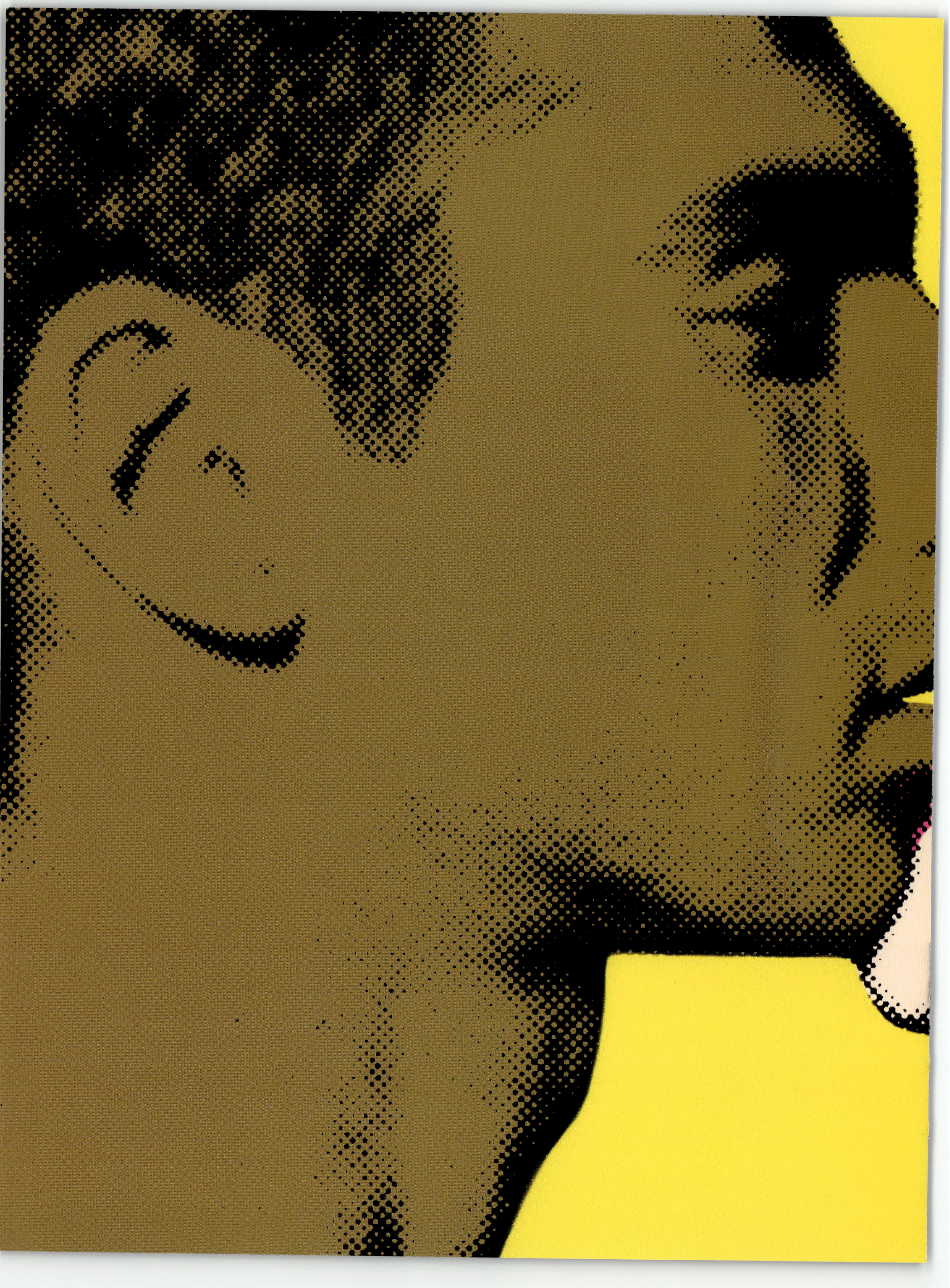

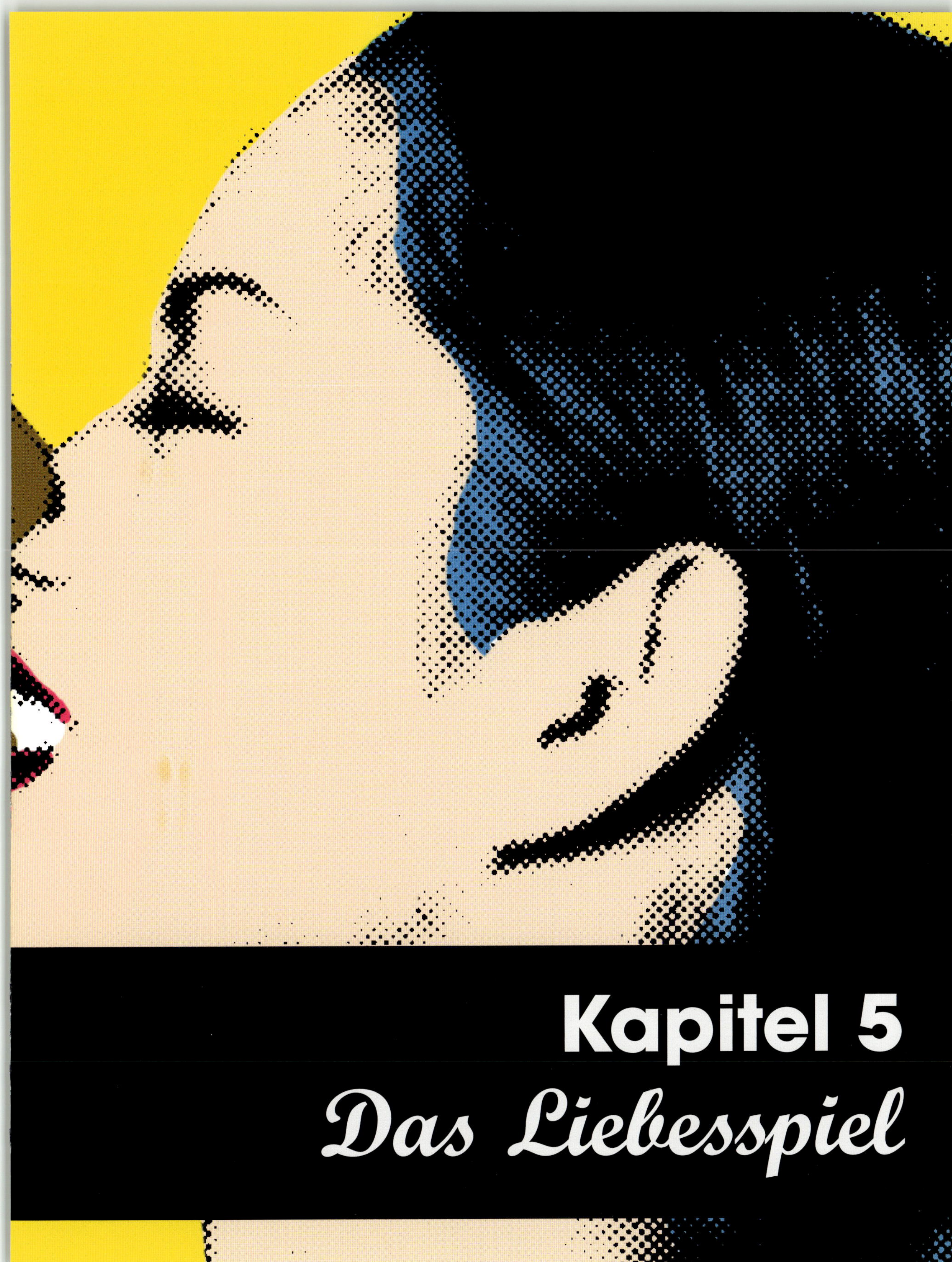

Kapitel 5

Das Liebesspiel

Gekonnt *küssen*

Ein guter Kuss braucht Zeit Wenn Sie Ihren Partner oder Ihre Partnerin in bisher noch nie erlebte Erregung versetzen wollen, dann müssen Sie … ganz … langsam … machen. Verstehen Sie uns nicht falsch, schneller, dreckiger Sex ist auch super. Aber wenn Sie sich als echten Sexkünstler präsentieren wollen, sind intime Sessions, bei denen die Leidenschaft langsam hochkocht, das Mittel der Wahl.

Die Kunst des Küssens Knutschen jeder Art gehört auf jeden Fall zu einem guten Vorspiel. Küsse sind die wirksamste Waffe in Ihrem Arsenal, setzen Sie sie daher ein, bevor, während und nachdem Sie alles andere machen.

Wieso? Nun, ein überproportional großer Teil des Gehirns ist allein dafür zuständig, das zu interpretieren, was wir mit unserem Mund wahrnehmen. Eine Studie der Universität Albany in New York ergab, dass es drei Gründe gibt, warum Küssen so wichtig für guten Sex ist. Erstens: Wir »erkennen« einen potenziellen Partner am Geschmack seines Mundes und seiner Lippen. Zweitens: Küssen fördert die Bindung, zum einen weil wir dabei Vertrauen zeigen, obwohl wir das Risiko eingehen, uns mit einer Krankheit anzustecken. Zum anderen beeinflusst es unsere Hormone: Es wird mehr Oxytocin ausgeschüttet, wodurch die Bereitschaft steigt, sich auf andere einzulassen, während der Spiegel des Stresshormons Cortisol abfällt. Drittens: Das Küssen steigert unsere Erregung und deshalb erhöhen sich die Chancen, dass es zum Sex kommt. Die Studie belegt, dass alle drei Gründe zutreffen. Sie zeigt aber auch, dass über die Hälfte der befragten Männer durchaus gerne aufs Küssen vor dem Sex verzichten würde; das fänden nicht einmal 15 Prozent der Frauen akzeptabel. So lautet das Fazit der Kussforscher: Küssen ist wichtig, und wenn ein weiblicher Partner beteiligt ist, sogar unglaublich wichtig.

Langsam, aber sicher zum Ziel Nichts törnt so schnell ab wie ein ungebremster Frontalangriff mit den Zähnen. Andererseits sollten Sie auch nicht krampfhaft die Lippen spitzen wie für einen Wangenkuss bei Oma. Wenn Sie sanft das Wort »Huhn« sagen, ergibt sich etwa die richtige Lippenform und -spannung – aber sprechen Sie's nicht wirklich aus, das wäre schräg.

DEN TODESKUSS VERMEIDEN Sie wissen es längst, aber es gibt so viele Berichte von grauenhaften Küssen, dass wir es lieber noch einmal wiederholen: **Putzen Sie nach jedem Essen die Zähne. Verwenden Sie Zahnseide. Gehen Sie regelmäßig zum Zahnarzt. Besorgen Sie sich einen Zungenreiniger.** Es ist erwiesen, dass die Bakterienbesiedelung der Zunge in 80 bis 95 Prozent aller Fälle für schlechten Atem verantwortlich ist. Manche Leute meiden Knoblauch vor einem Date, als ob sie Nosferatu wären. Doch was ein Mensch isst, ist meist deutlich weniger abstoßend als das, was möglicherweise in seiner Mundhöhle vor sich hin gammelt. Um zu testen, ob Sie Mundgeruch haben, lecken Sie Ihren Handrücken ab (aber nur, wenn Sie keiner sieht) und riechen nach etwa 15 Sekunden daran. Überzeugt Sie das Ergebnis nicht, ist es Zeit für einen Kaugummi. Aber: Der überdeckt das Problem nur kurzzeitig und zerstört den Genuss, wenn Sie z. B. gerade einen guten Wein trinken.

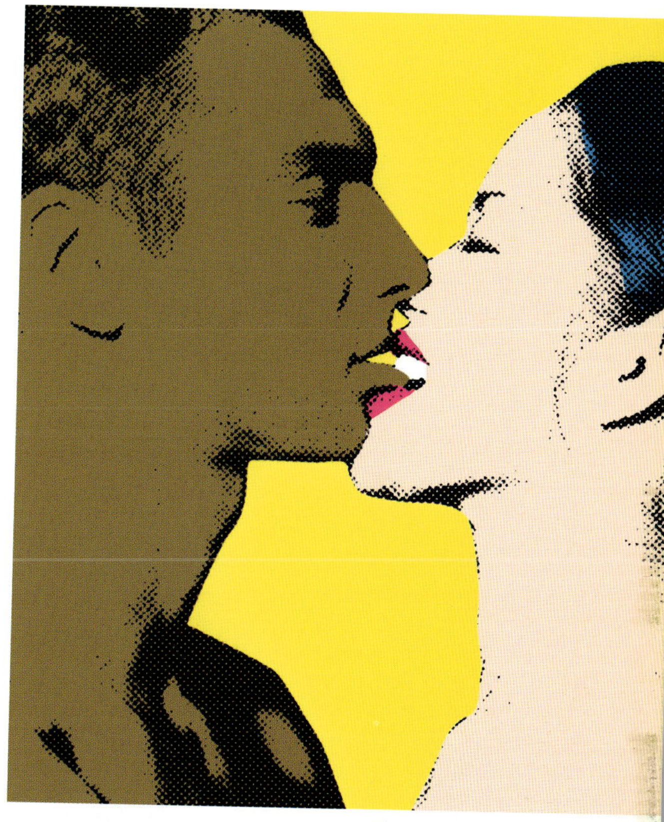

Spucke und Zunge sollten Sie zu Anfang in Zaum halten; wenn Sie zu schnell loslegen, fehlt Ihnen später die Möglichkeit, die Leidenschaft weiter anzukurbeln. Erst einmal geht es nur ums Erkunden. Spüren Sie seine oder ihre Lippen. Saugen Sie zart seine oder ihre Unterlippe ein wenig in Ihren Mund ein und spielen Sie sanft damit. Währenddessen lassen Sie Ihre Hände umherwandern, streichen dem anderen das Haar aus dem Gesicht, fassen an seine Taille oder Schulter, fahren ihm durchs Haar. Das hört sich vielleicht an wie eine Szene à la Rosamunde Pilcher, aber so nehmen Sie Anlauf, um richtig abzuheben.

Wenn Sie das Gefühl haben, dass es passt, wechseln Sie zum Zungenkuss. Dabei geht es nicht darum, wer dem anderen die Zunge weiter in den Hals stecken kann – das kommt erst später, wenn heftiger Sex angesagt ist. Jetzt machen Sie

Küssen ist **Ihre gefährlichste Waffe** – Sie sollten es ***vor, während und nach allem anderen*** machen.

erst mal mit dem Küssen weiter, nur dass Sie Ihren Mund leicht öffnen und mit der Zungenspitze auf Erkundungstour gehen. Beide schieben nun abwechselnd die Zunge in die Mundhöhle des anderen, jedoch ohne sie wie eine Waffe hineinzustoßen oder damit zu kreisen wie im Schleudergang. Es geht darum, den anderen zu kitzeln, zu reizen und ihn zu erregen. Und vergessen Sie nicht, zwischendurch zu atmen. Zur Abwechslung legen Sie Ihre Lippen seitlich an den Hals des anderen, aber machen Sie nicht einfach einen Knutschfleck, wenn Sie über 25 Jahre sind. Sanftes Knabbern, Liebkosen oder Lecken reicht völlig. Steigern Sie das Ganze jetzt, indem Sie den anderen noch näher an sich heranziehen, und Sie können damit rechnen, dass es spannend weitergeht.

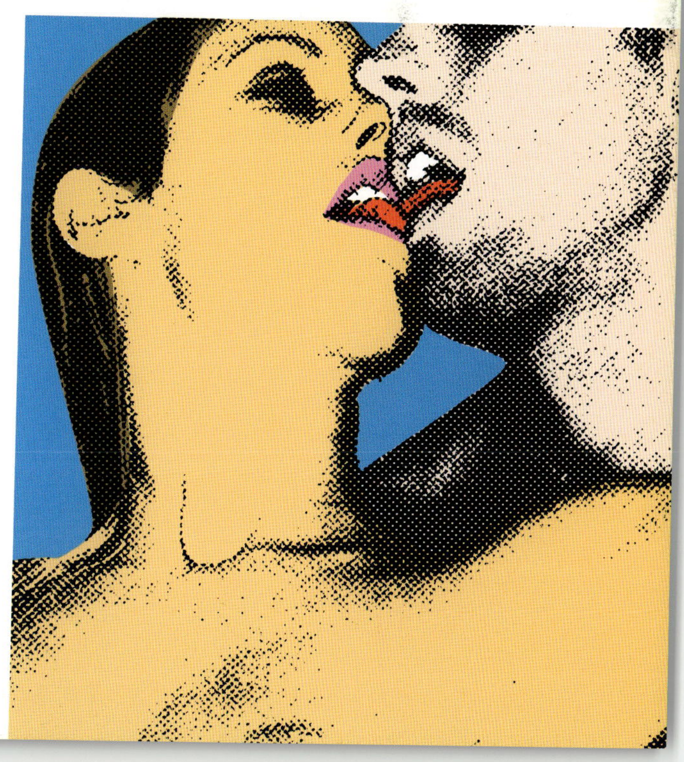

Busen*freunde*

Spielt die Größe eine Rolle?

Brüste kommen in allen Größen und Formen vor: Kleinere kann man leicht in den Mund nehmen, größere liegen besser in der Hand und sorgen für ein fantastisches Dekolleté. Wissenschaftliche Forschungen weisen darauf hin, dass größere Brüste unempfindlicher sind als die, die in A- oder B-Körbchen passen. Und die sensibelste Stelle soll die Oberseite sein, nicht der Nippel.

Die Vorwitzigkeit weiblicher Brüste lässt (genau wie die des Penis) mit den Jahren nach, das ist ganz natürlich. Das ändert aber nichts daran, wie lustvoll es ist, wenn sie liebkost werden. Lassen Sie sie wissen, wie schön ihr Busen ist und dass Sie ihn wahnsinnig gerne streicheln, küssen, anfassen oder Ihren Penis dazwischenschieben. Das macht den Sex gleich noch (viel) besser.

Zupacken Die Sexforscher William Masters und Virginia Johnson stellten fest, dass weibliche Brüste bei sexueller Erregung anschwellen. Und Albert Kinsey fand heraus, dass von den Tausenden Frauen, die sein Forscherteam befragte, elf Prozent beim Masturbieren oft auch ihre Brüste stimulieren. Schenken Sie daher dem Busen die Aufmerksamkeit, die er verdient.

Am stärksten reagieren Frauen auf Stimulation oben, unten und an den Seiten der Brüste – das ist gut, denn dadurch ist das Spielfeld größer, auf dem Sie die Erregung Ihrer Partnerin steigern können. Spielen ist hier tatsächlich das Schlüsselwort! Wir empfehlen, den Busen in die Hand zu nehmen und an den Seiten kreisend und sanft zu massieren; oder Sie umarmen sie in der Dusche von hinten und geben ihr eine erotische, glitschige Massage. Oft konzentrieren sich die Männer nur auf den Nippel und vergessen den Rest. Massieren Sie aber den ganzen Busen und lassen Sie Ihre Finger außen herumwandern. Als Frau können Sie sich selbst streicheln oder Sie bitten Ihren Partner, mit der Zunge rund um Ihre Brüste zu gleiten, bis er die empfindlichsten und erotischsten Stellen gefunden hat. Experimentieren Sie mit etwas festeren Griffen, federleichten Berührungen oder sanftem Hauchen über die Brustwarzen. Finden Sie heraus, was sich für Sie beide gut anfühlt.

Verführerische Brüste Es gibt unzählige Arten, den Busen beim Sex einzubeziehen. Versuchen Sie es mal so:

- Präsentieren Sie ihn in einem sexy BH, Push-up oder einer Korsage.
- Schicken Sie ihm ein Foto Ihrer Brüste mit einer sexy SMS oder E-Mail, die ihn auf das heißmacht, was Sie später mit ihm vorhaben.
- Betonen Sie Ihre Brüste mit einem schimmernden Make-up, das sie strahlen lässt und die Blicke auf sie zieht.
- Sie können Ihre Brüste auch mit glitzernden Pads zum Aufkleben oder mit Schmuck verschönern (es muss kein Piercing sein, es gibt Sachen zum Festklemmen und auch Ketten, die über die Nippel hängen).
- Legen Sie sich auf Ihren Partner und streichen Sie mit Ihren Brüsten über sein Gesicht, seine Brust bis hinunter zu seinen Schenkeln.

»Manche meinen, dass die Brüste mit Nippelpiercings empfindlicher sind, andere sagen das Gegenteil.«

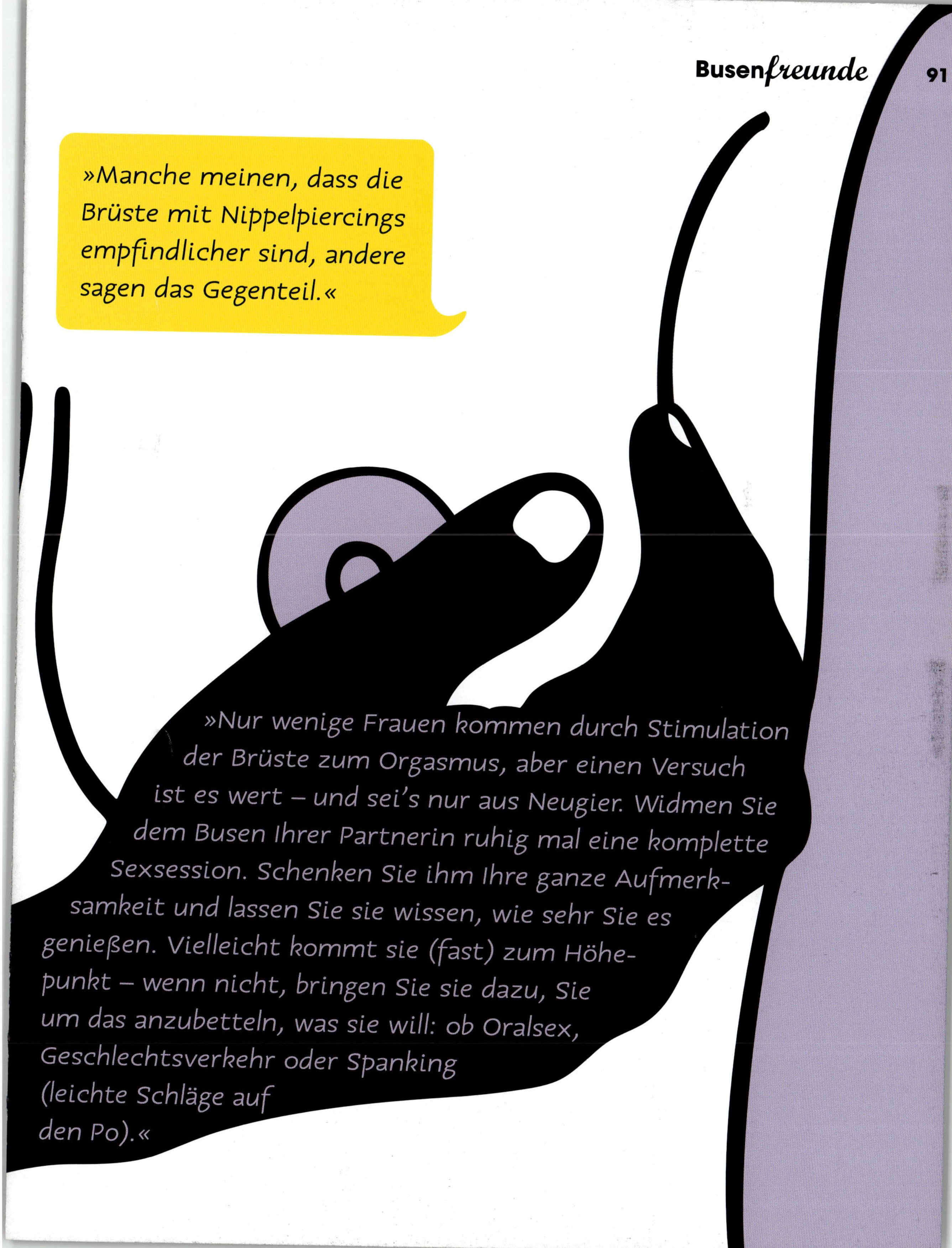

»Nur wenige Frauen kommen durch Stimulation der Brüste zum Orgasmus, aber einen Versuch ist es wert – und sei's nur aus Neugier. Widmen Sie dem Busen Ihrer Partnerin ruhig mal eine komplette Sexsession. Schenken Sie ihm Ihre ganze Aufmerksamkeit und lassen Sie sie wissen, wie sehr Sie es genießen. Vielleicht kommt sie (fast) zum Höhepunkt – wenn nicht, bringen Sie sie dazu, Sie um das anzubetteln, was sie will: ob Oralsex, Geschlechtsverkehr oder Spanking (leichte Schläge auf den Po).«

Spitzentipps

Nippelspiele Die Brustwarzen sind erogene Zonen. Kein Liebhaber, der etwas auf sich hält, sollte sie ignorieren. Bei Frauen sind sie oft sensibler, aber auch Männer kann es antörnen, wenn man mit ihren Nippeln spielt. Nicht jeder steht auf starke Reize, fangen Sie also mit sanftem Lecken oder Streicheln an und beobachten Sie die Reaktion des anderen, bevor Sie zu intensiverer Stimulation übergehen.

Feinschliff Wenn Ihr Partner oder Ihre Partnerin auf Nippelspiele steht, streicheln Sie die Brustspitzen des anderen kurz vor dem Orgasmus oder kneifen Sie leicht hinein. Bei manchen Männern und Frauen reicht das, um sie zum Höhepunkt zu bringen. Auch stehen manche Männer und Frauen drauf, dass man ihre Ohrläppchen reizt. Finden Sie heraus, ob das bei Ihrem Partner auch der Fall ist, und beziehen Sie die empfindlichen Stellen gleich ein.

In einigen Erotikshops oder über das Internet ist aromatisierter Nippelbalsam erhältlich. Der kann das Ganze noch sexyer (und geschmackvoller) machen.

Nippelklemmen Sie führen bislang eher ein Schattendasein. Dabei ist die neueste Generation sogar mit einer Vibrationsfunktion ausgestattet. Für manche tun es auch profane Wäscheklammern von der Leine. Wenn Sie oder Ihr Partner auf Nippelreize stehen, können die Klemmen für konstante Stimulation sorgen, während die Hände anderswo tätig werden.

Nippelspiele für ihn Rund die Hälfte der befragten Männer gaben in einer Studie an, dass es sie anmacht, wenn ihre Brustwarzen stimuliert werden. Daneben gibt es Männer, die ihre Nippel noch nie gerieben und gekniffen haben; vielleicht weil sie das als »Frauending« einordnen. Lecken Sie also ruhig mal an seinen Nippeln, wenn Sie seinen Körper küssen. Oder Sie fassen nach oben und reiben oder zwicken in seine Nippel, während Sie ihn oral verwöhnen. Vielleicht steht er auch auf zarte Bisse.

Köstliche Vielfalt Nippel und Vorhöfe gibt es (genau wie Vaginas und Penisse) in den verschiedensten Farben und Größen. Es gibt kleine, große, helle, dunkle sowie alles dazwischen. Sehen Sie sich mal an einem FKK-Strand um und schwelgen Sie in der Vielfalt mit dem Wissen, dass sie alle köstlich schmecken und sich gut anfühlen.

Zugabe! Bestimmt haben Sie schon von Menschen mit drei Brustwarzen gehört. Eine Studie ergab, dass ganze sechs Prozent aller Patienten einer beliebigen Klinik einen dritten Nippel haben – seien Sie also nicht zu überrascht, wenn Sie mal darauf stoßen. Begrüßen Sie diese Zugabe wie jede andere Eigenart Ihres Partners oder Ihrer Partnerin. Die dritten Brustwarzen sind meist kleiner und nicht so gut ausgebildet und reagieren beim Sex normalerweise weniger auf Stimulation. Wir setzen darauf, dass Sie auch aufgeschlossen sind, wenn Sie gebeten werden, an ihnen zu lecken oder zu zupfen.

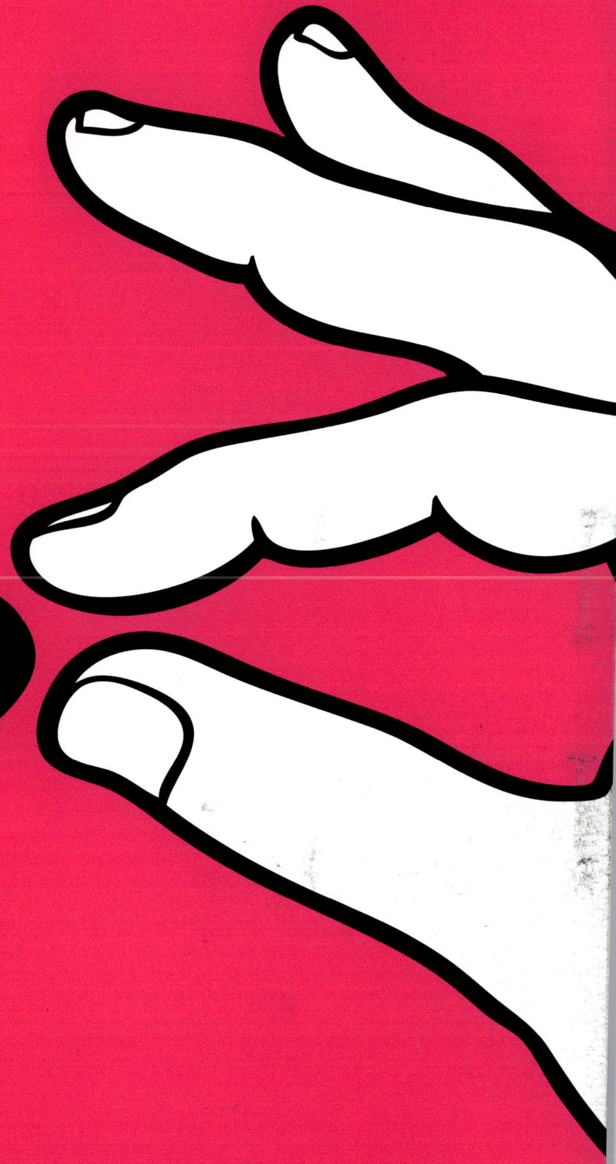

Brustwarzen reagieren stark auf Berührungen – nach einer Studie bitten 59 Prozent der Frauen ihre Partner, beim Sex mit ihren Nippeln zu spielen. Durch sexuelle Erregung nimmt die Muskelspannung im ganzen Körper zu. Und genau die sorgt auch dafür, dass sich die Nippel bei Kälte oder Erregung aufrichten. Übrigens: Diese Muskelanspannung ist außerdem dafür verantwortlich, dass die Gebärmutter bei sexueller Erregung nach oben wandert (und so in der Scheide für mehr Platz sorgt) sowie dafür, dass sich beim Höhepunkt die Zehen verkrampfen und dass man das Gesicht komisch verzieht.

»Ich nehme seinen Nippel sanft zwischen die Zähne und lecke leicht darüber. Das macht ihn geil.«

Mit den *Händen*

Lustvoll zugreifen Das geht natürlich auch: Sie bringen Ihren Partner zum Orgasmus, indem Sie mit der Faust seinen Penis packen und ein, zwei Minuten auf und ab pumpen. Doch um ihm weiche Knie und eine bleibende Erinnerung zu bescheren, sollten Sie es differenzierter, sinnlicher und kunstvoller angehen. Die Techniken kann man lernen, sicher stellt er sich gerne als Versuchsobjekt zur Verfügung.

Langsam durchstarten Gehen Sie nicht zu früh auf den Penis los. Schmusen Sie erst mal ein wenig, fassen Sie sich gegenseitig durch die Kleidung hindurch an, reiben Sie sich aneinander und sagen Sie sexy Sachen, damit es ihnen angezogen zu heiß und ihm zu eng wird. Wenn er eine harte Erektion hat, öffnen Sie seine Hose und ziehen sie samt Unterhose herunter.

Sie erkennen auf einen Blick, ob Ihr Gegenüber beschnitten ist oder nicht. Ein beschnittener Penis ist etwas anders zu behandeln als das naturbelassene Modell. Im zweiten Fall kommt der meiste Spaß daher, dass die Vorhaut über die Eichel gleitet. Ganz einfach. Bei einem beschnittenen Glied befindet sich hingegen nichts zwischen Eichel und Hand, daher empfiehlt sich ein Gleitmittel, um die Reibung zu verringern; Spucke ist die ökologische Alternative. Sobald Sie seine Erektion sehen, sollten Sie ein kleines Kompliment senden, ein kurzes »Wow!« oder ein erwartungsvolles »Mmmm« reicht schon.

Beidhändig Finden Sie eine Stellung, in der Sie oben weiter rumknutschen können, aber beide Hände frei haben, um unten sein bestes Stück zu verwöhnen. Als Rechtshänderin (davon gehen wir im Folgenden mal aus) wiegen oder schubsen Sie seine Hoden sanft mit der linken Hand, während die rechte am Penis ein paar Auf- und-ab-Bewegungen mit mittlerem Druck macht. Dann drehen Sie Ihre Hand um (Daumen nach

Finden Sie eine Stellung, in der Sie knutschen und ***sein bestes Stück*** **beidhändig verwöhnen** können.

unten). Wenn Sie nun nach oben zur Eichel wandern, beugen Sie leicht Ihr Handgelenk, sodass eine spiralförmige Bewegung entsteht. Sobald Sie mit dem Auf, Ab und Rundherum klarkommen, arbeiten Sie am oberen oder unteren Ende mit mehr Druck. Mit Daumen und Zeigefinger der linken Hand umfassen Sie den Hodensack über den Hoden und ziehen ihn sanft, aber bestimmt nach unten. Jetzt ist er bereit für Ihre ganz große Nummer.

Tintenfisch Fassen Sie nun mit der linken Hand den Penis am Ansatz und ziehen Sie ihn nach unten, etwas vom Körper weg, bis Sie das Gefühl haben, er schnellt gleich wieder nach oben. Legen Sie die Fingerspitzen der rechten Hand auf die Eichel und gleiten Sie damit auf und ab, die Penisspitze stößt dabei leicht an Ihre Handfläche. Machen Sie mit den Fingern eine pumpende Bewegung wie ein Krake bei der Fortbewegung.

Schraubverschluss Spreizen Sie den Mittel- und den Ringfinger Ihrer linken Hand etwas auseinander (wie bei der Grußgeste von Mr. Spock) und bergen Sie den Penisansatz ganz kuschelig in dieser Kerbe. Mit der anderen Hand machen Sie die Bewegung, mit der Sie den Verschluss einer Flasche aufdrehen: aber nicht zu fest am Anfang, am besten mit Gleitmittel.

Ring Das geht wie die normale Masturbation, aber statt mit allen Fingern eine Faust zu machen, legen Sie nur einen Ring aus Daumen und Zeigefinger um den Penis. Am Rand der Eichel (Corona) fühlt sich das besonders gut an.

Tauziehen Knien Sie mit gespreizten Beinen über seinem Schoß. Lassen Sie dann abwechselnd Ihre Hände an seinem Penis entlanggleiten. Sobald die eine über die Spitze rutscht, fängt die andere an der Basis an. Sie können so tun,

Nehmen Sie den Penis zwischen Ihre Hände und pressen Sie sie **mal leichter, mal fester** zusammen.

als ob Sie ein Tau einholen. Verwenden Sie dabei am besten viel Gleitmittel.

Volleyballgriff Verschränken Sie Ihre Finger und nehmen Sie seinen Penis zwischen die Handflächen. Experimentieren Sie, was ihm behagt, indem Sie die Hände mal fester, mal leichter zusammenpressen.

Betende Hände Legen Sie sich auf den Rücken und Ihre glitschigen Hände in Höhe Ihres Herzens aneinander wie zum Beten. Und schon kniet er über Ihnen und schiebt seinen Penis zwischen Ihre Handballen. Er macht die ganze Arbeit, Sie müssen nur die Hände zusammenhalten. Die Höhle, die so entsteht, ist warm und weich wie eine Vagina.

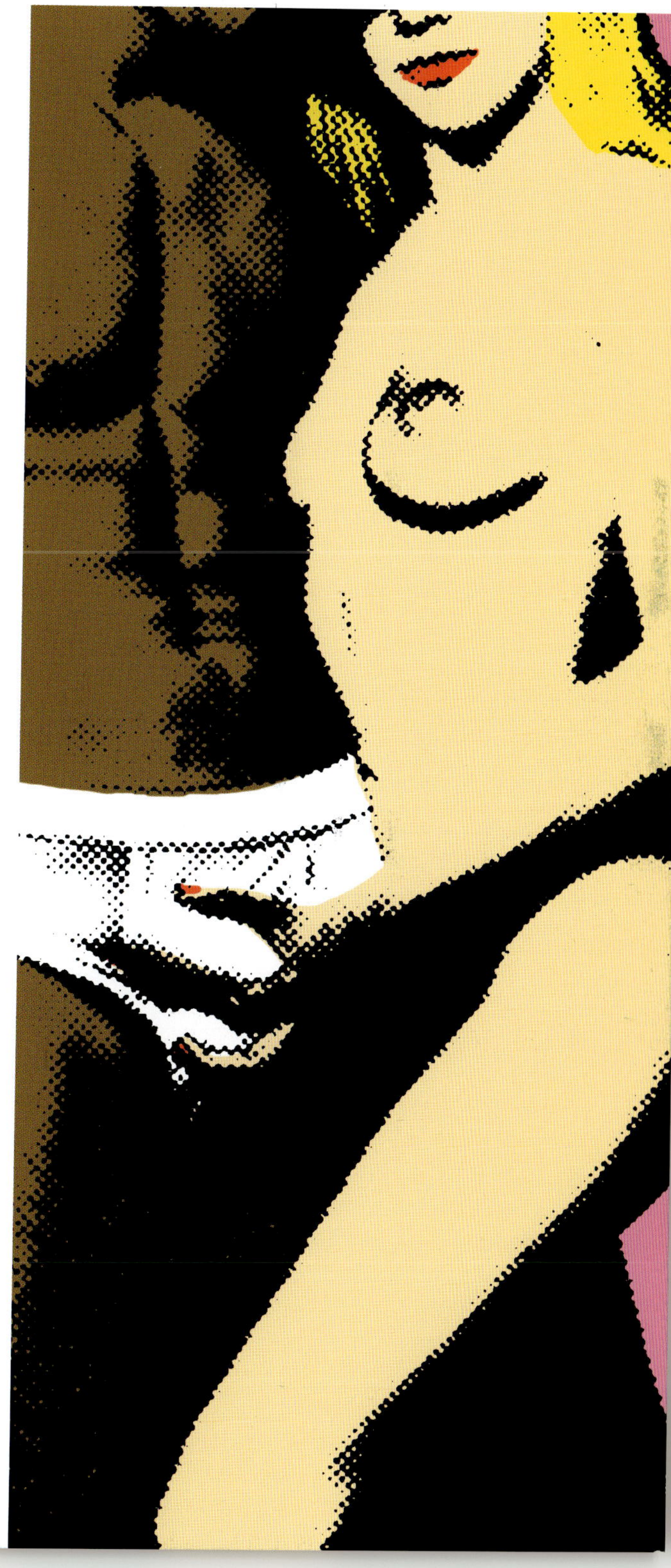

Zungenspiele

Die Kunst des Blasens Wenn Männer ihre ersten sexuellen Erfahrungen hinter sich haben, reicht es ihnen oft nicht mehr, dass ihr Penis einfach nur in den Mund genommen wird. Sonst könnten sie ja gleich für den Sex bezahlen oder sich mit einem Gummiteil in Form eines Mundes selbst befriedigen, bis der Arzt kommt. (Wir raten davon ab, aber die Geschmäcker sind verschieden.)

Ohne Begeisterung geht's nicht. Männer wollen Oralsex von jemandem, dem das auch gefällt. Von jemandem, der ihren Penis in den Mund nimmt und Spaß dabei hat. Wenn Sie dem beim besten Willen nichts abgewinnen können, lassen Sie's lieber bleiben. Wenn jemand sich mit gerunzelter Stirn und unter gelegentlichem Würgen durch eine Sache quält, die eigentlich lustvoll, erregend und heißer als ein exquisiter Porno sein sollte, törnt das ganz schön ab.

Wenn Ihnen Oralsex gefällt, haben Sie sicher gute Karten. Fragen Sie, ob es ihm recht ist, dass Sie es ihm mit dem Mund machen. Spielen Sie ein paar Minuten mit seinem Penis, damit er sich versteift und Sie sich nicht wie bei einer Mund-zu-Mund-Beatmung vorkommen. Dann nehmen Sie ihn in den Mund. Das kann unglaublich sexy sein und sogar so weit gehen, dass Sie feucht werden und sich nach Penetration sehnen. Und: Sie bekommen hautnah mit, wie jede Bewegung, jedes Lecken, Reiben und Hauchen seinen Penis härter machen kann.

In dem Moment, in dem Sie den steifen Penis in den Mund nehmen, sollten Sie genug Speichel im Mund gesammelt haben, um ihn gründlich anzufeuchten. Es ist nichts dabei, etwas Spucke auf sein Prachtstück tropfen zu lassen, um es glitschiger zu machen. Dadurch kann Ihr Mund besser auf und ab gleiten, und das macht es für Ihren Partner erregender (und er kommt leichter zum Höhepunkt).

Männer wollen ***Oralsex*** von jemandem, der mit ihrem ***Penis im Mund*** **lächelnd** zu ihnen hochschaut.

Twisted Mister Lassen Sie Ihre Lippen über die Spitze des Penis auf und ab gleiten, während Sie ganz leicht an ihm saugen. Gleichzeitig drehen Sie die Basis des Penis mit einer Hand (oder je nach Länge auch mit beiden Händen) nicht zu fest hin und her.

WOHIN DAMIT? Das ist die große Frage, wenn er in Ihrem Mund kommt. Fragen Sie ihn vorab, ob er das überhaupt will. Wenn ja, wie ist es bei Ihnen? Wollen Sie das Ejakulat **ausspucken oder runterschlucken?** Falls Sie das nicht wollen, vereinbaren Sie, dass er Ihnen Bescheid sagt, wenn er kurz vor dem Orgasmus ist (manche Männer tun das schon aus Höflichkeit). Dann können Sie ihn in Ihre Hand, ein Handtuch oder auf Ihre Brüste kommen lassen. Es ist nichts dabei, wenn Sie sich für eine dieser Varianten entscheiden – schließlich nehmen viele Männer selbst ein Handtuch, wenn sie es sich selbst machen, weil ihnen das Saubermachen lästig ist. Wichtig ist zudem, woran Sie selbst am meisten Spaß haben.

Liebeskreisel Halten Sie den Penis am Ansatz mit einer oder beiden Händen fest. Lassen Sie dann Ihre Zunge durch die geschlossenen Lippen rund um die empfindliche Eichel kreisen.

Langsam, aber sicher In der Hitze des Gefechts kommt es schon mal zu heftigen, schnellen Bewegungen. Doch viele Männer lieben langsames Lecken und/oder Saugen, weil sie sich dabei besser auf ihre Erektion und Erregung konzentrieren können. Für Ihre Kiefer bedeutet das eine Erholungspause, dank der Sie länger durchhalten können.

Ein **harter Penis** im Mund kann so erregend sein, dass Sie ***feucht werden und sich nach Penetration sehnen.***

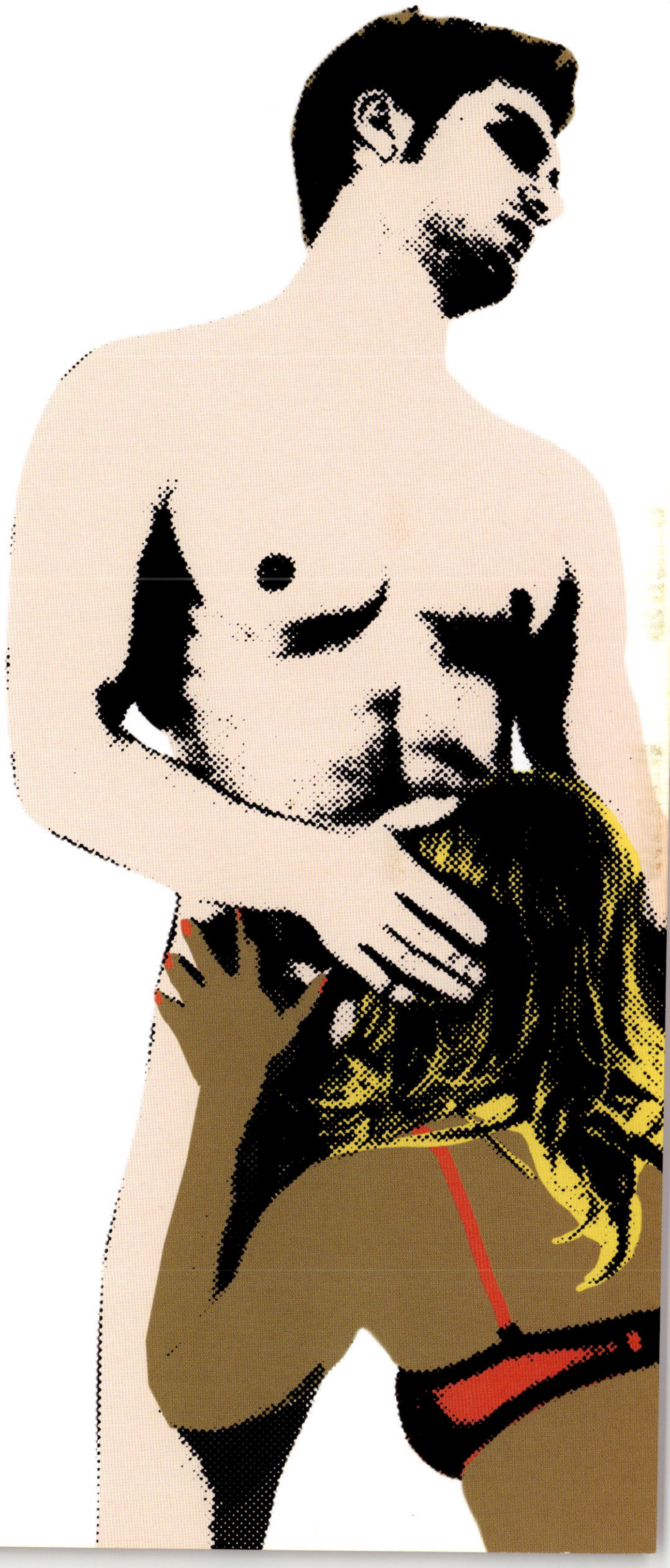

Wenn schon, denn schon Zuerst küssen und lecken Sie seinen Penis und beziehen dabei auch das Frenulum ein. Sobald Sie in Stellung sind, widmen Sie sich auch den Hoden: Entweder indem Sie sie mit den Fingern streicheln oder rollen oder mit den Lippen sanft daran saugen. Sie können außerdem mit Ihren Knöcheln oder Fingern Druck auf den Damm zwischen Hodensack und Anus ausüben, das stimuliert indirekt die Prostata.

Die Zielgerade Behalten Sie im Hinterkopf, dass es nicht allen Männern leichtfällt, beim Oralsex zu ejakulieren. Ein Mund fühlt sich für den Penis nicht unbedingt so vertraut an wie Hände oder eine Scheide. Vielleicht muss er sich erst daran gewöhnen, haben Sie also Geduld. Wenn es nach einer Weile noch nicht danach aussieht, als ob es ihm bald kommt, gehen Sie zu etwas anderem über, das üblicher und deshalb vertrauter ist.

Fingerspiele

Zeigen Sie, dass Sie das Handwerk beherrschen. Ob beim verstohlenen Rubbeln auf einer überfüllten Tanzfläche, bei kecken Übergriffen unter der Decke bei einem Langstreckenflug (hoffentlich nicht begleitet von schockierten, lautstarken Beschwerden der prüden Mitreisenden) oder bei einer langen, heißen Sexsession zu Hause – Stimulation mit den Fingern ist eine höchst willkommene Sache.

Die Belohnung hinauszögern Fangen Sie schon an, während Ihre Partnerin noch angezogen ist. Zuerst küssen Sie sie innig und legen eine Hand auf ihren Schenkel. Dann streicheln Sie diesen ein wenig und arbeiten sich dabei immer weiter zu ihren Genitalien vor. Auch wenn für Sie beide absehbar ist, worauf das Ganze hinauslaufen wird, das Finale fällt furioser aus, wenn Sie es vorher langsam angehen. Pressen Sie Ihr Handgelenk oder Ihr Knie zwischen ihre Beine, bevor Sie sie mit den Händen berühren. Wahrscheinlich reibt sie sich schon von selbst dagegen. Reiben Sie sie fest und rhythmisch durch den Stoff ihrer Jeans oder ihres Slips, bevor Sie sie endgültig von der Kleidung befreien.

Das Drumherum Heiß, feucht und einladend – klar, würden Sie es sich am liebsten gleich drinnen gemütlich machen. Genießen Sie aber vorher noch die Spielereien im Foyer. Nehmen Sie ihre Vulva in die hohle Hand. Mit winzigen kreisenden oder Vor-und-zurück-Bewegungen üben Sie dann ein wenig mehr Druck aus. Übrigens ist auch bei Frauen der Damm (das Perineum) voller Nervenenden, Sie können sie also auch hier kreisend massieren. Verteilen Sie ihren Lustsaft rund um die Schamlippen und auch dazwischen, wobei Sie sanft an ihnen zupfen und in sie hineinkneifen können, wenn Sie (und sie) mögen. Oder Sie halten die Schamlippen mit Zeige- und Ringfinger auseinander

Wenn Sie direkt auf eine ***empfindliche Klitoris*** losgehen, riskieren Sie einen **heftigen Abwehrtritt.**

und widmen sich mit dem Mittelfinger gleich der Hauptattraktion.

Die rosa Perle Es erfordert ein wenig Kommunikation, wenn Sie hier alles richtig machen wollen, also halten Sie Augen und Ohren offen. So manch eine Klitoris ist extrem empfindlich und wenn Sie direkt drauflosgehen, riskieren Sie einen reflexartigen Abwehrtritt. Reiben Sie zunächst sanft in Kreisen, etwa so groß wie ein

GRANTS SEXKURSE Als Teenager hatte ich nicht viel Erfolg beim anderen Geschlecht. Mir kam es damals so vor, als würden sich die Jungen und Mädels um mich herum einander pausenlos an die Wäsche gehen. Nach jeder Party im Jugendtreff summte und brummte die Luft von den Erzählungen über diese Heldentaten hinter der Sporthalle oder der Theaterbühne. Ich war wahnsinnig neidisch. Aber das hat auch sein Gutes: Als echter Spätentwickler bin ich noch heute fasziniert davon, meine Hände in ein weibliches Höschen zu schieben.

Ein-Euro-Stück, rund um die Klitoris. Lassen Sie die Bewegung ganz langsam immer kleiner werden. Wenn Ihre Partnerin sich unbehaglich windet, machen Sie die Kreise etwas größer und bleiben dabei. Ist Sie empfindlich, nehmen Sie mit der Klitorisvorhaut vorlieb, die dämpft den Reiz etwas. Wenn es so wirkt, als ob sie mehr will, können Sie sich weiter vorwagen: Rollen Sie die Klitoris zart zwischen Daumen und Zeigefinger oder holen Sie ihr einen runter, wobei Sie sich die Klitoris wie eine Miniversion der Eichel vorstellen.

Eintritt frei Jetzt, nachdem Sie schon etwas Vorarbeit geleistet haben, dürfen Sie ein, zwei Fingern zu Hilfe nehmen: Führen Sie erst mal einen Finger ein – es empfiehlt sich der Mittelfinger. Lassen Sie ihn hinein- und hinausgleiten, langsam und rhythmisch. Spüren Sie nach, wie sich das Innere anfühlt und worauf Ihre Partnerin reagiert – jede ist da verschieden. Viele Frauen lieben es, wenn man ihren G-Punkt mit einer lockenden Geste massiert, aber seien Sie durchaus kreativ. Den G-Punkt finden Sie zwei bis acht Zentimeter über dem Scheideneingang an der Vorderwand (Richtung Bauch). Aber: Nicht alle Frauen stehen darauf, manche wollen hier sogar lieber nicht berührt werden. Probieren Sie herum, bis Sie wissen, welche Stelle für sie am besten ist. Wenn Sie sich damit ein wenig beschäftigt haben, können Sie einen zweiten Finger einführen, am besten den Ringfinger. So ist es für Sie beide am bequemsten und Sie können gleichzeitig mit dem Daumen die Klitoris von oben, von der Seite oder um sie herum reiben. Sie können noch mehr Finger einführen, wenn es Ihnen passend erscheint, doch passen Sie auf, dass Sie Ihrem Penis dadurch nicht die Schau stehlen …

Viele Frauen lieben es, wenn man ihren ***G-Punkt massiert***, aber Sie dürfen hier **durchaus kreativ** sein.

Das Finale Sobald Sie meinen, dass sie sich dem Höhepunkt nähert, bleiben Sie bei dem, was Sie tun, wenn Sie sie nicht davon abhält. Bei manchen Frauen ist die Klitoris nach dem Orgasmus sehr empfindlich, andere sind gleich bereit für eine zweite, dritte und vierte Runde. Folgen Sie Ihrem Instinkt und handeln Sie entsprechend.

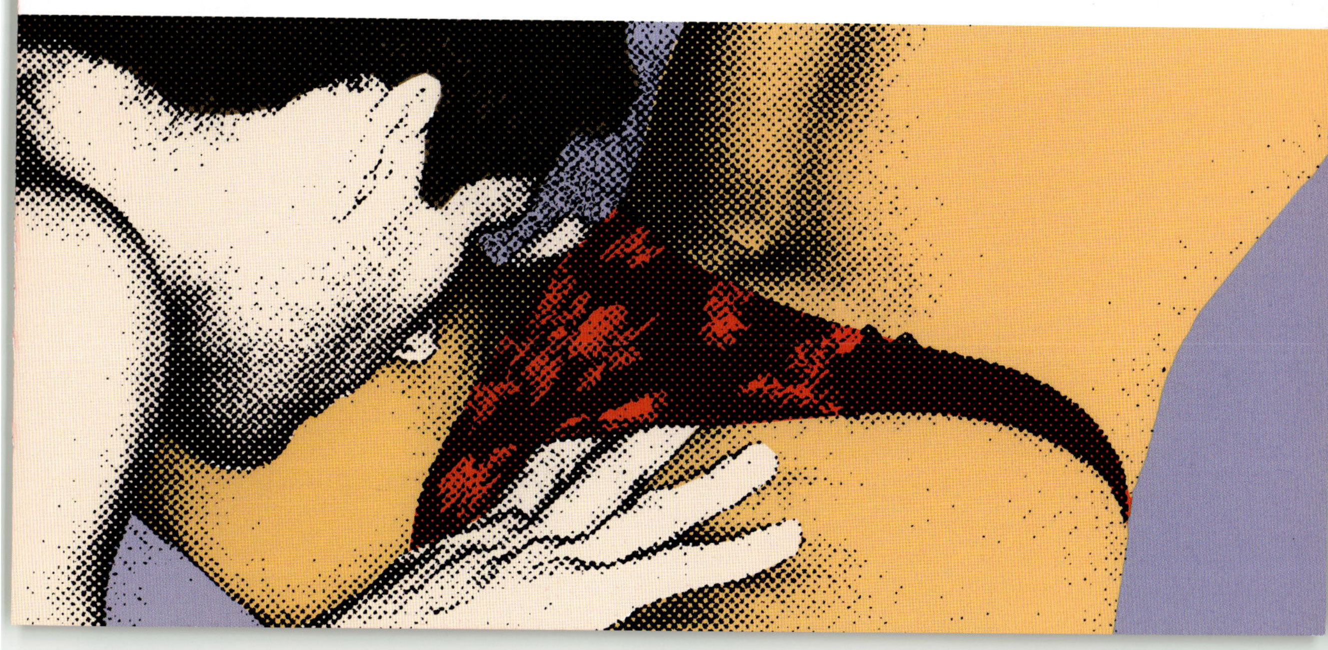

Lockende *Lippen*

Oralsex, bei dem sie abhebt Wenn Sie Ihre Partnerin mit echtem Vergnügen oral befriedigen, kommen Sie ganz sicher gut an. Doch der Schlüssel zum erfolgreichen Oralsex liegt in der Vorarbeit. Auch wenn Sie Ihr Gesicht noch so gern zwischen ihre seidigen Schenkel schieben wollen: Bevor Sie loslegen, machen Sie sie so scharf, dass sie ihren Kopf mit aller Macht nach unten drücken will.

Die Annäherung Wenn Sie sicher sind, dass sie feucht und bereit ist, machen Sie sich auf in Richtung Süden. Küssen Sie ihre Schenkel und ihren Schamhügel ausgiebig. Lassen Sie ihren Slip ruhig noch für einige Minuten an Ort und Stelle und küssen Sie sie durch den Stoff. Ziehen Sie ihn etwas zur Seite und lecken Sie über die Stelle, wo die Beine in den Unterleib übergehen. Ziehen Sie den feuchten Stoff mit den Lippen von ihr weg und lassen Sie ihn dann auf ihre angeschwollenen Schamlippen zurückschnellen. Erst wenn Sie das Gefühl haben, dass ihre Frustration über ihre Geilheit siegen könnte, machen Sie den nächsten Schritt.

Kontaktaufnahme Nehmen Sie eine Stellung ein, in der Sie die Klitoris, die Scheidenöffnung, das Perineum und den Anus Ihrer Partnerin gut erreichen können. Vielleicht müssen Sie dazu ein Kissen unter ihren Po schieben und/oder ihre angewinkelten Schenkel mit Ihren Händen hochdrücken, um ihr Becken nach vorne zu kippen. Zwar ist es durchaus anregend, wenn Sie mit zur Seite gezogenem Höschen vor Ihnen liegt, aber so wird es doch schnell umständlich. Entfernen Sie den Slip und genießen Sie die Aussicht. Dann lecken Sie mit weicher Zunge vom Damm bis hoch zum Schamhügel, und zwar ganz langsam; 15 Sekunden sind dafür eine gute Zeit. Halten Sie kurz an und machen Sie es dann noch einmal, genauso langsam. Nach dem achten oder zehnten Mal drehen Sie Ihren Kopf und schmusen mit ihren Schamlippen. Aber tun Sie das so richtig: neugierig, gründlich und saftig. Lassen Sie alle sechs Lippen immer wieder in Berührung kommen.

Erst wenn ***ihre Frustration ihre Erregung zu überdecken droht,*** machen Sie den **nächsten Schritt.**

Erst mal abchecken Ist ihre Klitoris hochempfindlich oder verträgt sie den einen oder anderen Zungenschlag? Beim ersten langsamen Lecken bekommen Sie eine Ahnung davon. Ist Ihre Partnerin empfindlich, lecken Sie mit breiter, weicher Zunge rundherum. Vergessen Sie auch nicht die Haut, die die Klitorisspitze bedeckt. Je reizbarer sie ist, desto sanfter gehen Sie vor. Bei einer robusteren Klitoris hingegen lecken Sie mit steiferer Zunge und mehr Druck. Lassen Sie Ihre Zunge über und rund um die Klitoris herum kreisen. Sie müssen dabei nicht hin und her zucken wie eine Kobra, hier sind gleichmäßige und rhythmische Bewegungen gefragt.

Zur Unterstützung Vielleicht merken Sie, dass Ihre Partnerin gerne Ihre Finger spüren möchte. Führen Sie zunächst den Mittelfinger in die Scheide ein, und zwar mit der Handfläche nach oben. Reiben Sie den inneren Rand, denn hier liegen viele Nervenenden. Während Sie weiterhin an und/oder rund um die Klitorisspitze lecken, gleitet Ihr Finger tiefer hinein und reibt die Vorderwand der Scheide. Die aufgeraute Stelle ist der G-Punkt, massieren Sie ihn mit lockenden Bewegungen. Wenn sie stöhnt oder heftiger atmet, merken Sie sich die Stelle: So bringen Sie sie ans Ziel. Nach einer Weile nehmen Sie den Ringfinger hinzu. Mit der freien Hand können Sie gleichzeitig auf den Schamhügel drücken, so stimulieren Sie die Zone um den G-Punkt von innen und außen. Ziehen Sie mit einem Finger der oberen Hand die Klitorisvorhaut etwas zurück, damit die Spitze freigelegt wird.

Wenn Sie wirklich gar nichts auslassen wollen, führen Sie zur Krönung den kleinen Finger der unteren Hand vorsichtig in ihren Anus ein. Jetzt haben Sie wirklich alle entscheidenden Stellen im Griff und dürfen schon ein wenig stolz auf sich sein. Aber noch ist es nicht vorbei.

Wenn sie ***stöhnt oder heftiger atmet,*** bleiben Sie bei dem, was Sie tun: Dadurch **bringen Sie sie ans Ziel.**

Zu guter Letzt Wie lange Sie Ihre Partnerin oral verwöhnen, hängt unter anderem davon ab, wie erregt sie ist und wie viel Zeit Sie in die Vorbereitung gesteckt haben. Bleiben Sie erst mal dran. Wenn sie sich dem Höhepunkt nähert, wird es normalerweise rund 20 Sekunden lang erst einmal ziemlich ruhig. Ihre Scheide spannt sich um Ihre Finger und kurz darauf können Sie deutlich hören, wie sich das Ganze für sie anfühlt. Bekommen Sie dann keine genauen Anweisungen wie »Schneller!«, »Fester!«, »Tiefer!«, machen Sie genauso weiter wie zuvor, selbst wenn sie sich auf dem Bett windet wie eine Besessene.

Nach dem Orgasmus kann der komplette Genitalbereich überempfindlich sein. Doch es gibt auch Frauen, die gleich darauf noch mehr vertragen. Wenn Sie nicht sicher sind, was sie will, machen Sie so lange weiter, bis sie Ihren Kopf wegzieht oder Ihnen sagt, dass Sie aufhören sollen. Sie werden sehen, wie viel Spaß diese Art Sex macht!

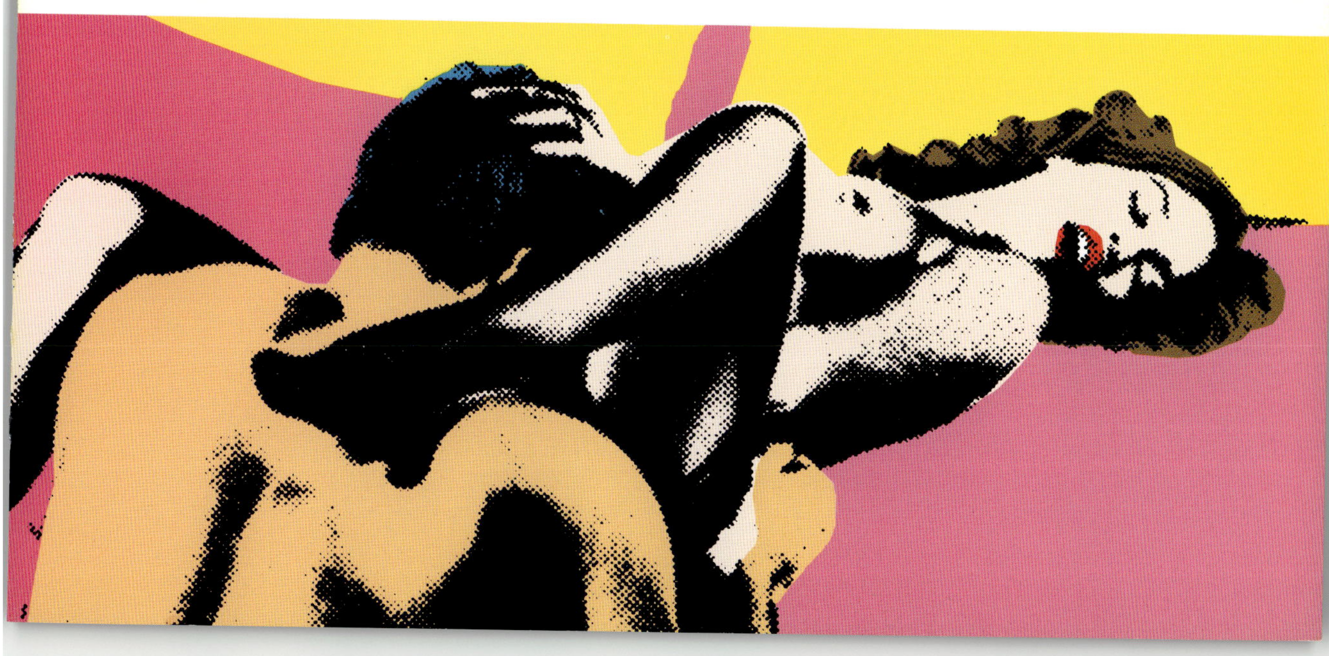

Blasen *im Duett*

Abheben mit der 69 Recherchiert man ein wenig im Internet, stellt sich schnell heraus: An dieser Stellung, bei der Sie und Ihr Partner sich gegenseitig oral beglücken und voneinander beglückt werden, scheiden sich die Geister. Das Hauptproblem scheint zu sein, sich gleichzeitig den anstehenden Aufgaben zu widmen und auf den eigenen Genuss zu konzentrieren. Wir sagen: Papperlapapp!

Wenn Sie gleichzeitig gehen und Kaugummi kauen können, sind Sie auch imstande, die 69er-Stellung zu bewältigen. Um die vermeintliche Schwierigkeit beim Geben und Nehmen abzuschwächen, vergessen Sie Ihren Höhepunkt und/oder den des anderen. Konzentrieren Sie sich lieber darauf, wie unglaublich lustvoll – und so schön vulgär – diese altbekannte Stellung ist.

Hier geht's lang. Bei der beliebtesten heterosexuellen Variante liegt der Mann unten und die Frau kniet über seiner Brust. Sie platziert ihre Vulva über seinem Mund. Wenn der Größenunterschied nicht zu groß ist – er Jockey, sie Basketballerin beispielsweise – kann sie nun mühelos seinen Penis in den Mund nehmen. (Andernfalls muss sie ausprobieren, wo sie ihre Knie am besten platziert, um ranzukommen.)

Dem Mann bietet sich so eine schöne Aussicht und er hat uneingeschränkten Zugang zur Vulva, zur Scheide und zum Anus seiner Partnerin. Mit einem Kissen unter dem Kopf kann er sich der köstlichen Beschäftigung in bequemer Lage widmen. Seine Hände erkunden Vulva und Anus und wenn er ihre Pobacken auseinanderzieht, kommt er noch besser ran. Sie hat dabei das großartige Gefühl, komplett entblößt und ausgeliefert zu sein.

Als Frau müssen Sie sich nicht ununterbrochen vorbeugen und mit dem Mund nach seinem Penis angeln: Wenn's zu unbequem wird oder Sie eine Pause brauchen, bearbeiten Sie mit Lippen und Zunge seine Hoden oder Sie greifen mit einer Hand nach seinem Penis, während Sie sich mit der anderen abstützen.

Andersrum Wenn Sie ein ungläubiger Thomas sind und die 69er-Stellung bislang nur so betrieben haben, kann sie vielleicht die umgekehrte Variante bekehren: Frau unten, Mann oben. Dabei passt sein Mund noch besser auf ihre Klitoris, und sie kann den Penis gut in den Mund nehmen. Perfekt, wenn er gerne tief in ihren Mund stößt und sie ihn gerne möglichst weit einführt. Außerdem kann die Frau so auch einmal seine Hoden, sein Perineum und seinen Anus befingern und lecken.

Auf der richtigen Seite Je nach Kraft, Kondition und Einfallsreichtum gibt es verschiedene Möglichkeiten, einander zum Schweigen zu bringen. Eine bequeme und vergnügliche Variante:

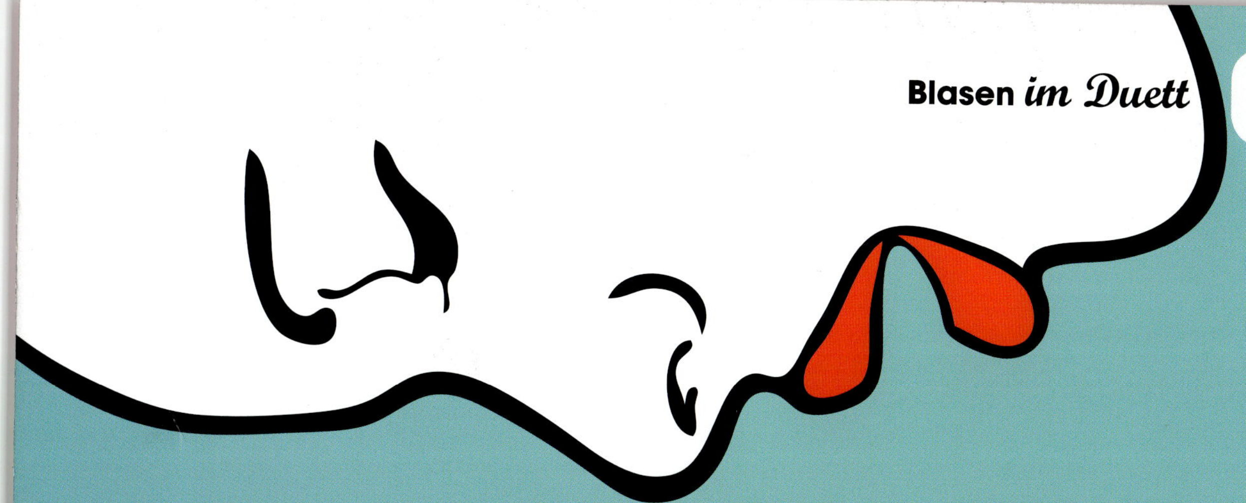

Sie beide liegen auf der Seite. Wenn Sie dabei Ihr oben liegendes Bein aufstellen und den Fuß hinter das Knie des unteren gestreckten Beins platzieren, kommt der andere besser ran. Hört sich vielleicht eher nach Yoga an, aber sobald Sie danach gieren, dass Ihr Partner sich über Ihre Genitalien hermacht, werden Sie schon intuitiv richtig liegen.

Aufrecht Wenn Sie immer schön Kniebeugen gemacht haben, könnten Sie die 69 auch mal im Stehen versuchen. Am besten kommen Sie in diese Stellung, wenn sich die Frau (beziehungsweise der Kleinere/Leichtere von Ihnen) auf einen Tisch oder aufs Bett legt, wobei der Kopf etwas überhängt. Dann schiebt der Mann der Frau seinen Penis in den Mund, sie hebt ihre Beine bis zu seinen Schultern an und schon kann er ihre Hüften packen, um sie an seinen Mund ziehen, als wollte er eine köstliche Frucht vernaschen. Es ist wichtig, dass der Stehende die Knie leicht gebeugt hat. Wenn Sie merken, dass Sie schwächeln oder Ihre Partnerin nicht mehr halten können, lassen Sie sie lieber herunter und suchen sich etwas weniger Anstrengendes aus. Sie können die aufrechte 69 auch mal im Knien oder im Sitzen ausprobieren.

»Es ist so schön ausgeglichen, wenn man den anderen verwöhnt, während man selbst verwöhnt wird.«

Oralsex ist sowohl für den aktiven wie für den passiven Part erregend, daher funktioniert die 69 wie eine positive Feedbackschleife. Sie müssen dabei gar nicht unbedingt zum Orgasmus kommen, dennoch hat diese Stellung einen Platz auf Ihrem erotischen Speiseplan verdient. Lassen Sie es sich schmecken!

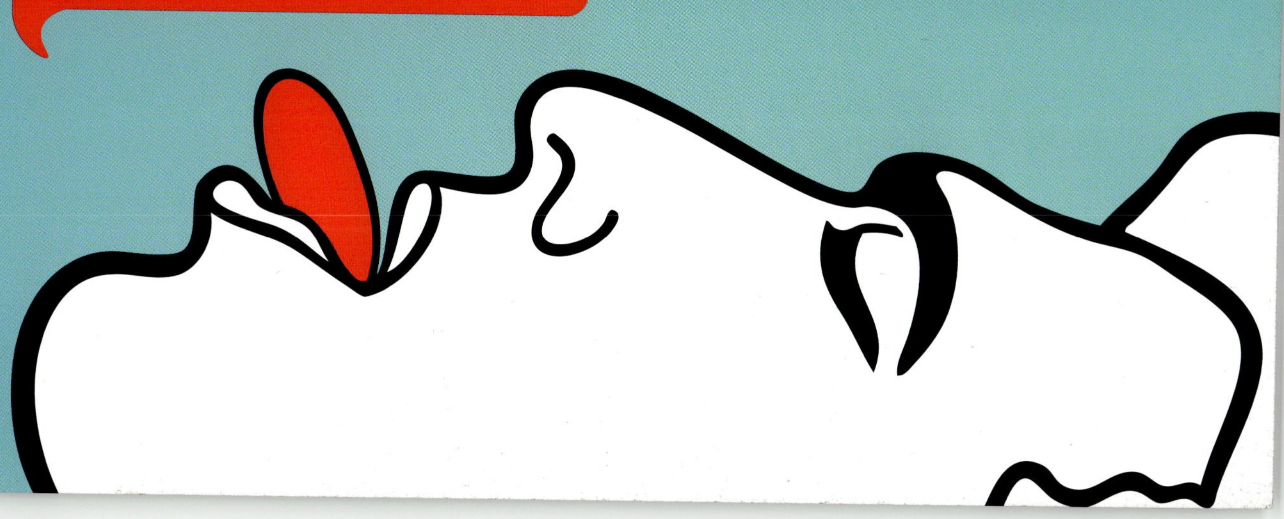

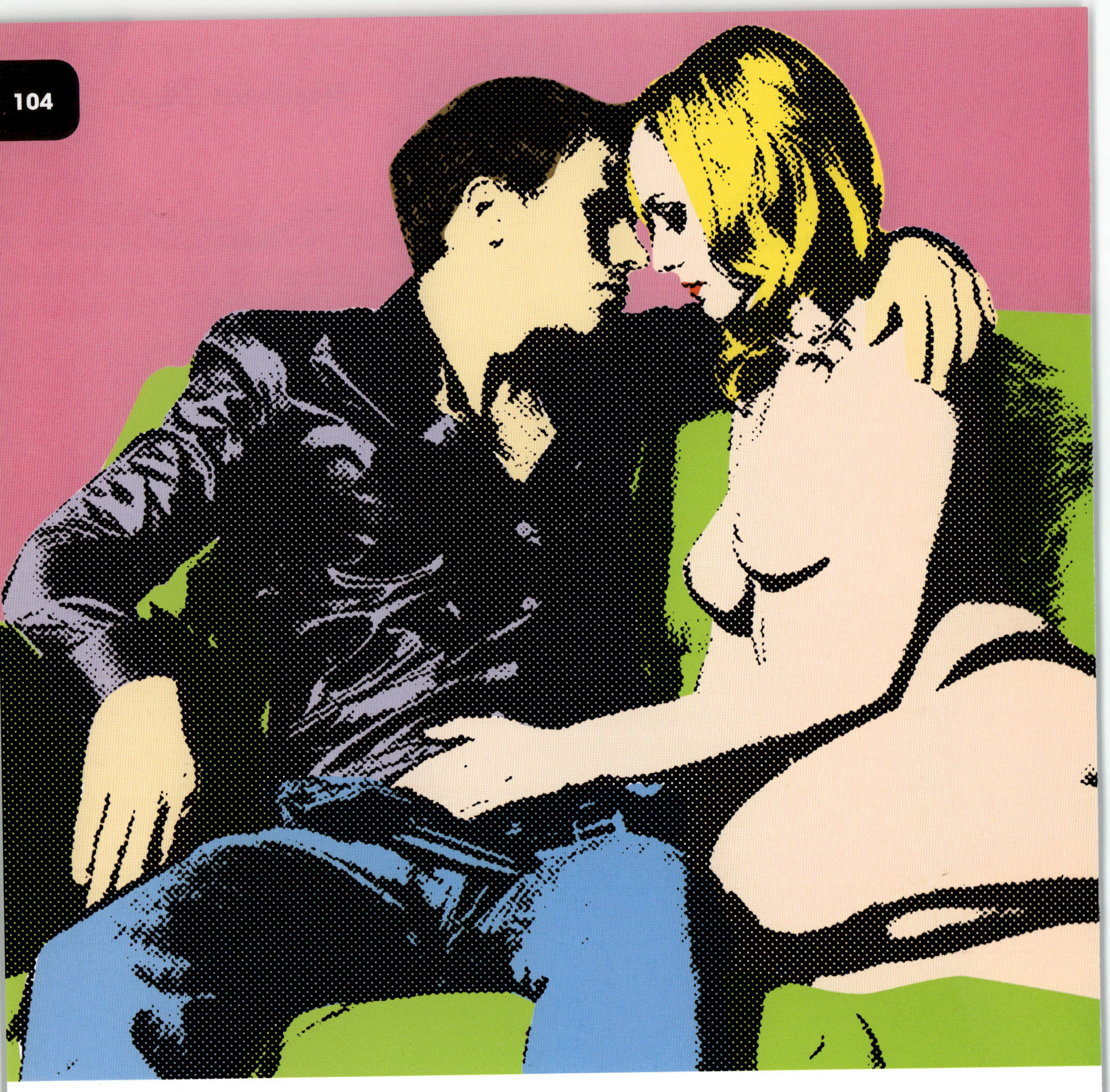

Nett *bitten*

Um sexuelle Gefälligkeiten bitten? Es überrascht wohl kaum jemanden, dass keiner darauf steht, um Sex gebeten zu werden. Womöglich noch mit der Frage: »Hast du Lust, mit mir zu schlafen?« Weniger sexy kann es wirklich nicht sein. Was also macht man, wenn man angetörnt ist? Wie kann man dem anderen seine Gelüste mitteilen, ohne ihn dabei abzutörnen?

Bei Ihnen stellt sich das leise Gefühl ein, dass der andere Lust auf Sex hat? In solchen Situationen kann eine wortlose Aufforderung sehr sexy sein. Wenn Sie gerade einen Film sehen, legen Sie einen Fuß in seinen/ihren Schoß und streichen damit über seinen Penis/ihre Vulva, um anzudeuten, wonach Ihnen gerade ist. Wenn Sie zwar in der gleichen Wohnung, aber ständig vor Ihren Laptops sitzen, schicken Sie eine E-Mail oder posten Sie im Chat »Wie wär's mit Sex?«.

Sie brauchen den anderen nicht um etwas Bestimmtes zu bitten, sondern sagen Sie einfach, was Sie mit ihm anstellen möchten. Versuchen Sie es etwa mit: »Es wär doch schön, wenn wir jetzt beide nackt wären!« oder »Magst du zum Spielen mit ins Schlafzimmer kommen?«. Oder wenn er Sie fragt, was Sie zum Abendessen

»Mit ›Ich würd gern an deinem Penis lecken!‹ oder ›Lust auf mehr Orgasmen?‹ liegen Sie kaum daneben.«

wollen, sagen Sie: »Dich. Jetzt gleich.« Kommt Ihnen billig vor? Mag sein. Tut es seine Wirkung? Besser, als man glaubt. Auch wenn der andere (noch) keine Lust hat, fängt es in seinem Kopf mit Sicherheit jetzt an zu rattern …

Schwierig ist es manchmal, wenn sich einer etwas ganz Neues wünscht. Sprechen Sie das aber direkt an, statt damit anzufangen, während Sie es gerade treiben. Sagen Sie, Sie haben das, was Sie wollen, im Fernsehen gesehen oder Sie haben davon gehört und sind neugierig. Wenn Sie Ablehnung befürchten, beginnen Sie so: »Es fällt mir schwer, es anzusprechen, aber …«, das weckt oft Verständnis. Wenn der andere gar nicht darauf steht, lassen Sie das Thema fallen.

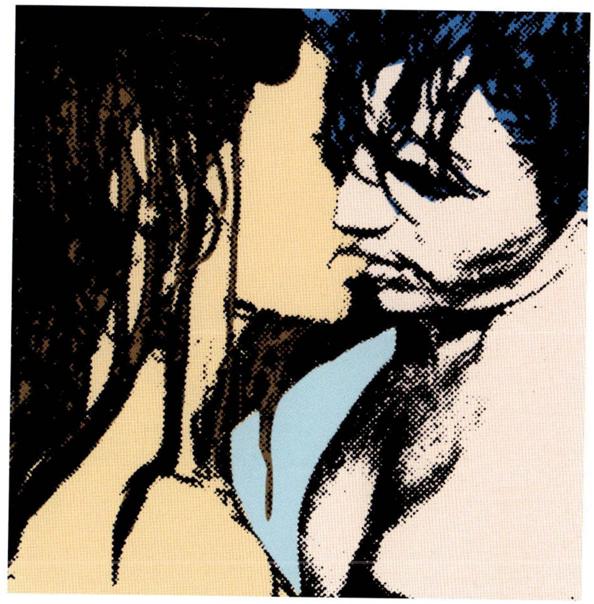

Gesellen Sie sich dazu, wenn der andere duscht. Überraschen Sie ihn oder sie: Steigen Sie ein, hocken Sie sich hin und verwöhnen Sie ihn/sie nach allen Regeln der Kunst. Es könnte eine ganz schön heiße Dusche werden.

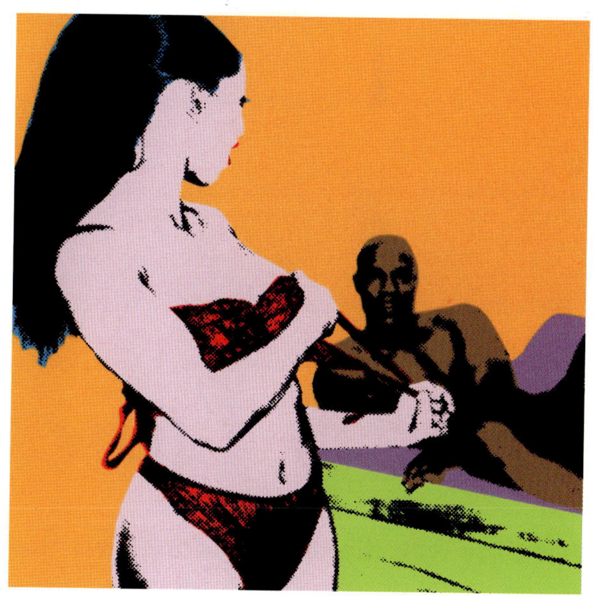

Machen Sie sich nackig. Während Sie von der Couch ins Schlafzimmer gehen, entledigen Sie sich lasziv Ihrer Kleidung, Stück für Stück. Oder Sie bieten Ihrem Partner einen spontanen Striptease.

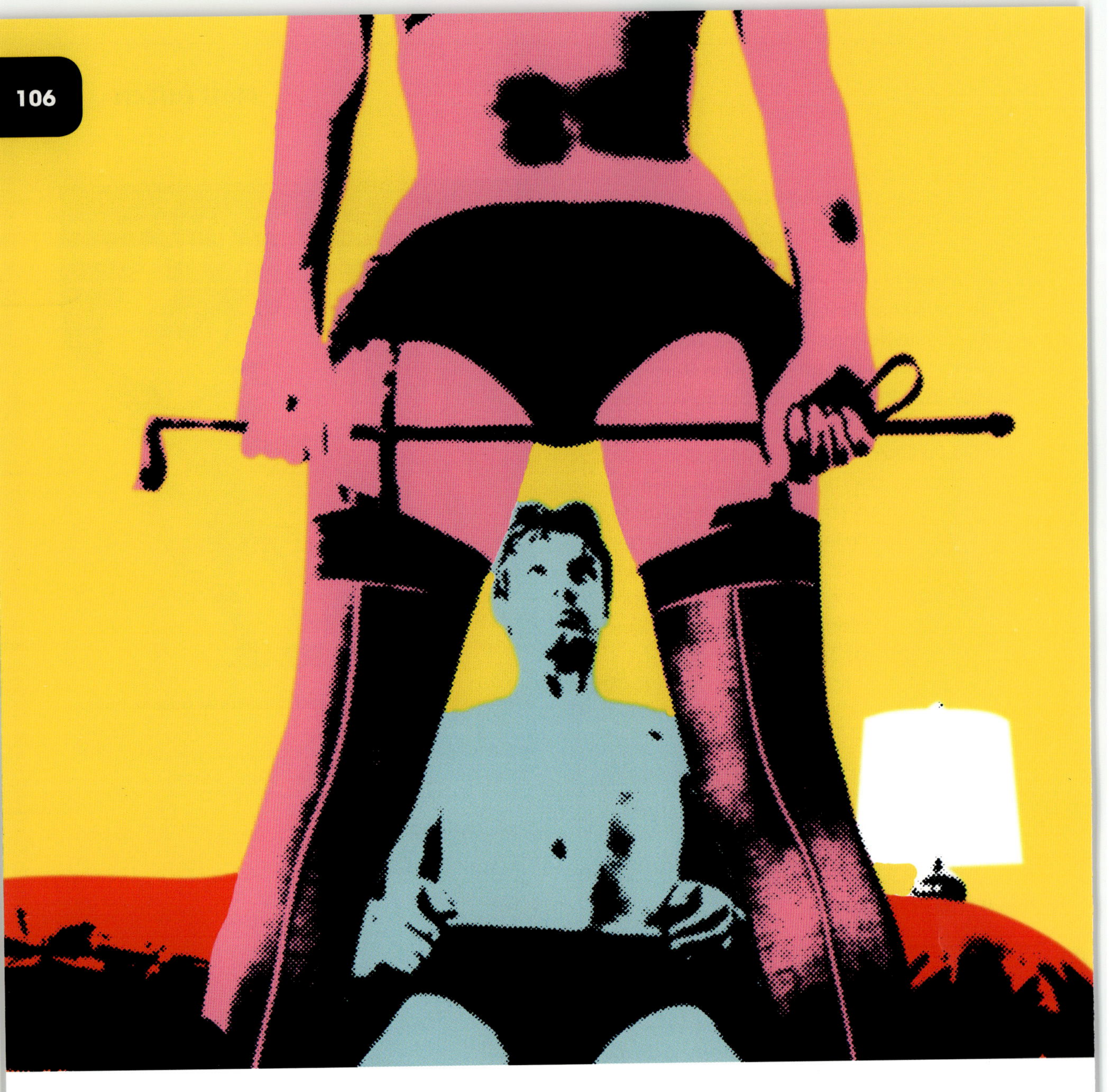

Frech *fordern*

Mit Dirty Talk die Verdorbenheit wecken Animalischer Sex ist mit am besten. Wenn Sie ringen, Biss- und Kratzspuren hinterlassen und einander die Kleidung vom Leib reißen – dann kann Ihre unbändige Lust schlecht mit zartem Liebesgeflüster oder höflichen Nachfragen einhergehen. Beim Dirty Talk fängt man soft an und arbeitet sich schrittweise zu den richtig dreckigen Sachen vor.

Wenn Sie die Atmosphäre mit einigen saftigen unanständigen Ausdrücken aufladen wollen, übertreiben Sie damit nicht gleich. Sie sollten ein Gespür dafür haben, welche verbalen Sauereien für Ihren Partner annehmbar sind, und seine Grenze nur ein bisschen überschreiten.

»Seine Worte haben mich so erregt – ich hätt nie gedacht, dass die devote Rolle so geil sein könnte.«

Umweltverträglich Auf der Post, im Supermarkt, beim Essen mit den Schwiegereltern – das sind Anlässe, bei denen man ordinäre Wörter besser nicht im Munde führt. Schmutziger Sex dagegen bietet die perfekte Gelegenheit, richtig Gas zu geben. Sagen Sie Ihr Lieblingswort oder einen aufreizenden Spruch unbedingt mit Bestimmtheit. Nervöses Gemurmel à la »Dein/e … hm … äh … ist so … äh … groß/nass/hart/eng!« vertreibt beim anderen jegliche Lust. Sprechen Sie kraftvoll und mit Überzeugung, denn wenn man schmutzige Wörter murmelt, klingt das immer gruselig.

GRANTS SEXKURSE Mein Tipp, wenn Sie kein Problem damit haben, die Dinge beim Namen zu nennen, Ihr Partner aber schon: Fassen Sie beherzt ein Körperteil an und fragen Sie, wie er ihn nennt. Ich ging mal mit einem Mädel, dem schon das Wort »Muschi« zu pornografisch war. Ich fragte sie und wir haben uns auf Mumu geeinigt. (Meinen Penis nannte sie Stachel, was mir zuwider war, weil ich damit etwas Kleines, Dünnes assoziiere – ein Bild, das man als Mann so gar nicht brauchen kann.)

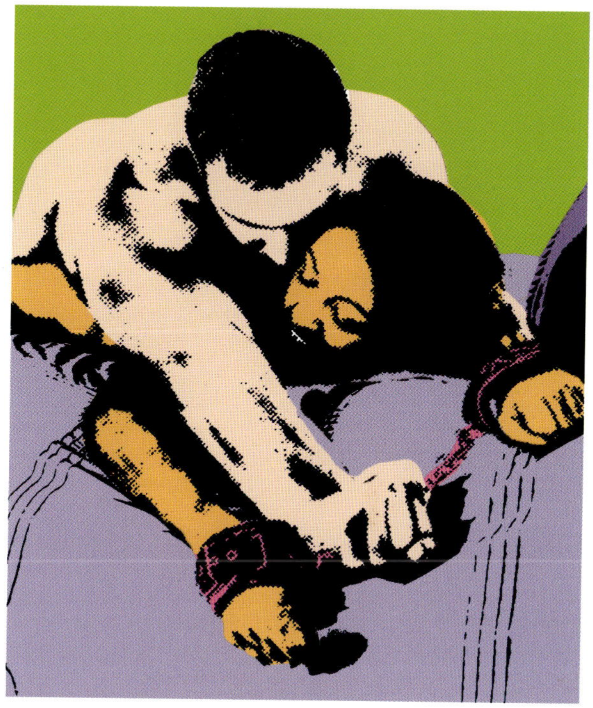

Ich bin der Boss! Solange es legal ist, können Sie befehlen, was Sie wollen. Auch wenn der andere nicht begeistert ist, so weiß er doch, dass es sich für ihn schon bald auszahlen wird, Ihnen zu gehorchen.

Besondere Kreativität ist nicht gefragt, streichen Sie »Lustgrotte« oder »Jadestab« also besser aus Ihrem Repertoire. Das hört sich einfach doof an.

Wer ist der Boss? Wenn Sie noch nicht festgelegt haben, wer die dominante und wer die devote Rolle spielt, entscheiden Sie das durch eine wilde Rangelei im Bett; es darf ruhig etwas gröber zugehen. Der Dominante bestimmt, wo es langgeht, und achtet darauf, wie gut der andere ihm gehorcht. Verkleiden Sie Ihre diabolischen Befehle als Kompliment: «Reck deinen herrlichen Arsch in die Höhe!« oder »Reib dein gigantisches Teil für mich!«. Wenn Sie sich dann so richtig als Tyrann fühlen, geben Sie nur noch direkte Anweisungen, die sich von mild bis scharf steigern: »Leck an meinen Eiern!« oder »Saug an meiner Klit!« wäre ein guter Einstieg.

Männer können keine Gedanken lesen. Deshalb sind wir froh, wenn Frauen im Bett klare Worte finden. Wer genau weiß, was seine Partnerin will, braucht sich nicht sinnlos abzumühen. Mit ein wenig Anleitung wird es für alle Beteiligten besser.

»Nachdem ich mich stundenlang abgemüht hatte, gestand sie mir, dass sie meine Cunnilingustechnik nicht mochte.«

Er denkt ...

Lernen Sie ihn kennen. Wenn man den Popsongs glaubt, sind die sexuellen Vorlieben aller Männer im Grunde gleich. Von wegen! Auch ein Mann möchte in der Kiste ganz er selbst sein dürfen. Am schnellsten erfahren Sie, worauf er steht, wenn Sie ihn danach fragen. So haben Sie die Chance, dafür zu sorgen, dass ihm Ihr gemeinsamer Sex auf Jahre hinaus in Erinnerung bleibt.

Wenn Sie einen Typen vergraulen wollen, lassen Sie sich auf Sex mit ihm ein, obwohl Sie keine Lust drauf haben. Wenn die Frau es unbeteiligt durchzieht, fragt er sich, wozu er sich überhaupt anstrengt. Wenn sie aber zeigt, dass sie es genießt, macht ihn das garantiert scharf.

»Es ist wahnsinnig sexy, wenn eine Frau den ersten Schritt macht!«

»Eine Frau, die für alles zu haben ist und beim dreckigen Sex immer noch einen draufsetzt, ist der ultimative Scharfmacher.«

Ihre Fantasien und Wünsche dürfen Sie ohne Weiteres mit ihm teilen. Er wird selbst welche haben oder ist schlimmstenfalls geschmeichelt, weil Sie so offen sind. Mein bester Sex war immer unerwartet, dreckig und/oder gefährlich.

»Er war so zärtlich, aber auch total versaut – keine Ahnung, wie er das gemacht hat. Das gehört zu meinen denkwürdigsten Bettgeschichten.«

Die Vulva ist empfindlich und muss – vor allem am Anfang – mit Fingerspitzengefühl behandelt werden. Wer mit fiebrigen, suchenden Fingern direkt auf sie loslegt, vertreibt die Lust oft schnell.

Die robuste Haut des Penis und unglaublich feste Erektionen sorgen dafür, dass Männer stärkeren Druck und hohes Tempo vertragen. Oft gefällt ihnen das sogar. Es wäre wenig zielführend, weibliche Genitalien genauso zu behandeln.

»Ich fühlte mich eher misshandelt als aufgegeilt. Ich hab's ihm gleich gesagt und er war froh darüber.«

Sie denkt ...

»Ich mag's auch mal etwas gröber beim Anfassen, aber erst muss sich die Lust langsam aufbauen.«

Bis Sie herausgefunden haben, worauf sie steht, bleiben Sie erst mal zärtlich; sonst fragt sie sich womöglich, ob Sie sie erregen oder verletzen wollen.

Venus oder Mars? Es heißt oft, dass wir den Körper unseres Partners so anfassen, wie wir selbst angefasst werden möchten. Deshalb greifen Männer oft mit mehr Kraft zu, während viele Frauen es langsamer und sanfter angehen – ob mit dem Mund oder den Händen. Bei gleichgeschlechtlichen Paaren ist das kein Problem, aber heterosexuelle Partner sollten sich über ihre Vorlieben austauschen.

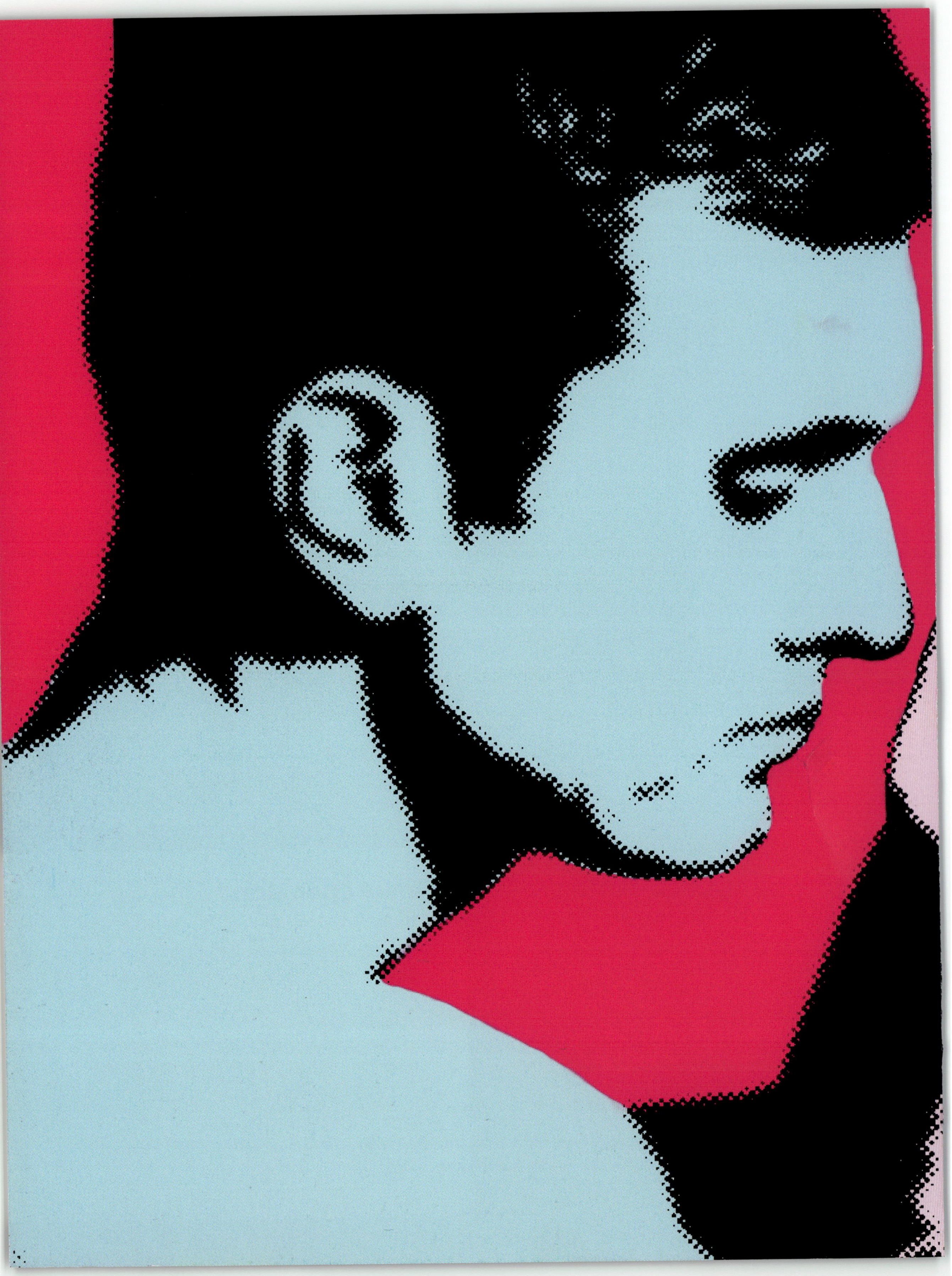

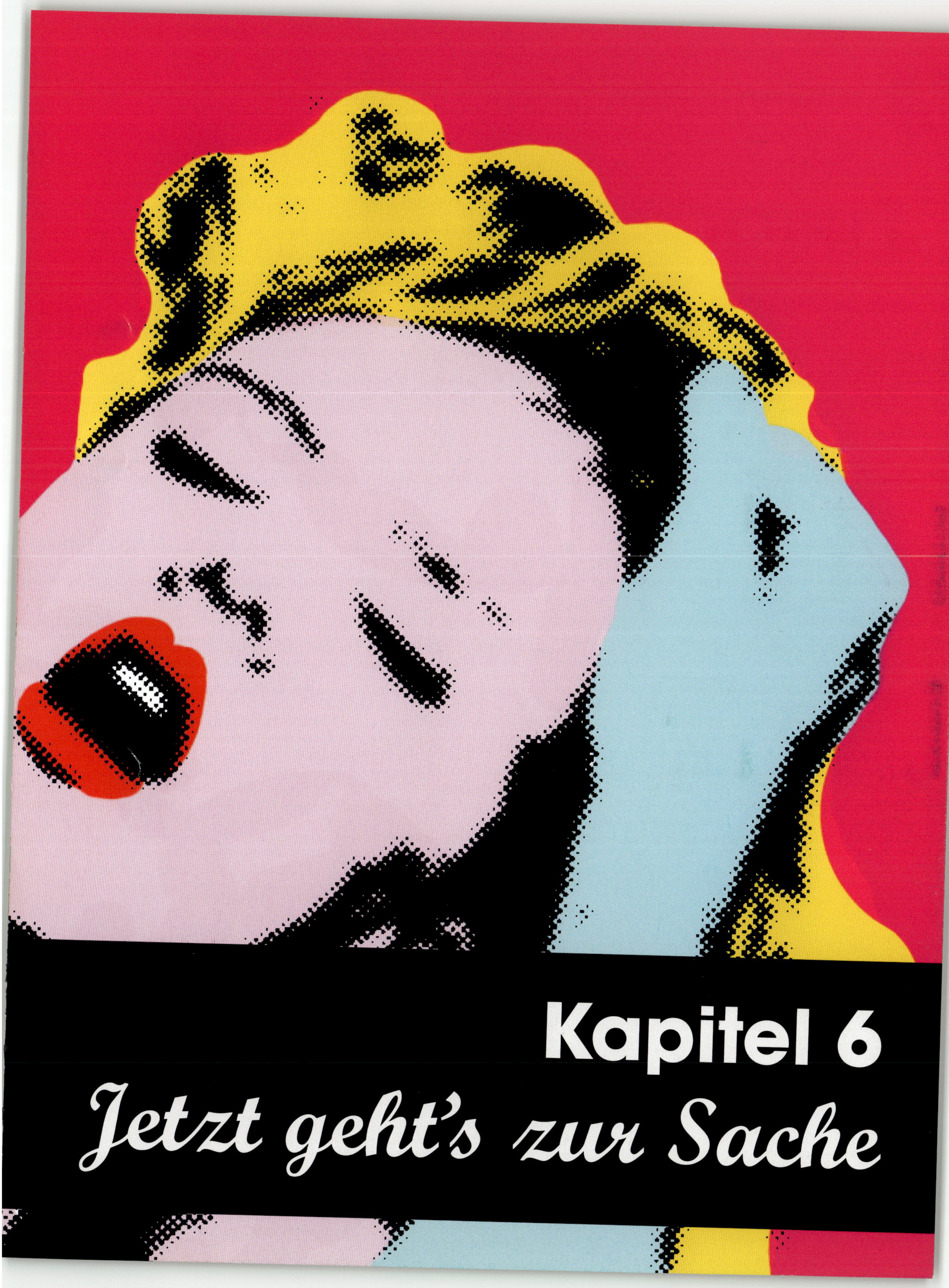

Kapitel 6
Jetzt geht's zur Sache

Fix oder *Slowfox?*

Vor- und Nachteile im Blick Kinofilme sollen rund 100 Minuten dauern und Bücher nach 300 Seiten zu Ende sein – nur beim Sex sind wir erfreulicherweise sehr viel flexibler, was die Dauer angeht. Aber was ist besser, lang oder kurz? Unser Tipp: Lassen Sie sich von Ihrer Stimmung leiten. Dennoch wollen wir allgemein auf die Vorzüge von Quickies einerseits und stundenlangen sinnlichen Sessions andererseits eingehen.

Manchmal ist Sex am besten, wenn er genießerisch, selbstlos, liebevoll und experimentell ist und den größten Teil des Wochenendes andauert. Andere Gelegenheiten schreien nach wildem, animalischem Sex in der Werbepause oder auf einer Flugzeugtoilette. Beides kann äußerst befriedigend sein.

Bummelzug Natürlich muss das erotische Spiel miteinander nicht die ganze Nacht über gehen, um die Frau am Ende zu befriedigen. Doch sie ist umso besser auf einen Orgasmus beim Geschlechtsverkehr vorbereitet, je mehr Zeit Sie vorher für das Küssen, Befingern und begeisterten, aber methodischen Oralsex (siehe voriges Kapitel) aufwenden. Sie kommen am besten sprichwörtlich langsam, dafür dann aber sicher ans Ziel.

Wenn Sie dazu stark und standhaft genug sind, können Sie dem anderen auch mehrmals den Höhepunkt verweigern. Kehren Sie im kritischen Moment einfach zum Küssen oder zum Oralsex zurück. So schrauben Sie die Lust Ihres Partners in ungeahnte Höhen. Wenn ihr oder sein lautstarker Protest droht, die Nachbarn zu alarmieren, sollten Sie allerdings besser nachgeben. Man nennt dies die Belohnung hinauszögern und kann damit den anderen lustvoll in den Wahnsinn treiben.

Wenn Ihr Zeitgefühl durch den Hormonrausch und den nackten Körper neben Ihnen beeinträchtigt ist, kann es helfen, den Ablauf mithilfe einer verführerischen Playlist zu gliedern, damit die Sache sich nicht unendlich ausdehnt (siehe Kasten auf Seite 78).

> Man kann den anderen ***scharfmachen und lustvoll quälen***, indem man ihm **den Höhepunkt verweigert.**

Er sagt: Jungs, wenn ihr öfter mal schneller fertig seid, als euch lieb ist – was auf bis zu 40 Prozent aller Männer zutrifft –, könnt ihr den Sex in die Länge ziehen, indem ihr an der Dramaturgie dreht. Sex muss ja nicht jedes Mal einer festen Reihenfolge folgen: erst küssen, dann fummeln, Oralsex und einige Lieblingsstellungen, die zum Orgasmus führen. Fangt stattdessen wie bei einem Tarantino-Film mal in der Mitte an und arbeitet euch abwechselnd mal nach vorne und mal nach hinten durch. Wenn es insgesamt etwas lahm wird und ein Durchhänger droht, erhöht man die Spannung mit bewährten Moves und Scharfmachern; wird es zu heiß und der »point of no return« steht kurz bevor, sorgt man eben für Abkühlung. So bleibt ihr nicht nur länger im Spiel, sondern werdet auch dynamischere und spannendere Partner.

Express Quickies sind großartig und man sollte sie auf keinen Fall verschmähen. Sie können ungezügelt, animalisch und schmutzig sein und vermitteln Ihrem Partner unmittelbar, welche Gefühle Sie ihm entgegenbringen (siehe *»Reicht-die-Zeit-noch-dafür?-Stellungen«*, Seite 124f.). Sobald Sie in Stimmung sind, sollten Sie unbedingt die Gelegenheit ergreifen und sich den stürmischen Spaß gönnen. Das bringt nicht nur Ihnen Befriedigung, sondern zeigt auch Ihrem Partner, dass er immer noch animalische Gelüste in Ihnen hervorruft. Vergessen Sie nicht, dass es zwar wichtig zu wissen ist, wie man seinen Partner sexuell befriedigt, dass guter Sex jedoch keineswegs bedeutet, dass beide Partner oder auch nur einer dabei zum Höhepunkt kommt. Eine schnelle Nummer ohne Orgasmus kann

Ein ***Schnellschuss*** bringt's nicht, aber eine **flotte, versaute Nummer** hat durchaus etwas für sich.

Sie durchaus scharfmachen für eine spätere Gelegenheit.

In meinen sexlosen Teenagerjahren glaubte ich (Grant), dass Männer schlecht im Bett sind, wenn sie schnell kommen. Weit davon entfernt, tatsächlich selbst Sex zu haben, schwor ich mir, wenn es so weit wäre, würde ich unbeschreibliches Stehvermögen aufbringen. Ich würde es die ganze Nacht lang tun, ganz so, wie man es in den R&B-Balladen im Radio immer hörte. Ich war vielleicht überrascht, als die freundliche Frau, die mich von meiner Jungfräulichkeit erlöste, mir mitteilte, dass der Sex mit mir langweilig sei und zu lange dauerte! Das Fazit: Ein Schnellschuss bringt's nicht, aber eine flotte, versaute Nummer hat durchaus etwas für sich.

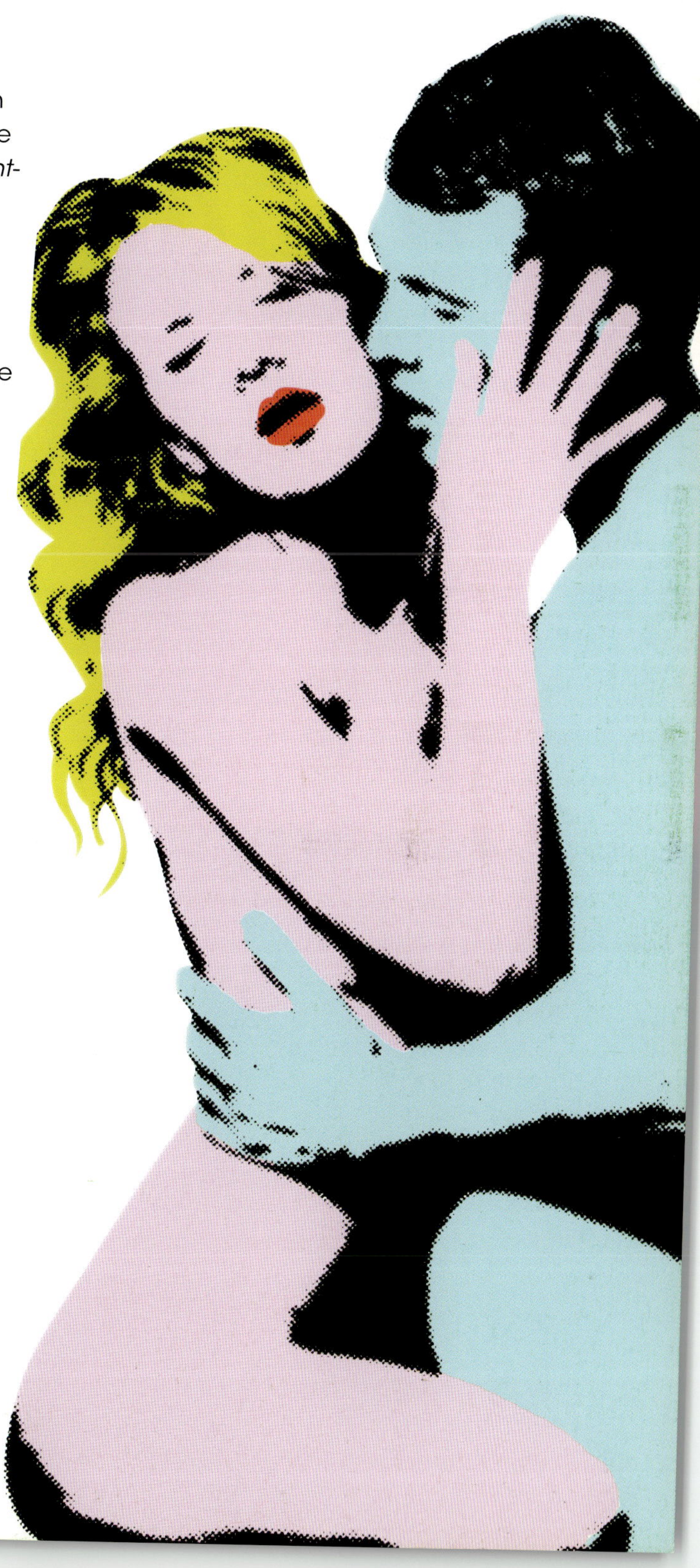

Safety first – *nie ohne Gummi!*

Sexy Wege, sich in Latex zu hüllen
Nicht nur Autos können sexy und gleichzeitig sicher sein. Das trifft auch auf Kondome zu und mittlerweile gibt es hier eine enorme Auswahl: genoppte, gerippte, feuchte, welche, die den Samenerguss hinauszögern, und besonders gefühlsechte. Es liegt an Ihnen – lernen Sie, das Kondom kreativ, selbstsicher und erotisch ins Spiel zu bringen.

Am besten ist es, immer eine Auswahl an verschiedenen Kondomen vorrätig zu haben: welche aus Latex und latexfreie, glatte und genoppte, mit oder ohne Aroma und Beschichtung. Wenn Sie sich gemeinsam für eines entschieden haben, streifen Sie es so sexy wie möglich über. Das muss keine unangenehme, hektische Aktion sein. Bauen Sie das Überziehen in den Sex ein, dann können Sie entspannt bleiben und es entsteht keine peinliche Unterbrechung. Jeder hat seine bevorzugte Methode. Der Schlüssel liegt darin, das Kondom anzulegen, ohne sich von dem wunderbaren Sex ablenken zu lassen, den man schon bald haben wird.

Bitte nach dir! Entscheiden Sie, wer das Einkleiden des Penis übernimmt. Üben Sie ruhig vorher, wenn es Ihnen unangenehm ist oder Sie unsicher sind: als Mann beim Masturbieren, als Frau mit einer Banane oder einem Dildo. Einige Männer möchten lieber, dass die Frau es macht, besonders wenn sich beim Kontakt mit dem Gummi leicht die Erektion verabschiedet.

Das Abrollen Sie wissen, wer übernimmt – jetzt geht es darum, wie es gemacht wird. Sie müssen das Überziehen nicht mit dem Mund hinkriegen, damit es verführerisch wirkt. Diese Methode ist sowieso nur geeignet, wenn Sie sie wirklich beherrschen, denn dabei entstehen schnell Löcher im Kondom. Wir empfehlen, die Hände zu nehmen. Rollen Sie das Kondom bis zum Ansatz des Penis ab. Normalerweise bleibt ein wenig Gummirand übrig, denn Kondome sind länger als ein Standardpenis. Reicht es nicht bis zur Peniswurzel, brauchen Sie ein größeres.

Machen Sie Ihrem Partner ein Kompliment, wenn Sie das Kondom überstreifen. Packen Sie seinen Penis und sagen Sie z. B.: »Gib mir dein geiles Teil!«, »Ich kann's kaum erwarten, dich in mir zu spüren!« oder was immer Sie feuchter und seinen Penis noch steifer macht.

Die Flamme am Brennen halten

Vergessen Sie nicht, sich zu küssen, zu streicheln und weiterhin anzufassen, während Sie mit dem Gummi beschäftigt sind. Wenn Sie wegen des Kondoms alles plötzlich abbrechen, was mit Nacktheit, Hautkontakt oder Sex zu tun hat, kippt die Stimmung, weil sich dann erst mal alles nur ums Überstreifen dreht – und Männern vergeht dabei schon mal ganz schnell die Lust. Daher ist es gar nicht schlecht, wenn sie sich nicht selbst um das Kondom kümmern müssen. Denn so können sie den köstlichen Anblick, die Geräusche und den Geschmack von Sex genießen, während ihr Penis von Ihnen für den Sex fertig gemacht wird.

Gut verpackt Ist das Kondom einmal übergestreift und frei von Luftblasen (falls beim Abrollen welche entstanden sind, drücken Sie sie unbedingt heraus, bevor es losgeht), steht er vielleicht auf eine kurze Schleckerei oder Saugerei (ohne Zähne!), bevor es so richtig losgeht.

Tragen Sie danach etwas Gleitmittel auf das Kondom und am Scheideneingang oder Anus auf. Wenn Sie dabei den Penis rhythmisch reiben, hilft das seiner Erektion auf die Sprünge, falls diese vorübergehend etwas an Kraft verloren hat. Da selbst feuchte Kondome immer nur ganz leicht beschichtet sind und Gleitmittel auf Wasserbasis relativ schnell unwirksam werden, nehmen Sie lieber zu viel als zu wenig. Spätestens nach einem Dutzend Stößen werden Sie feststellen, dass sich das Ganze nicht mehr zu glitschig anfühlt.

Sicherer Sex kann sexy sein. Mit Kondomen lässt sich das Risiko einer Schwangerschaft und einer Infektion mit sexuell übertragbaren Krankheiten wie HIV, Chlamydien und Gonorrhö erheblich minimieren. Das gilt zumindest dann, wenn sie richtig angelegt sind. Darüber hinaus dienen sie wie ein Sexspielzeug dazu, die Lust zu steigern. In einer landesweiten repräsentativen Studie in den USA fand mein (Debbys) sexualwissenschaftliches Forschungsteam an der Indiana University heraus, dass der Sex mit Kondom bei Amerikanern zwischen 14 und 94 Jahren normalerweise ebenso erregend, lustvoll und orgasmisch ist wie ohne. Die jüngeren Männer und Frauen fanden Sex mit Kondom manchmal sogar besser als ohne.

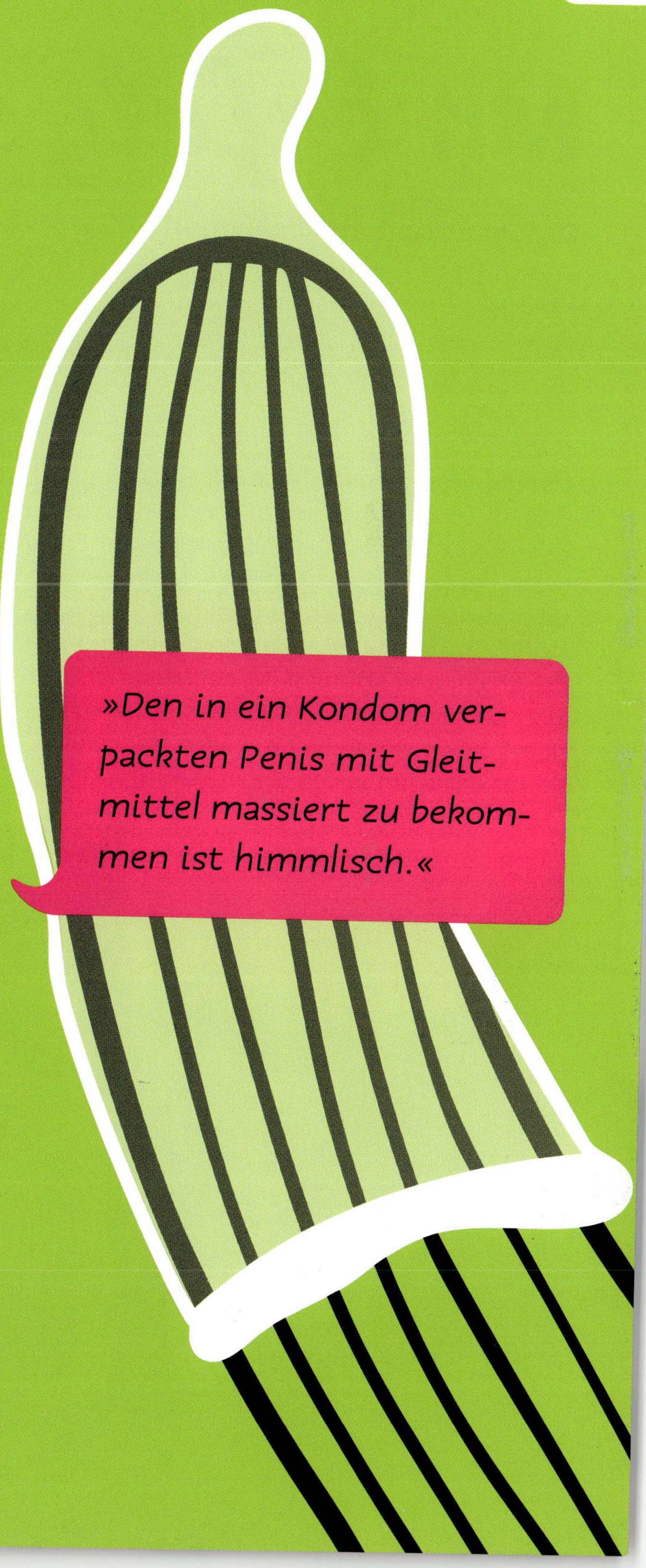

»Den in ein Kondom verpackten Penis mit Gleitmittel massiert zu bekommen ist himmlisch.«

Mit Erfolgsgarantie

Orgasmusbetonte Stellungen Ein kurzer Blick ins Kamasutra zeigt, dass es schwindelerregend viele Sexstellungen gibt, an denen man sich versuchen kann. Aber wie bei Eissorten hat jeder seine persönlichen Favoriten und was den einen anmacht, lässt den anderen völlig kalt. Doch einige Stellungen sind anscheinend bei allen beliebt – und das aus gutem Grund.

Coital-Alignment-Technik Diese abgekürzt CAT genannte Praktik ist eine der wenigen wissenschaftlich erforschten Sexstellungen. Es wurde nachgewiesen, dass Frauen mit ihr lernen können, beim Geschlechtsverkehr mit einem Mann zum Orgasmus zu kommen. Dabei handelt es sich um eine Abwandlung der Missionarsstellung, bei der sie mit angewinkelten Beinen auf dem Rücken liegt. Es gibt Varianten, bei denen sie ihre Beine um seinen Körper schlingt, dann ist aber die Hebelwirkung weniger ausgeprägt. Die Schultern des Mannes sollten etwas oberhalb von ihren sein. Statt der Stöße ist die Bewegung hier langsam und mahlend, während beide ihre Becken aneinanderreiben. Für das weibliche

Bei der CAT *reiben Sie* Ihre Becken **langsam und mahlend** aneinander.

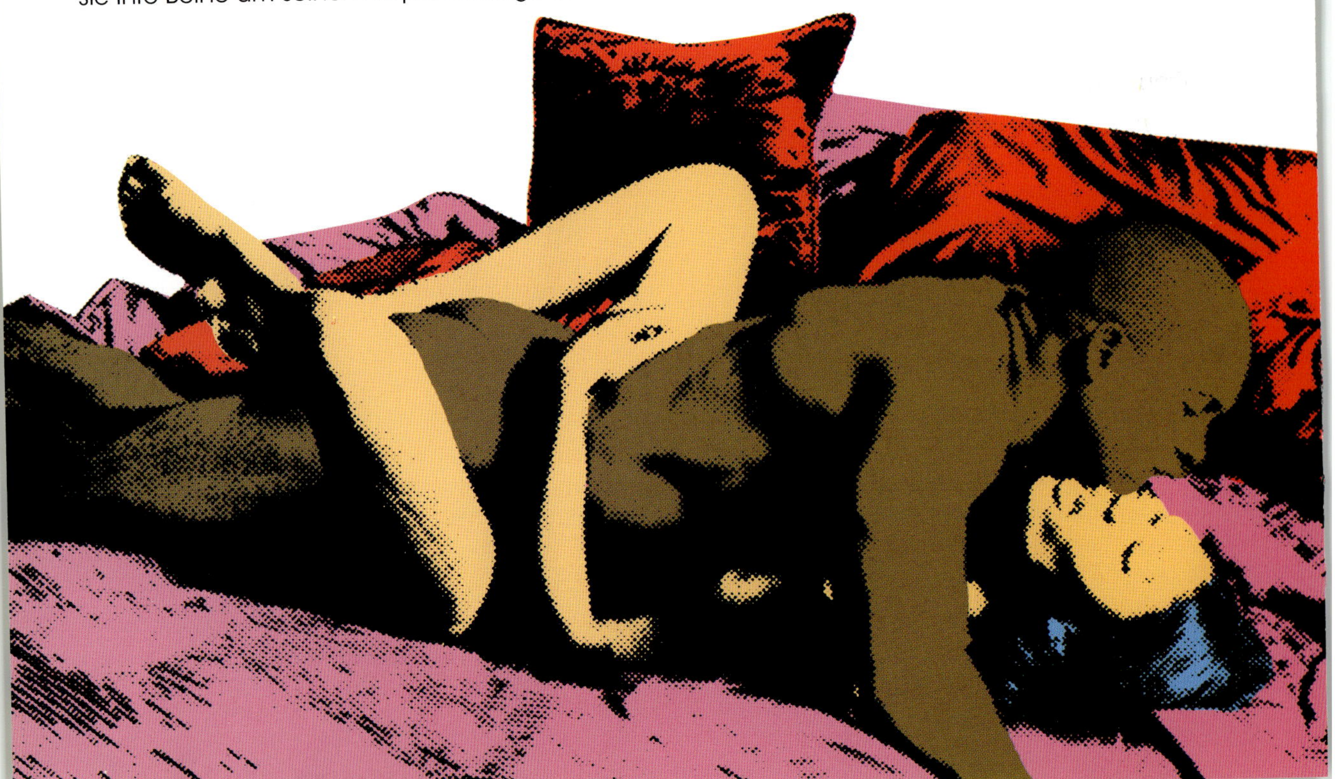

Lustempfinden ist das sehr wirksam, denn die Klitoris wird dabei kontinuierlich stimuliert. Außerdem spannt die Frau meist den Beckenboden an, um ihren Unterleib an seinen gedrückt zu halten – auch das verstärkt ihre Erregung und lässt sie leichter zum Höhepunkt kommen. Man spürt dabei die Nähe und kann den anderen küssen und beim Sex miteinander reden. Das alles steigert die Lust enorm.

Frau oben Sitzt die Frau auf dem Mann, hat sie die Kontrolle darüber, in welchem Winkel und wie tief der Penis in sie eindringt. So kann sie z. B. bewirken, dass der Penis ihren G-Punkt an der vorderen Scheidenwand stimuliert, indem sie sich zurücklehnt, wenn sein Penis eher nach oben gebogen ist. Probieren Sie die umgekehrte Reiterstellung (dabei drehen Sie ihm den Rücken zu), wenn sein Penis nach unten zeigt.

Wenn Sie als Frau beim Sex gern die dominante Rolle übernehmen, empfiehlt sich diese Stellung ebenfalls. Jede Ihrer Bewegungen erregt ihn ein bisschen mehr, Sie können seine Lust also nach Herzenslust steuern.

Bei Frau-oben-Stellungen hat der Mann die Hände frei, um ihre Klitoris und ihren Po zu befingern – zu ihrem Vergnügen, aber auch zu seinem eigenen.

Hündchenstellung Manche mögen's flott; und andere schmutzig. Zwar ist im »doggie style« (Von-hinten-Stellung) nicht nur ein versauter Quickie möglich, aber die Stellung eignet sich hervorragend dafür.

Die Frau kann auf allen vieren kauern und den Rücken gerade halten oder den Oberkörper ablegen und nur den Po nach oben recken. Männer, die viele kräftige Stöße brauchen, um zum Orgasmus zu kommen, stehen total auf diese Stellung. Sie ist auch ideal für Frauen, die sich gern an den Haaren packen lassen oder sehr tiefe, feste Stöße mögen, was kaum eine andere Stellung zulässt.

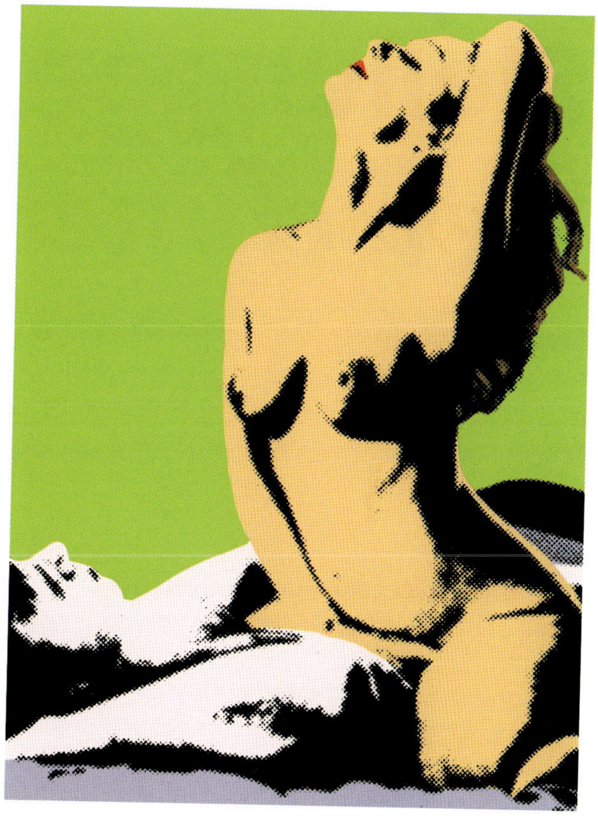

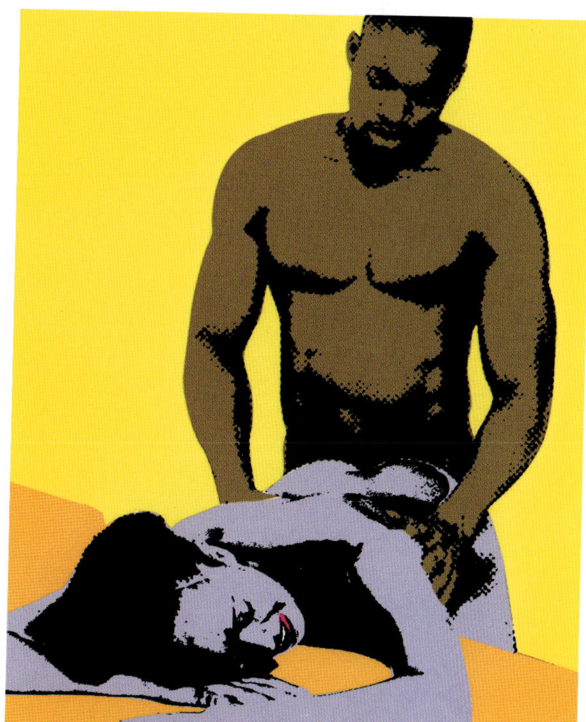

Stellungen zum *Verschmelzen*

Liebe machen Sex kann alles Mögliche sein: manchmal einfach ein herrlich versauter Spaß, manchmal ein inniger Ausdruck der zärtlichsten Empfindungen, die man einem geliebten Menschen entgegenbringt. In bestimmten Stellungen kann eine so große emotionale Nähe entstehen, dass sich die Grenzen auflösen und gar nicht mehr zu spüren ist, wo man selbst aufhört und wo der anderen anfängt.

Die gute alte Missionarsstellung

Nicht ohne Grund ist sie weltweit die populärste Sexstellung: zum einen, weil sie sehr einfach ist, zum anderen, weil die meisten Menschen sie so bequem finden. Der Mann oben kann unterschiedliche Positionen einnehmen, er kann auf der Partnerin liegen oder sich aufrichten, damit er besser zustoßen kann. Und natürlich kommt man entspannt leichter zum Höhepunkt, ein weiterer Grund, warum diese Stellung so verbreitet ist. Sie hat außerdem sehr romantische Aspekte, die Beteiligten sind sich sehr nah und können

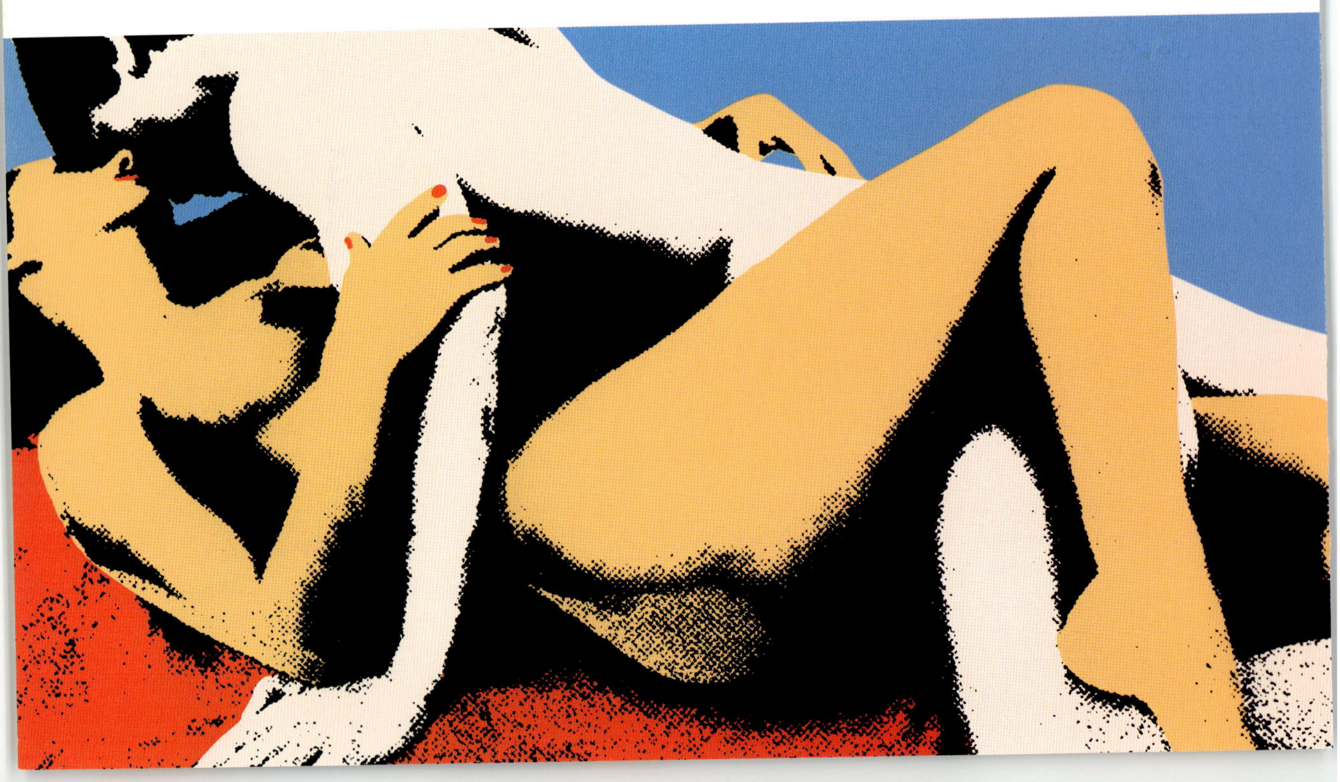

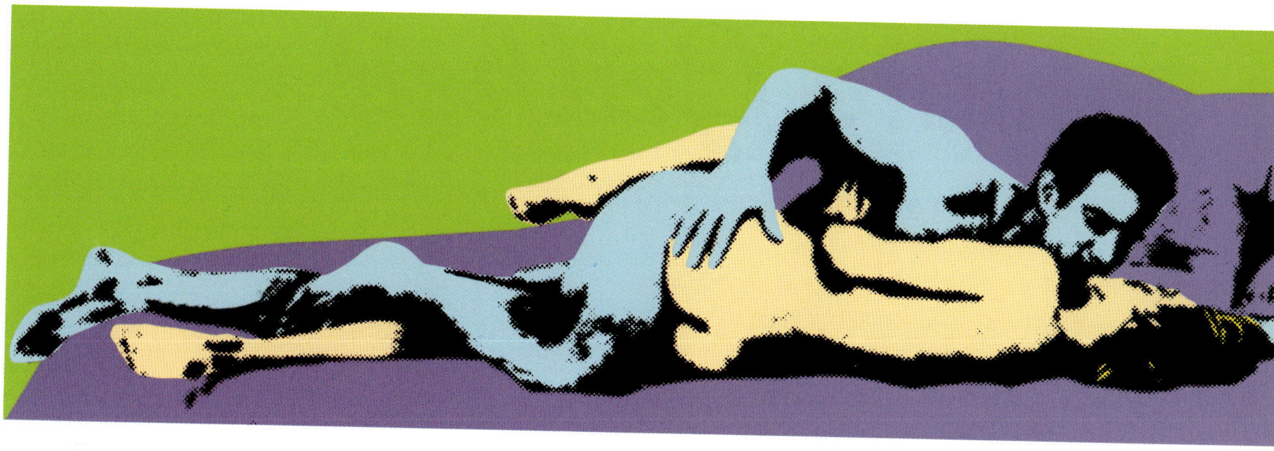

sich gegenseitig gut küssen. Sofern es im Zimmer nicht zu dunkel ist, können sie einander auch tief in die Augen blicken.

Verschränkt (von vorne) Bei dieser Variante sehen Sie und Ihr Partner sich an und können miteinander reden, sich süße Schweinereien zuflüstern, mit den Haaren des anderen spielen und sein Gesicht oder die Brust streicheln.

Legen Sie sich seitlich nebeneinander hin und schauen Sie sich dabei in die Augen. Dann spreizt die Frau ihre Beine und rutscht so weit zum Partner hin, dass er eindringen kann. Dazu sollte ihre Scheide bereits feucht sein, entweder vor Lust oder mithilfe eines Gleitmittels.

Bei einer anderen Variante lehnt sich der Mann im Stehen oder kniend an die Bettkante und die liegende Frau reckt ihre Beine senkrecht nach oben und verschränkt die Knöchel (was die Scheide verengt). Selbst wenn man sich dabei nicht aneinanderschmiegt, kann man doch lange, liebevolle Blicke wechseln und so die Intimität steigern.

Entspannt kommt man ***leichter zum Höhepunkt*** – deshalb ist die **Missionarsstellung** auch so **beliebt**.

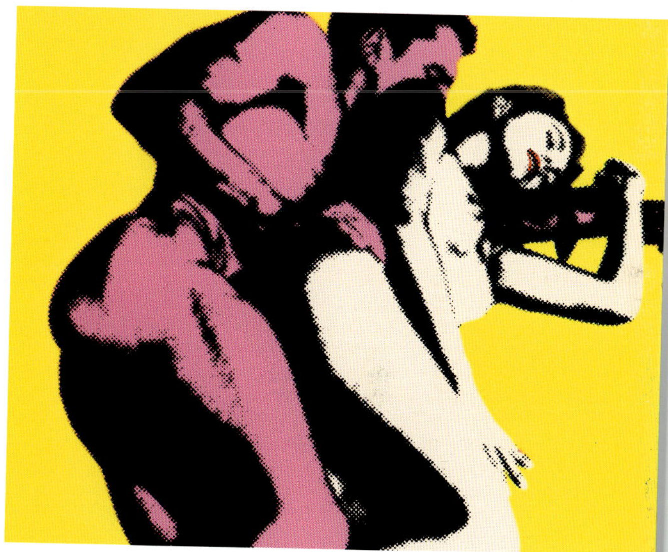

Löffelstellung Viele Paare löffeln gerne beim Fernsehen auf der Couch oder beim Einschlafen im Bett. Diese Stellung ist jedoch auch wunderbar, wenn es um sehr intimen Sex geht. Man hat viel Hautkontakt und der hinten liegende Mann kann beim Geschlechtsverkehr den Nacken und die Wangen der Frau küssen und liebkosen. Sie kann nach hinten an seinen Körper fassen oder mit seiner Hand ihren Busen massieren. Das Löffeln eignet sich am besten für langsame Liebesspiele, nicht für schnelle, harte Stöße. Und in der Schwangerschaft wird dabei ihr Babybauch geschont.

Schiere *Geilheit*

Purer Sex, der sich verdammt gut anfühlt Die folgenden Stellungen sieht man oft in Pornos, weil sie optisch viel hermachen und mehr als gewagt sind. Es lohnt sich auch deshalb, sie auszuprobieren, weil die Geschlechtsteile der Partner dabei in ganz unterschiedlichen Winkeln aufeinandertreffen. Vergessen Sie die Romantik – hier geht's um harten, ungezügelten Sex.

Die Ramme Der Name sagt schon alles, Sie können sich denken, dass es bei dieser Stellung nicht um emotionale Nähe und Intimität geht. Die Frau begibt sich in den Schulterstand, zieht die Beine an und legt dann ihre Knie neben den Ohren ab; so sind ihre Genitalien völlig entblößt. Der Mann lehnt sich über ihren Unterleib, stützt sich mit den Armen ab und dringt in sie ein. Die

Bei der ***»Ramme«*** zeigt die Penisspitze **auf den G-Punkt** und massiert ihn.

Frau platziert ihre Füße so, dass sie ihre Hüften bei Bedarf gut bewegen kann. In dieser Stellung muss er den Penis etwas nach unten drücken,

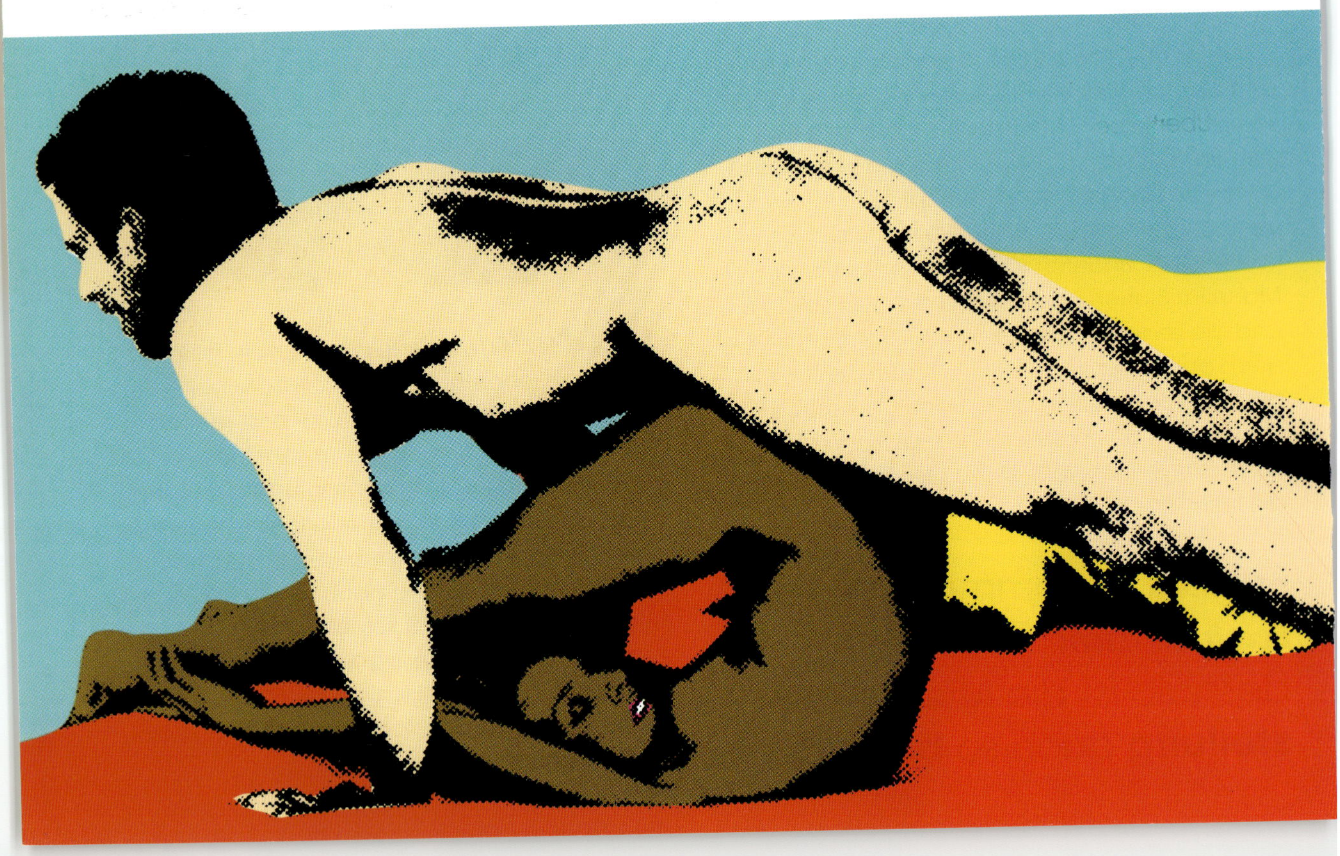

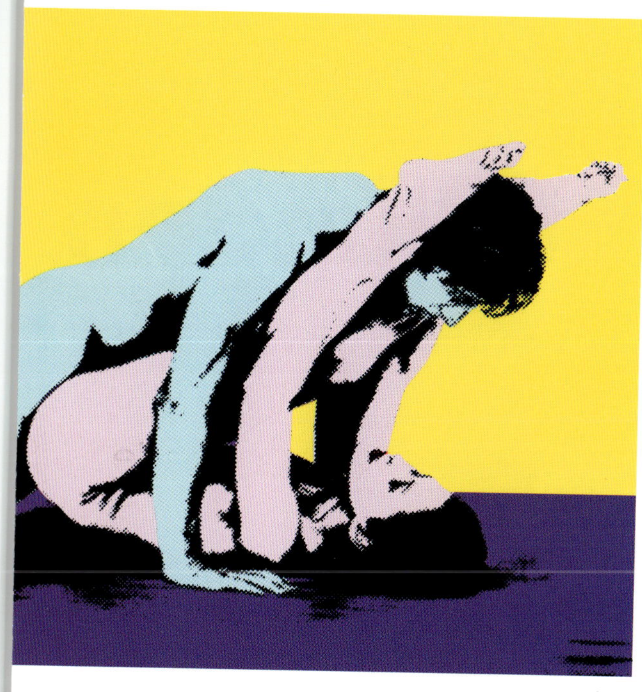

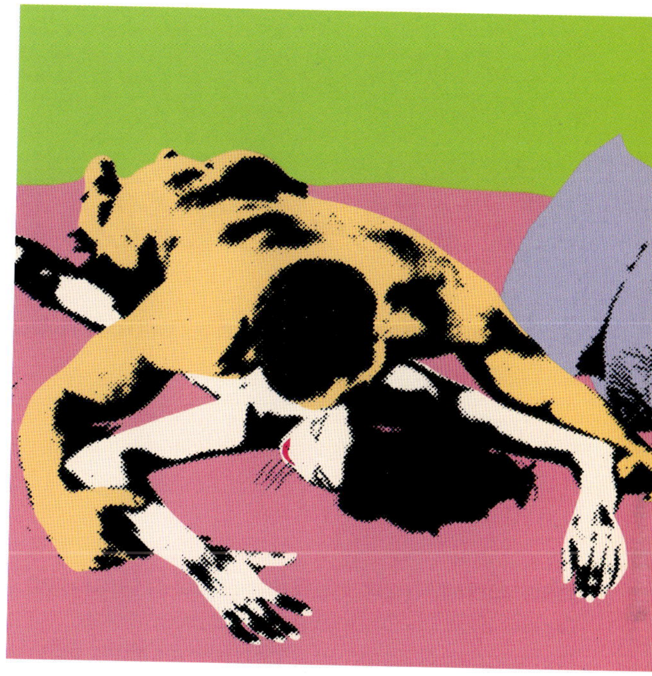

um eindringen zu können, da ein erigierter Penis meist mindestens einen 90-Grad-Winkel zum Körper bildet. Es kann sich unglaublich erregend anfühlen, da der Penis wie eine Feder gespannt wird. Übertreiben Sie es aber nicht und biegen Sie ihn nicht so weit ab, dass es unbequem wird. Bei dieser Stellung massieren die Penisspitze und der Eichelrand den G-Punkt, beim Analverkehr mit einem männlichen Partner dessen Prostata.

Knie zu den Ohren Dies ist eine aufgemotzte Variante der Missionarsstellung, bei der die Frau sozusagen in der Mitte gefaltet wird: Sie schwingt ihre (fast) gestreckten Beine hoch und immer weiter, bis ihre Zehen oberhalb vom Kopf auf dem Untergrund aufsetzen. Nun kann sie ihre Beine selbst mit den Händen halten oder der Mann stützt sich leicht auf ihren Fußknöcheln auf und hält sie fest. Dabei werden nicht nur die Tiefe und der Winkel variiert, in dem der Penis eindringt, sondern die Frau hat auch eine gute Sicht auf das Rein und Raus – ein Anblick, der viele antörnt.

Wenn die Frau nicht gelenkig genug ist, kann sie ihre Waden oder Knöchel auf die Schultern des Mannes legen. Oder ihm ihre Zehen synchron zu seinen Stößen ins Gesicht stoßen oder in den Mund stecken, wenn er darauf steht.

Heißer Verkehr bäuchlings Diese sehr sexy und innige Stellung geht wie das Löffeln (siehe Seite 119), nur dass die Frau dabei auf dem Bauch liegt. Der Mann kann sich auf sie legen und dann experimentieren, um herauszufinden, was beiden besonders behagt. Die Frau spreizt ihre Beine weit oder sie presst sie zusammen; hält sie sie zusammen, platziert der Mann seine Beine außen neben ihren. Der Mann kann sich auch mit gespreizten Beinen hinknien, ihren Po packen, leicht schlagen, die Backen auseinanderziehen, ihn einfach nur bewundern … oder vielleicht einen Finger hineinschieben.

Die Frau muss aber nicht passiv bleiben, nur weil sie unten liegt: Sie kann einfach ihre Hände unter ihren Körper schieben und ihre Lust selbst in die Hand nehmen.

Das-ist-wohl-nicht-dein-Ernst-Stellungen

Was Sie wenigstens einmal probiert haben müssen Wenn Sie dereinst alt und grau im Pflegeheim sitzen, Ihnen der Sabber übers Kinn läuft und Sie an Sex nur noch – hoffentlich viele – glückliche Erinnerungen haben, sind es wahrscheinlich spektakuläre Stellungen wie die folgenden, die Ihnen am ehesten einfallen werden. Und Sie werden sich vielleicht darüber freuen, wie fit und beweglich Sie einmal waren.

Der Lehnstuhl Für diese Stellung brauchen Sie viel Kraft im Oberkörper, und zwar beide Partner (Sie wussten ja schon immer, dass sich die Liegestützen und der Trizeps-Aufbau eines Tages auszahlen würden). Der Mann sitzt mit ausgestreckten Beinen da und lehnt sich etwas nach hinten. Die Frau setzt sich auf seinen Schoß, lehnt sich zurück und stützt sich auf ihre Unterarme. Dann legt sie erst das eine und dann das andere Bein auf seine Schultern. Dies ist eine

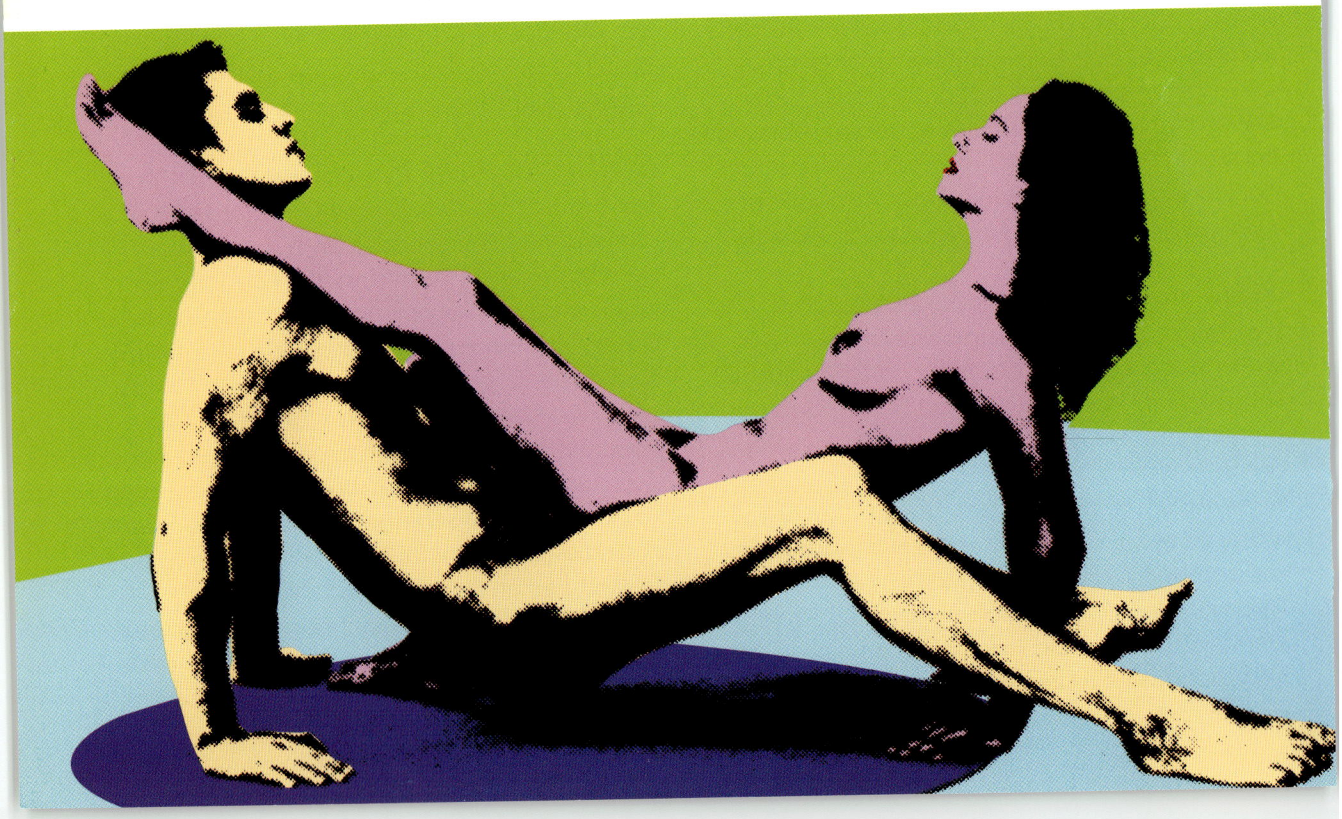

eher gemächliche Stellung, bei der die Frau ihr Becken mittels Hebelwirkung auf und ab und vor und zurück bewegen kann (sofern ihre Kraft und Beweglichkeit dies gestatten).

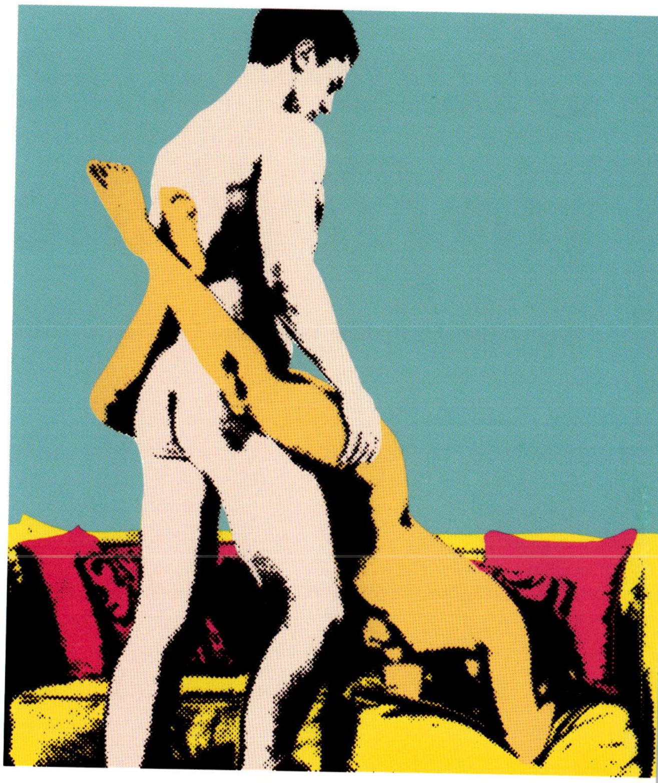

Die Schubkarre Hierfür muss der Mann stark sein und einen sicheren Stand haben, denn er trägt das Hauptgewicht seiner Partnerin. Sie stützt sich nur auf die Hände, ihr Körper hängt in der Luft und ihr Partner hält sie an den Beinen und stößt und stößt und stößt. Diese Stellung ist für beide Partner äußerst anstrengend und daher wahrscheinlich nicht sonderlich orgasmisch. Aber Sie werden sich später gerne daran erinnern.

Wenn Sie die »Schubkarre« erwägen, sehen Sie das als *Sportfest* **für Erwachsene!**

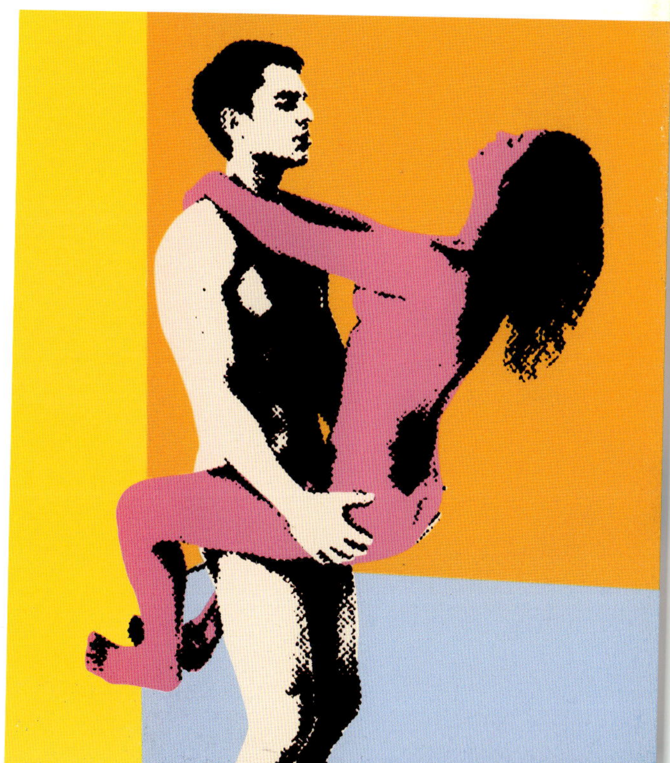

In der Luft Hierbei spielt das Vertrauen eine große Rolle. Zudem muss der Mann ausgesprochen kräftig sein, um die Stellung zu meistern. Als Erstes springt die Frau mit einem Satz in die Arme des Mannes. Ganz recht: erst hüpfen, dann eindringen! (Es ist nicht ungefährlich, im Sprung auf einen erigierten Penis zu zielen; man sollte auch extreme und ruckartige Bewegungen vermeiden, während der Penis eingeführt ist.) Sobald er sie aufgefangen hat und trägt, können beide sich küssen und dann mit gemeinsamen Bewegungen den Penis in die Scheide einführen. Am ehesten ist dann eine Auf-und-ab-Bewegung möglich, dabei gibt der Mann mit seinen Händen den Takt vor. Andere Richtungen kommen bei dieser Position kaum infrage. Ist ein Stellungswechsel angesagt, geht der Mann am besten zu einer Küchenanrichte, einer Kommode oder einem Tisch in der richtigen Höhe und setzt die Frau darauf ab. Je nach Lust und Laune kann der Sex fortgesetzt werden, ohne dass er die Frau in der Luft halten muss.

Reicht-die-Zeit-noch-dafür?-Stellungen

Reizvolle Quickie-Stellungen bei einem engen Terminplan Arbeit, Kinder und Haushalt können zusammen dafür sorgen, dass Ihr Sexleben zu kurz kommt. Es ist leicht, dies achselzuckend mit einem »So ist das Leben!« abzutun, aber ein dauerhafter Sexmangel führt zu immer weniger Lust und immer noch weniger Sex. Durchbrechen Sie den Teufelskreis mit heimlichen Quickies.

Lusthäppchen zum Appetitanregen Bei Erwachsenen sind Knutschen, Streicheln, gegenseitige Masturbation und Oralsex meistens das Vorspiel vor der eigentlichen Veranstaltung. Denken Sie aber mal zurück an Ihre Teenagertage, als das alles noch nicht nur Mittel zum Zweck war. Versetzen Sie sich in dieses Alter zurück und testen Sie mal wieder alle diese Zutaten einzeln für sich an.

Ein **Sexsnack** überbrückt die Durststrecke – und zeigt Ihrem Partner Ihre *Abenteuerlust*.

Mit einem solchen Sexsnack überbrücken Sie locker die Durststrecke, bis Sie wieder mehr Zeit haben – und erinnern Ihren Partner daran, dass Sie durchaus für ein echtes Abenteuer zu haben sind und nicht nur die Person, der er samstags im Supermarkt immer hinterherlatscht.

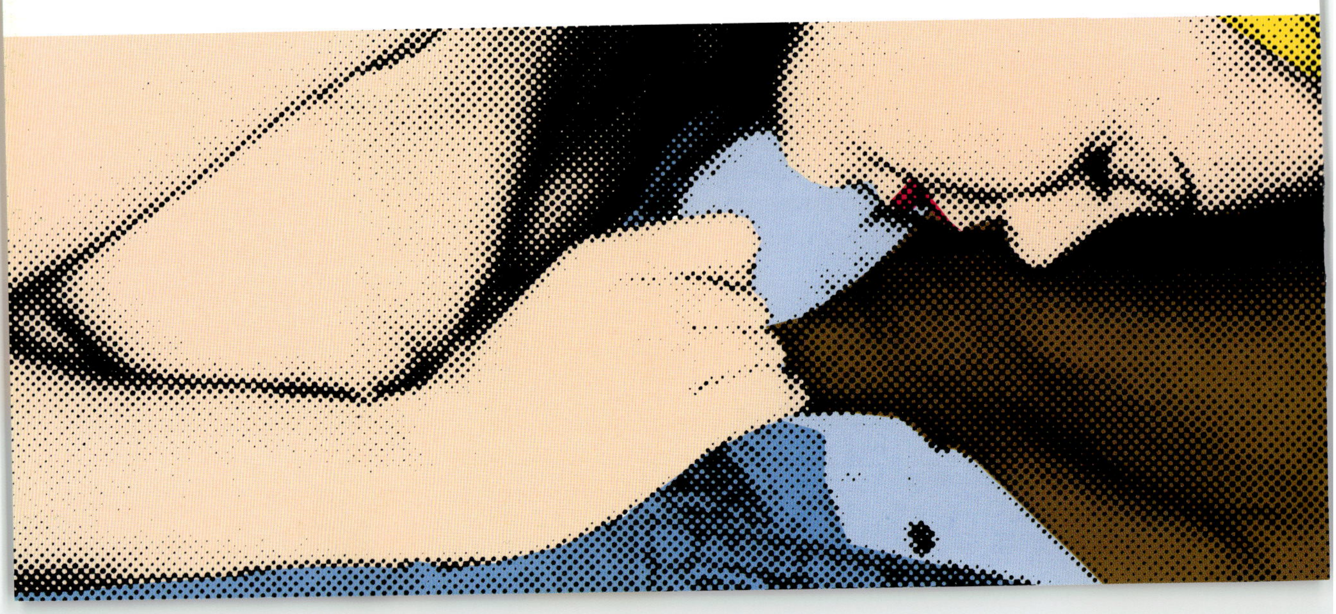

Sex im Stehen klappt gut, wenn die Frau **High Heels** trägt und ihr Becken nach hinten kippt.

Die richtigen Voraussetzungen Bei schnellem Sex darf die Kleidung nicht im Weg sein: ein Rock, den man hochschieben kann; ein String, den man nur zur Seite zieht; ein Hosenschlitz, an dem man nicht ewig herumknöpfen muss. In solcher Kleidung können Sie es flott von hinten im Stehen treiben. Spreizen Sie als Frau die Beine und legen Sie Ihre Hände an die Wand, als ob Sie gefilzt werden sollen – das ist besonders wirkungsvoll, wenn Sie auf Unterwerfung stehen. Die Stellung eignet sich super für Sex in einem steckengebliebenen Aufzug, einer Vorratskammer oder einer Umkleidekabine.

Sex im Stehen von hinten klappt gut, wenn die Frau High Heels trägt und ihr Becken nach hinten kippt. Von vorne geht's auch, abhängig vom Größenverhältnis wird das aber schnell anstrengend. Wenn die Frau ihr Becken nach vorne kippt, kann der Mann leichter eindringen. Legt sie ihm ein Bein oder beide Beine um die Taille, wird die Vereinigung formvollendet … sofern er fleißig in der Muckibude war.

Auf die Schnelle Wenn Sie unter Zeitdruck stehen, weil Sie einen wichtigen Termin haben oder für Gäste kochen, die jede Minute aufkreuzen können, ist dies eine großartige Stellung: Die Frau sitzt mit hochgeschobenem Rock und zur Seite gezogenem Slip auf einem Schreibtisch, Esstisch oder der Küchenanrichte. Der Mann braucht nur noch herbeizueilen und sie im Stehen zu nehmen. Leichter geht's nicht. Dabei können Sie in den zwei bis fünf Minuten, bis das Telefon klingelt oder die Schwiegereltern vor der Tür stehen, auch noch gut herumknutschen.

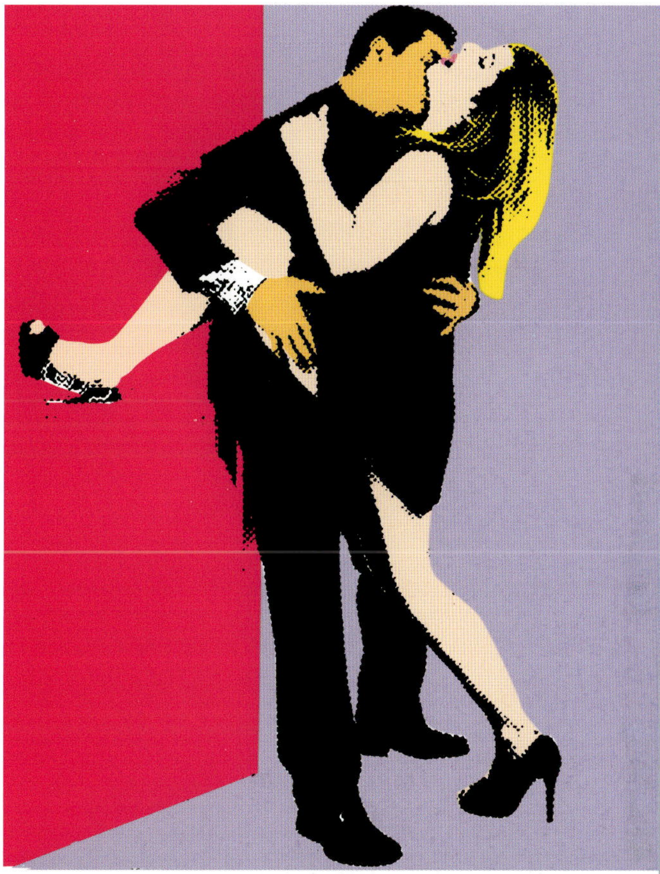

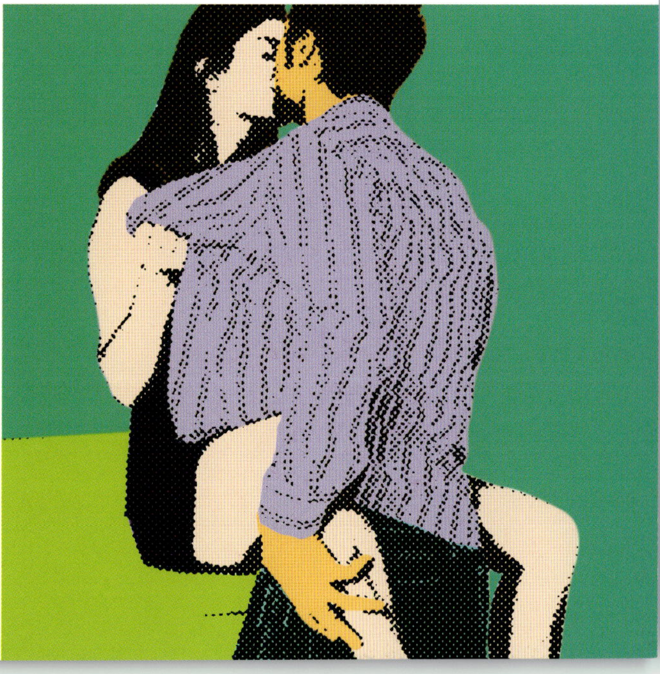

Ja, Herrin ...

In fremde Rollen schlüpfen Bereits kindliche Doktorspiele sind eine Art des sexuellen Rollenspiels. Vielleicht haben Sie damals eine verbotene Erregung gespürt, als ihre geheimen Stellen von einem kindlichen Arzt oder einer Schwester begutachtet wurden. Sie und ihre Spielkameraden haben ein Szenario erschaffen, in dem man die Teile, die man selbst nicht hat, ungeniert anschauen durfte.

Arzt-und-Patient-Spiele gibt es auch bei Erwachsenen, die gerne mal in andere Rollen schlüpfen. Doch das ist bei Weitem nicht alles. Wenn Ihnen Rollenspiele fremd sind, kommen Sie sich am Anfang wahrscheinlich blöd vor und müssen erst einmal Ihre Vorurteile überwinden – das ist leichter gesagt als getan. Manche Menschen verkleiden sich, um ihre Rolle noch intensiver auszuleben, aber einige der folgenden Szenarien kommen ganz ohne Requisiten aus. Fangen Sie mit etwas Unkompliziertem an; beim nächsten oder übernächsten Mal können Sie auf Wunsch mehr schauspielern.

Aufriss an der Bar Dieser Einstieg ist ganz einfach: Sie verabreden sich in einer Bar – idealerweise in einer, in die Sie sonst nie gehen. Ziehen Sie sich etwas an, das Ihr Partner noch nie an Ihnen gesehen hat. Derjenige, der als Zweiter eintrifft, kommt nach einem flüchtigen Blickkontakt herangeschlendert und macht Smalltalk. Ab hier können Sie vorgehen, wie Sie möchten. Vielleicht versuchen Sie, das Jagdfieber von früher wieder aufleben zu lassen, und machen es dem anderen schwer. Der muss nun alle Register ziehen, um Sie rumzukriegen. Bleiben Sie auch zu Hause in der Rolle und widerstehen Sie der Versuchung, alles wie immer zu machen. Sie haben die Chance, sich spielerisch in einen anderen Menschen zu verwandeln oder wenigstens einen eventuell vernachlässigten Charakterzug von sich auszuleben. So wecken Sie auch Erinnerungen an die spannende Zeit, als Sie sich kennengelernt haben.

> Fangen Sie mit ***etwas Unkompliziertem*** an, später können Sie **mehr schauspielern.**

Herr und Sklave Ein Partner begibt sich freiwillig in die Hände des anderen und macht alles, was ihm befohlen wird. Wenn einer von Ihnen ohnehin dominanter ist, wird es besonders prickelnd, wenn dieser die Sklavenrolle übernimmt. Die Kundschaft der Dominastudios

Noch nicht überzeugt? Es ist viel leichter, Hemmungen abzulegen, wenn man jemand anderen spielt. Deshalb werden Sie in Rollenspielen Sachen beim Sex ausprobieren, an die Sie sich sonst nie heranwagen würden. Spanking, das leichte Schlagen auf den Po des anderen, haben Sie vielleicht noch nicht im Programm, aber zu einem Lehrer-Schüler-Szenario gehört es dazu. In einer festen Partnerschaft peppen Rollenspiele das Sexleben auf, weil Sie dabei verschiedene Paardynamiken durchspielen können.

besteht übrigens in der Regel aus Machtmenschen. Erniedrigt, hilflos und dem Willen eines anderen Menschen unterworfen zu sein ist für sie völlig ungewohnt; deshalb hat es einen starken erotischen Reiz. Sowohl die Herren- als auch die Sklavenrolle hat viele Anhänger. Gehen Sie es langsam an: Lassen Sie den anderen einige Befehle befolgen und finden Sie heraus, welche Rolle Ihnen mehr zusagt. Wenn Sie weitergehen wollen, sollten Sie ein Safeword vereinbaren (siehe *Fesselnde Spiele*, Seite 138f.).

Lehrer und Schüler Der Schüler ist seinem Lehrer ausgeliefert – eine klassische Situation.

Verwandeln Sie sich **in jemand anderen** oder leben Sie verschiedene Aspekte ***Ihrer Persönlichkeit*** aus.

Es könnte bei einem Rollenspiel z. B. darum gehen, dass der Schüler bei einem Regelverstoß erwischt wurde und bestraft werden muss. Vielleicht hat er oder sie die Schule geschwänzt oder abgeschrieben. Die Strafe könnte eine altmodische Züchtigung sein, bei der der Schüler übers Knie gelegt wird und den Hintern versohlt bekommt. Oder der Schüler versucht, den Lehrer mit sexuellen Gefälligkeiten dazu zu bringen, dass er ihn nicht nachsitzen lässt.

Callgirl und Freier Die Frau schickt dem Mann per SMS den Namen eines Hotels und eine Zimmernummer. Hier trifft der Kunde das Callgirl und wird über die angebotenen Dienste und ihre Preise informiert. Er sagt ihr, was er will, und legt die entsprechende Summe auf den Tisch. Der Partner kann in diesem Spiel ganz unverblümt sagen, was er sich wünscht; und Sie können seinen Wunsch erfüllen, ablehnen oder Ihren Preis dafür verlangen.

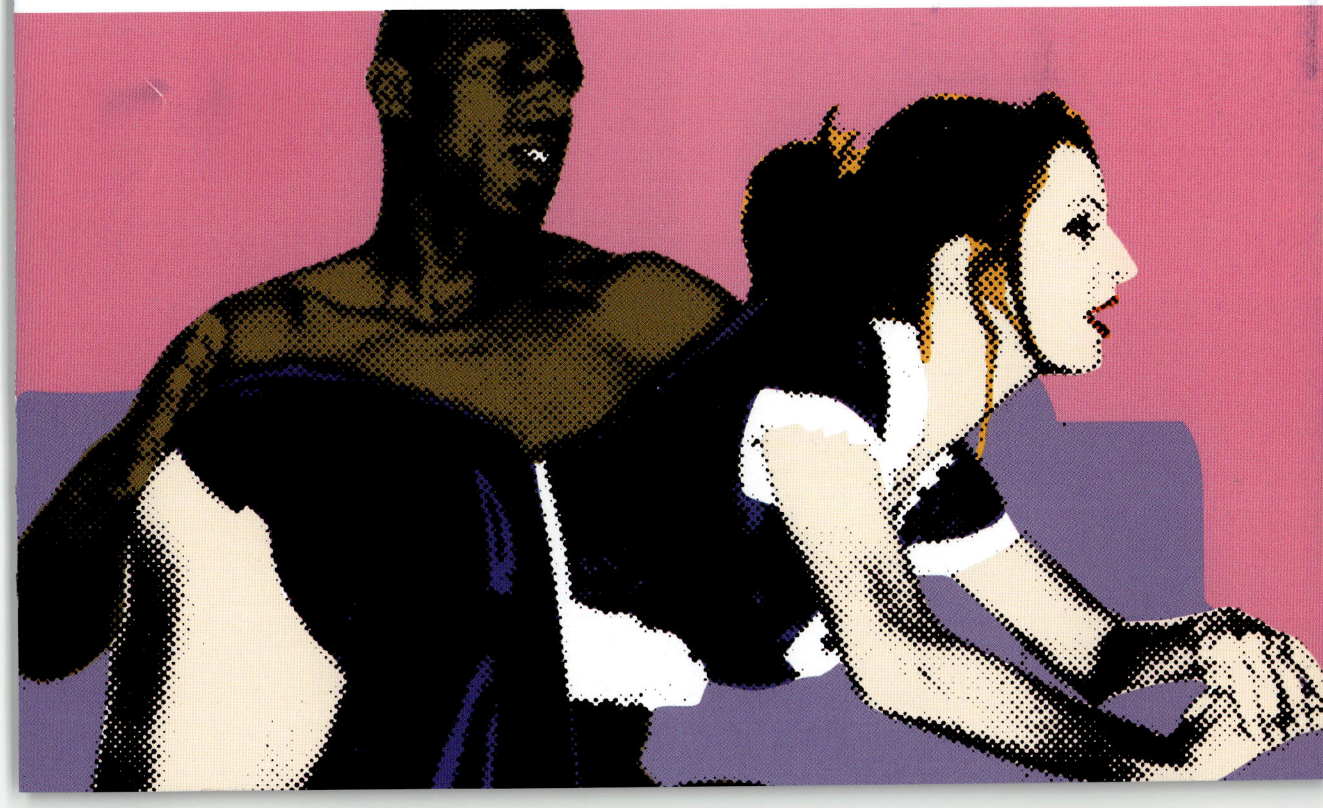

Wenn ich eins über Sex gelernt habe, dann dass jeder anders ist. Am Aussehen oder am Beruf kann man nie erkennen, was ein Mensch mag. Wer zu seiner Sexualität steht und dem Partner gegenüber ehrlich ist, hat in der Regel auch ein erfülltes Sexleben.

»Ich hätte nie gedacht, dass er auf Bondage steht. Ich bin so froh, dass ich es vorgeschlagen habe!«

Sie denkt …

Bei Männern und Frauen gibt es mehr Gemeinsamkeiten als Unterschiede, doch auf bestimmte ausgefallene Sexpraktiken stehen überwiegend Männer. Sie verkleiden sich als Frau oder werden zum Spanner oder Exhibitionisten. Frauen können ihren Exhibitionismus jeden Tag problemlos durch sexy Kleidung ausleben, Männer dagegen tragen tagein, tagaus einen Anzug, höchstens mal Shorts.

»Ich stand nie auf Dirty Talk, bis er mich dazu mal überredet hat. Er hat mir gezeigt, wie aufregend es ist, so hemmungslos zu sein.«

Frauen bekommen oft zu hören, dass sexuelle Abenteuer pervers sind, doch das stimmt in den wenigsten Fällen. Wenn Sie Ihre Frau zu etwas Ausgefallenem bringen wollen, verkaufen Sie das als lustvolles Experiment, nicht als etwas, wofür man sich schämen muss.

»Er hat meine Füße verehrt und massiert – ich war einfach nur geschmeichelt.«

Viele Frauen denken, sie sind nicht sexy genug, wenn ihr Partner etwas Ungewöhnliches vorschlägt. Wecken Sie ihre Abenteuerlust: Sagen Sie ihr, dass Sie diese eine Sache schon lang mal ausprobieren wollten und sie auch ihr gefallen könnte.

»Nach anderthalb Jahren hab ich meiner Freundin gesagt, dass ich gern einen Dreier hätte. Ich war vielleicht erleichtert, als sie meinte, das sei auch ihre Lieblingsfantasie!«

Teilen Sie dem anderen mit, dass Sie seinen Fantasien und Vorlieben völlig vorurteilsfrei begegnen. Sogar bei einer kurzen Affäre lohnt es sich, ein wenig Vertrauen aufzubauen: Ungehemmt macht Sex mehr Spaß!

Meine eigenen Vorlieben sind eher schlicht, aber ich habe schon viel Spaß dabei gehabt, die Ideen von anderen auszuleben. Ich bin begeistert, wenn mir jemand seine schmutzigen Fantasien anvertraut.

»Ich hatte eine Freundin, die sich gern fesseln ließ. Mich hat daran vor allem angetörnt, wie heiß es sie machte.«

Er denkt …

»Sie beschrieb mir genau, was ich nachher mit ihr machen sollte – ich war sofort geil!«

Stehen Sie zu Ihren Vorlieben! Wenn Sie Spanking lieben, sagen Sie, dass Sie sich freuen würden, es mit ihm zu machen. Vielleicht steht er ja selbst drauf.

Ausgefallene Vorlieben beim Sex gelten als etwas Schändliches, das man geheim hält und höchstens in speziellen Internet-Chatrooms zugibt. Diese Heimlichtuerei und Verleugnung geht so weit, dass viele von uns sich der eigenen Fantasien nicht richtig bewusst sind. Nehmen Sie sich Zeit, sich darüber klar zu werden, was Sie scharfmacht. Und wenn Sie sich trauen, erzählen Sie es Ihrem Partner.

Tantrisch tändeln

Eine Welle erotischer Energie Westlicher Tantrasex ist nicht das Gleiche wie die spirituellen Tantrapraktiken des Ostens, auch wenn beides fälschlicherweise oft gleichgesetzt wird. Den Fehler machen wir ganz bestimmt nicht. Doch findet man auch in der westlichen Tantrapraxis allerhand Techniken, die den Sex noch besser machen. Hier finden Sie einige, die durchaus einen Versuch wert sind.

Gemeinsame Rituale Mit einem Ritual machen Sie den Sex zu einem besonderen und wichtigen Ereignis und heben ihn aus dem Alltag heraus. Manche Paare beginnen damit, einander auszuziehen und zusammen ein Glas Wein zu trinken. Andere nehmen ein gemeinsames Bad und waschen einander dabei. Üblich ist es auch, am Anfang das Schlafzimmer mit Blumen und Kerzen zu dekorieren und Musik zu spielen. Sie können sich auch einige Minuten lang umarmen.

Einander in die Augen schauen Es ist eine ganz ungewohnte Erfahrung, dem anderen im Schneidersitz gegenüberzusitzen (dabei liegen die Hände auf den Knien, die Handflächen zeigen nach oben) und ihm mindestens fünf bis zehn Minuten lang tief in die Augen zu blicken, während man ruhig und tief atmet.

Nachdem Sie zum Sex übergegangen sind, halten Sie weiterhin so viel Blickkontakt wie möglich – verstehen Sie dies als Aufforderung, keinesfalls als Zwang.

Erotische Berührungen Natürlich berührt man sich beim Sex häufig (schließlich geht es dabei nicht allein um die Genitalien), aber oft passiert das einfach nur. Indem Sie sich bewusst darauf konzentrieren, können Sie sich gegenseitig daran erinnern, wie gut es sich anfühlt, auf viele verschiedene Arten und an den unterschiedlichsten Stellen gestreichelt zu werden. Liebkosen Sie einander abwechselnd und sagen Sie dem anderen, wo Sie gestreichelt werden wollen, z. B. am Rücken, an der Brust, den Beinen, der Klitoris, der Eichel, am Hals oder an den Schenkeln, und auch wie, z. B. schnell, langsam, mit Hingabe oder leidenschaftlich.

Erotische, sinnliche Berührungen erinnern Sie daran, ***wie gut es sich anfühlt, gestreichelt zu werden.***

Noch mehr Intimität erreichen Sie, wenn Sie Ihre Dankbarkeit und Wertschätzung dafür ausdrücken, dass Ihr Partner Sie streichelt und sich von Ihnen streicheln lässt.

Sich Zeit lassen Es ist ein verbreitetes Ziel des Tantrasex, sich Zeit zu nehmen und sich mental, physisch und emotional darauf einzulassen. Indem Sie langsam vorgehen, können Sie das Liebesspiel ausdehnen und lernen, Ihre eigenen sexuellen Reaktionen zu kontrollieren – und die Ihres Partners besser zu beeinflussen. Kommt einer von Ihnen zum Höhepunkt, versuchen Sie, die beim Liebesspiel entstandene Verbindung zu halten, statt den Orgasmus als Ende zu sehen (besonders die männliche Ejakulation gilt viel zu oft als Signal, dass es vorbei ist).

Tief atmen Bringen Sie bewusste Atmung in das sexuelle Miteinander ein. Manche Paare genießen es, ihren Atem in Einklang zu bringen; Sie können z. B. auf dem Schoß des anderen sitzen, einander ansehen und dabei Ihren Atem synchronisieren. Andere mögen es, wenn sich jeder auf den eigenen Atem konzentriert, tief und langsam atmet und beobachtet, wie die sexuellen Reaktionen (wie Erregung und Höhepunkt) durch die Atmung beeinflusst werden.

Multiple Orgasmen für Männer Zwar geht es beim Tantra um weit mehr als die männlichen Orgasmen, aber im Lauf meiner Arbeit als Sexualwissenschaftlerin und Sexualpädagogin habe ich (Debby) die Erfahrung gemacht, dass bei uns nach diesem Thema mit Abstand

Beim westlichen Tantra wird **mit Abstand am häufigsten** nach ***multiplen Orgasmen für Männer*** gefragt.

die größte Nachfrage besteht. Dabei geht es darum, dass Männer lernen, ihre Lust zu verlängern, indem sie ihre Ejakulation hinauszögern.

Beckenbodenübungen (siehe Seite 42f.) helfen Ihnen, mehr Kontrolle über Ihre sexuellen Reaktionen zu bekommen. Wenn Sie regelmäßig trainieren, können Sie Ihre Beckenbodenmuskeln anspannen, wenn Sie beim Masturbieren oder beim Sex sehr stark erregt sind. Auf diese Weise lässt sich die Ejakulation zurückhalten. Sie spüren Ihre Lust über einen längeren Zeitraum, manche Männer erleben auch nacheinander mehrere lustvolle Höhepunkte oder sogar echte Orgasmen, bevor Sie schließlich ejakulieren. Wie eigentlich immer beim Sex gibt es Männer, die diese Übungen sehr schätzen, und andere, die sie ausprobiert und sich dagegen entschieden haben – jedem das Seine.

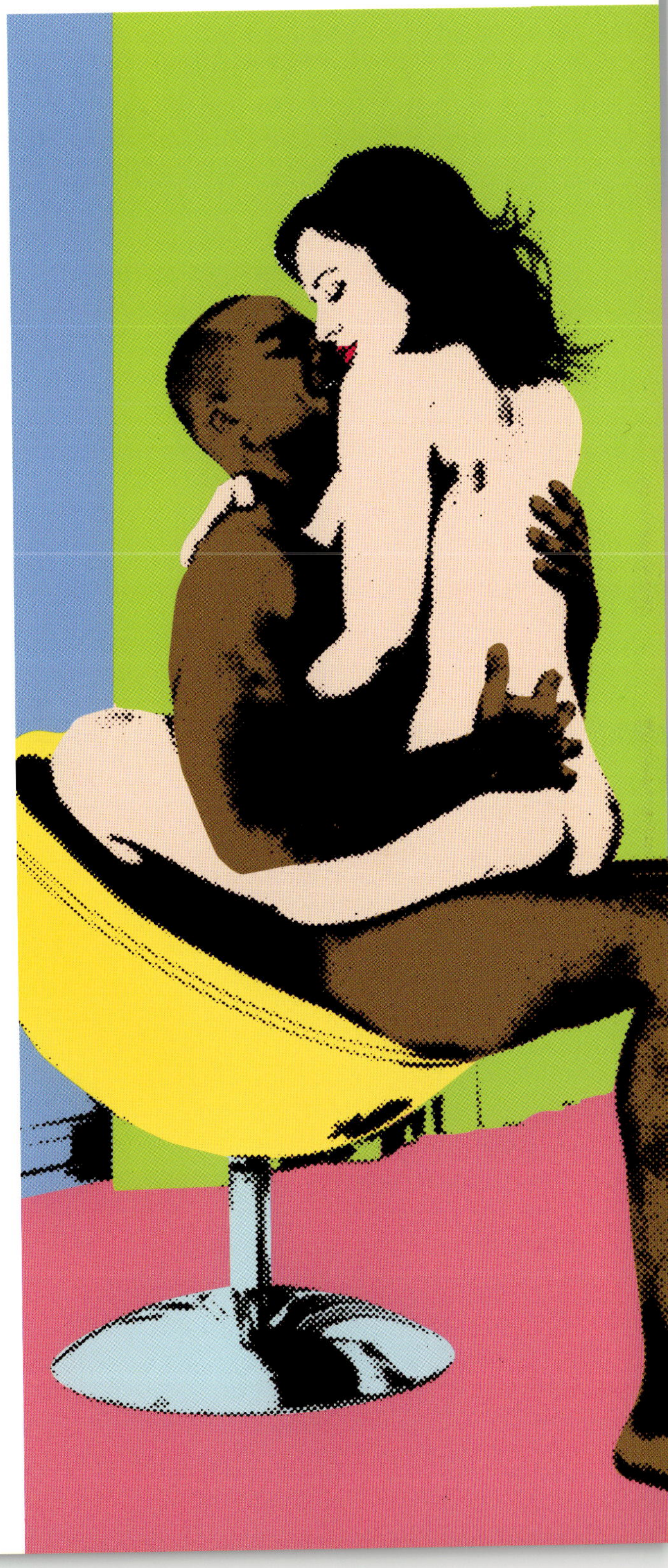

Durchs *Hintertürchen*

Wegweiser zu analen Freuden
Weil einige Leute ihre Finger, Penisse und andere Dinge unsensibel in den jungfräulichen Po ihrer Partnerinnen gerammt haben, musste ich (Grant) mehreren Frauen erst einmal die orgasmischen Qualitäten des Analsex nahebringen. Klar, das ist bestimmt nicht der härteste Job, aber es wäre schöner, wenn sich alle von Anfang an auf Analsex freuen könnten.

- ***Rohrreinigung*** (Fast) niemand will beim Sex an Kot denken, aber Sie wissen ja: Shit happens! Der erste Schritt, um sicherzustellen, dass nichts Unappetitliches den Sex stört, wenn jemand an Ihre Hintertür klopft, besteht darin, sich gesund zu ernähren und auf eine geregelte Verdauung zu achten. Das bedeutet vor allem, viele Ballaststoffe zu essen und täglich ausreichend Wasser zu trinken. Wenn Sie Ihren Darm entleert haben, können Sie sich den oft vernachlässigten analen Freuden ganz entspannt hingeben.

Picobello Als nächsten Schritt reinigen Sie Ihren Po unter der Dusche. Scheuen Sie sich nicht, einen seifigen Finger einzuführen, damit Ihr Rektum schön sauber wird. Auf diesem Weg sorgen Sie nicht nur dafür, dass Ihr Anus einladend wird, sondern Sie gewöhnen sich auch gleich daran, dass da etwas eingeführt und wieder herausgezogen wird. Wenn ihr euch ein wenig mit den Fingern in eurem Hintern vergnügt, Männer, bekommt ihr sogar einen Extrabonus: Ihr lernt eure Prostata kennen.

Den anderen verwöhnen Nun sind Sie also bestens darauf vorbereitet, Ihr sexuelles Spektrum zu erweitern. Doch lassen Sie uns zunächst darauf eingehen, wie Sie selbst dabei vorgehen können: Streicheln Sie die Pobacken des Partners und lassen Ihre Finger erst über die Ritze und dann rund um den Anus gleiten. Wenn der andere dabei nicht gleich vor Schreck an die Decke geht, tragen Sie etwas Gleitmittel auf die Fingerkuppe Ihres Zeige- oder Mittelfingers auf und lassen sie mit leichtem Druck auf der Öffnung kreisen. Führen Sie ganz langsam erst die Fingerspitze ein, dann gehen Sie ein wenig tiefer, bis zum ersten Gelenk usw.

Fragen Sie nach, ob es sich gut anfühlt, wenn Sie unsicher sind. Gerade beim ersten Mal sollten Sie beide nicht stumm bleiben: Vielleicht kommt der andere dadurch schneller zum Orgasmus oder sein Orgasmus wird stärker. Oder es fällt ihm schwerer, zum Höhepunkt zu kommen.

Ans Eingemachte Hat Ihnen beiden das alles gefallen, gehen Sie daran, einen Penis oder ein Analspielzeug einzuführen. Entspannung und tief atmen ist der Schlüssel. Gleitmittel sollte auch ins Spiel kommen. Sparen Sie nicht daran, denn nur damit gleitet man geschmeidig hinein und es fühlt sich richtig gut an. Tragen Sie es auf den Penis und auf den Anus auf.

Der empfangende Partner muss am Anfang unbedingt selbst bestimmen, wie schnell und wie tief er den anderen eindringen lässt. Am besten erreicht man das, indem der Gebende sich wie eine Statue hinstellt und der andere sein

Hinterteil auf den erigierten Penis oder den Dildo herunterlässt. Es kann ein Weilchen dauern, bis man sich an das Gefühl gewöhnt hat, deshalb muss der Gebende darauf achten, dass er erregt bleibt – nicht dass sich die Erektion im entscheidenden Moment verabschiedet. Der Empfangende sollte die Kontrolle haben, bis er mit der Sache vertraut ist und sich wohlfühlt.

Und nun können Sie mit verschiedenen Sexstellungen experimentieren. Am beliebtesten ist der »Doggie Style«, aber manche finden es bequemer, wenn der Empfangende in der Missionarsstellung unten liegt und seine Knie zur Brust zieht. Sie können auch beim Löffeln Analsex haben oder den Empfangenden oben sitzen lassen.

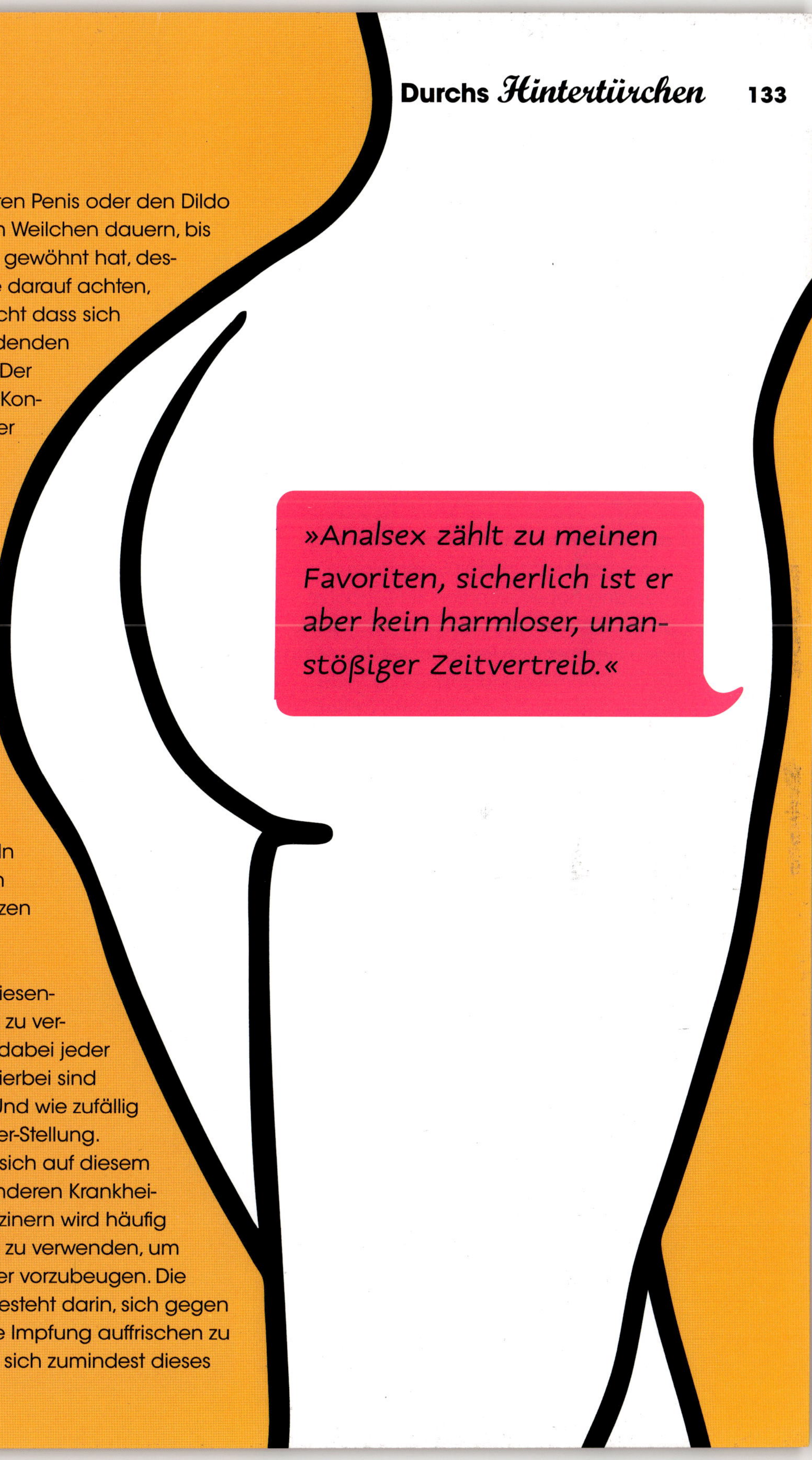

»Analsex zählt zu meinen Favoriten, sicherlich ist er aber kein harmloser, unanstößiger Zeitvertreib.«

Anilingus Es macht Riesenspaß, einander oral-anal zu verwöhnen. Schließlich hat dabei jeder dieselbe Ausstattung – hierbei sind wirklich mal alle gleich. Und wie zufällig geht das auch in der 69er-Stellung.

Allerdings kann man sich auf diesem Weg mit Hepatitis und anderen Krankheiten anstecken. Von Medizinern wird häufig empfohlen, ein Lecktuch zu verwenden, um einer Infektion ganz sicher vorzubeugen. Die zweitbeste Möglichkeit besteht darin, sich gegen Hepatitis impfen oder die Impfung auffrischen zu lassen – damit verringert sich zumindest dieses Risiko.

Spiel*trieb*

Batteriebetriebenes Vergnügen Sexspielzeuge waren mal streng tabuisiert, doch inzwischen gehören sie zum Mainstream. Auf der ganzen Welt gibt es immer mehr paarfreundliche Sexboutiquen, in denen eine unfassbar große Auswahl an Geräten angeboten wird, die nur unserem Vergnügen dienen. Sextoys sind in und auch als Paar kann man damit viel Spaß haben.

Good vibrations Wenn Sie noch nicht sehr lange zusammen sind und mit Sexspielzeug nur wenig Erfahrung haben, könnten Sie zunächst ein Kondom mit Vibrationsring verwenden. Den Ring streifen Sie über den Penis, so werden seine Genitalien zu einem lebendigen Sextoy. Viele dieser Ringe sind zum Wegwerfen und vibrieren nicht sehr stark, sie sind also für den Einstieg bestens geeignet. Wenn Sie keine Kondome mehr verwenden, können Sie sich einen vibrierenden Penisring anschaffen – nehmen Sie einen mit variabler Geschwindigkeit und verschiedenen Rhythmen.

Vibratoren sind bei Paaren äußerst beliebt (siehe Kasten) und die Auswahl ist riesig: Es gibt sie speziell geformt für die Stimulation des G-Punkts oder der Klitoris, rotierend, in Eiform, in Form eines Delfins ... die Liste ist endlos lang. Manche eignen sich auch für den Geschlechtsverkehr: Diese Modelle sind oft U-förmig und die dünne Seite wird in die Scheide oder den Anus eingeführt, sodass zumindest ein normaler Penis zusätzlich Platz hat.

Sie müssen kein spezielles Paarspielzeug kaufen, um einander Lust zu schenken. Alles, was Sie allein verwenden, können Sie auch für Spielereien mit einem aufgeschlossenen Partner benutzen. Jeder Vibrator eignet sich beispielsweise dafür, beim Vorspiel oder Geschlechtsverkehr an die Klitoris der Frau gehalten zu werden; kleinere Modelle, speziell solche für die äußere Anwendung, sind zwischen zwei Körpern weniger im Weg. Wählen Sie am besten ein Gerät, bei dem Sie die Vibrationsstärke variieren können, denn nicht immer mögen beide Partner die gleiche Intensität. Frauen wünschen sich oft mehr Tempo und stärkere Vibrationen – doch Männer kommen dadurch vielleicht schneller, als sie es vorhatten.

> Mit einem ***Vibrationsring*** um dem Penis werden seine Genitalien **zu einem lebendigen Sextoy.**

Vibratoren für Paare Vor einigen Jahren führte mein (Debbys) Forschungsteam in den USA eine **große Studie über die Verwendung von Vibratoren** durch. Wir fanden heraus, dass **53 Prozent der Frauen und fast die Hälfte der Männer** schon einmal einen Vibrator benutzt hatten (die meisten Männer zusammen mit ihrer Partnerin, aber jeder Fünfte gab an, ihn auch alleine einzusetzen). Die meisten Männer unterstützten es, wenn Frauen einen Vibrator verwendeten, und die Frauen selbst fanden, dass dieses Gerät auch ein positiver Bestandteil des Sexlebens in einer Partnerschaft ist.

Zum Umschnallen Viele Paare sind neugierig, wie sich Dildos zum Umschnallen (»Strap-on-Dildos«) anfühlen. Es gibt auch hier wieder für jeden Geschmack etwas. Manche Vorrichtungen bestehen aus einem Geschirr (»Harness«) mit herausnehmbarem Dildo. Wenn Sie sich für einen Harness entschieden haben, fragen Sie beim Verkaufspersonal nach einem Dildo, der dazu passt, damit später alles richtig hält.

Es gibt darüber hinaus Harnesse mit einer Aussparung für eine Vibrationseinheit. So kann derjenige, der sie trägt, durch den Vibrator Lust erleben, und der andere als empfangender Partner durch den Dildo.

Strap-on-Dildos sind für jede Geschlechterkombination geeignet: zwei Frauen, zwei Männer oder Mann und Frau. Der Dildo kann riesig oder normal groß sein. Bei den Harnessen gibt es auch wasserfeste Modelle und welche, die an verschiedenen Stellen verstellbar sind. Überlegen Sie sich am besten vor dem Kauf genau, worauf es Ihnen ankommt.

Vernünftige Vorkehrungen Bevor Sie ein Sextoy mit jemandem teilen, sollten Sie sichergehen, dass keiner von Ihnen etwas Ansteckendes hat, sprich: Lassen Sie sich erst auf sexuell übertragbare Krankheiten testen und nötigenfalls behandeln. Seien Sie offen und lassen Sie den anderen wissen, worauf er sich einlässt, sofern Ihr Testergebnis nicht unauffällig war. Über Sextoys können Infektionserreger übertragen werden, lesbische Frauen wissen das nur zu gut.

Um die Ansteckungsgefahr zu minimieren, sollten Sie ein Sexspielzeug vor und nach dem Gebrauch gründlich reinigen. Und: Streifen Sie ein Kondom über einen Dildo oder Vibrator, den sie gemeinsam (oder abwechselnd) verwenden. Aber bitte machen Sie sich nicht verrückt. Es macht wahnsinnig Spaß, sich selbst mit einem Spielzeug zu befriedigen – zu zweit noch viel mehr!

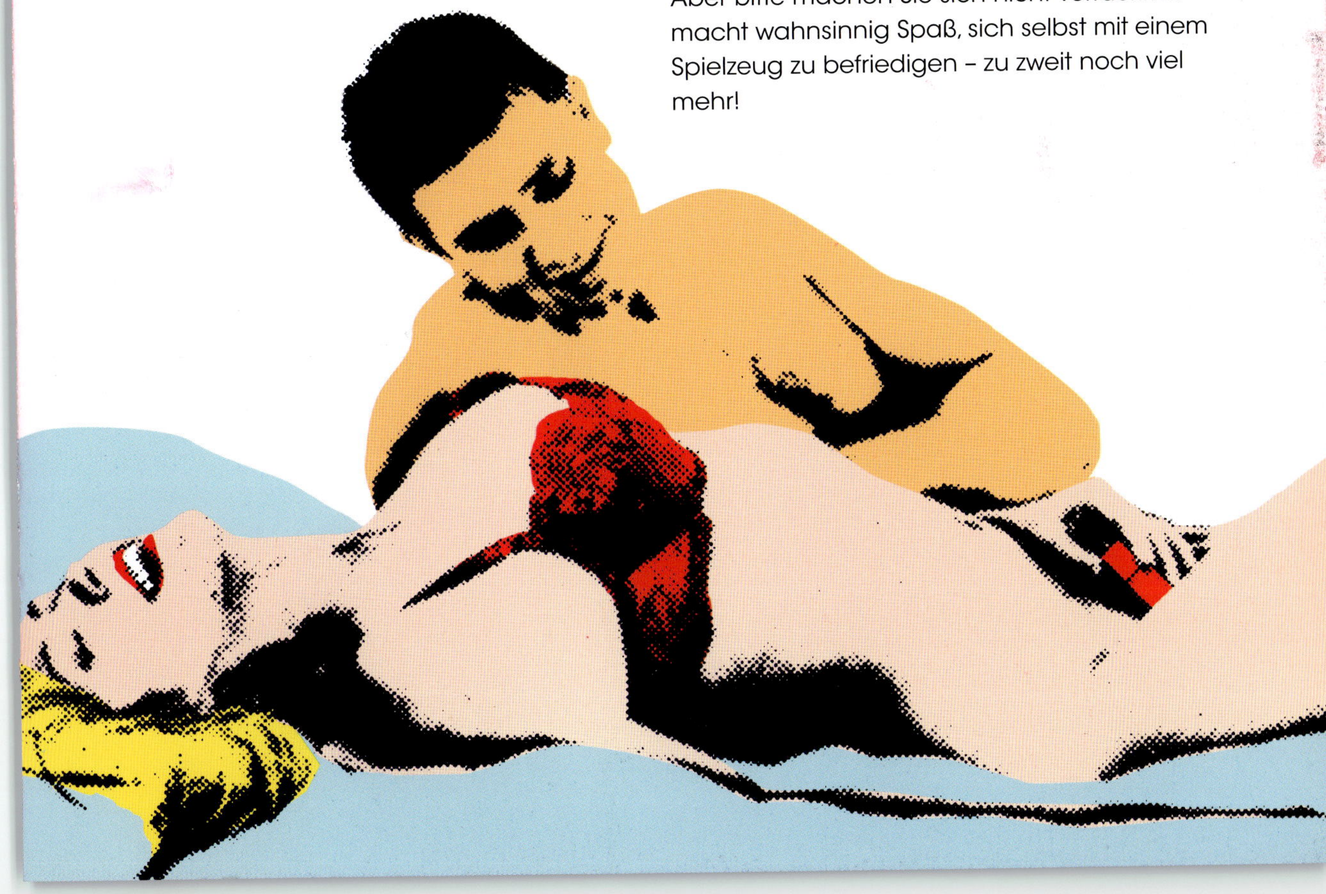

Lustvoll *pervers*

Peitschen, Klemmen, Gerten und Paddel Das Angebot an BDSM-Zubehör lässt keine Wünsche offen (die Abkürzung BDSM fasst Bondage und Disziplin, Dominanz und Unterwerfung sowie Sadomasospiele zusammen). Wenn Sie die Spielarten des Ledersex faszinieren, nur zu – es gibt viel zu entdecken. Es sollte aber immer sicher, vernünftig (beide sollten nüchtern sein) und einvernehmlich zugehen!

Zum Thema Einvernehmlichkeit sei gesagt, dass es hier nicht bloß darum geht, ob Sie miteinander Sex haben wollen oder nicht. Sie müssen z.B. sehr genau absprechen, welche Requisiten eingesetzt werden sollen. Wenn Sie eine Peitsche verwenden, muss der andere genau auf dieses Modell abfahren – sie darf nicht zu leicht sein und auch nicht stärker weh tun, als der andere zu ertragen bereit ist.

Gerade wenn Sie Einsteiger sind, sollten Sie unbedingt gemeinsam shoppen gehen; und alte Hasen könnten Spielregeln fürs Einkaufen bestimmter Spielsachen in ihren Sklavenvertrag aufnehmen, wenn sie einen haben. Mit Fragen zu den gesundheitlichen Folgen bestimmter Praktiken und dem Einsatz von Instrumenten wenden Sie sich an eine aufgeschlossene Beratungsstelle oder einen kundigen Arzt.

Peitschen Sie gibt es aus Latex, Gummi, Leder, Wildleder und Kunststoff. Mit kürzeren Peitschen trifft man besser und hat mehr Kontrolle über die Schläge, daher werden sie für Einsteiger empfohlen. Ab einer Länge von 30 Zentimetern sollten Sie schon etwas Routine haben und gut zielen können. Es gibt Stellen am Körper, die sich gut eignen (z. B. Po, oberer Rücken und Beine), und andere, die man nicht peitschen sollte (z. B. Hals, Gesicht, Kopf und Nierengegend).

Wenn Sie das Zielen üben wollen, benutzen Sie bitte ein Kissen. Um die Wirkung Ihrer Hiebe einzuschätzen, benutzen Sie die Unterseite Ihres Innenarms. Man muss eine Peitsche gar nicht unbedingt zum Schlagen nehmen, sondern kann auch mal nur die Schnüre über die Haut des Partners gleiten lassen.

Ist die ***Klemme*** angelegt, so muss man **den Nippel oder die Schamlippe** nicht dauernd selbst **kneifen**.

Manche Sexshops bieten Kurse für Einsteiger an. Das wäre eine Möglichkeit, wenn Sie sich erst einmal informieren und verschiedene Peitschen und Techniken ausprobieren wollen. Informieren Sie sich bei Ihnen vor Ort – oder an Ihrem Lieblingsreiseziel, wenn Sie vermeiden wollen, dass Sie jemanden aus der Nachbarschaft in die Arme laufen. In so einem Workshop lernen Sie auch im Detail, wie man mit Peitschen einerseits auf ungefährliche Weise Lust bereitet und andererseits Lust erfahren kann.

Gerten Sie sind ähnlich wie Peitschen, haben aber einen längeren Stiel. Mit diesem kann man einen unterwürfigen (submissiven) Partner »erziehen«, beispielsweise damit er sich dorthin bewegt, wo man ihn haben will; oder Sie bedeuten ihm mit einem Klaps auf die Schenkel, dass er die Beine weiter für Sie spreizen soll. Mit

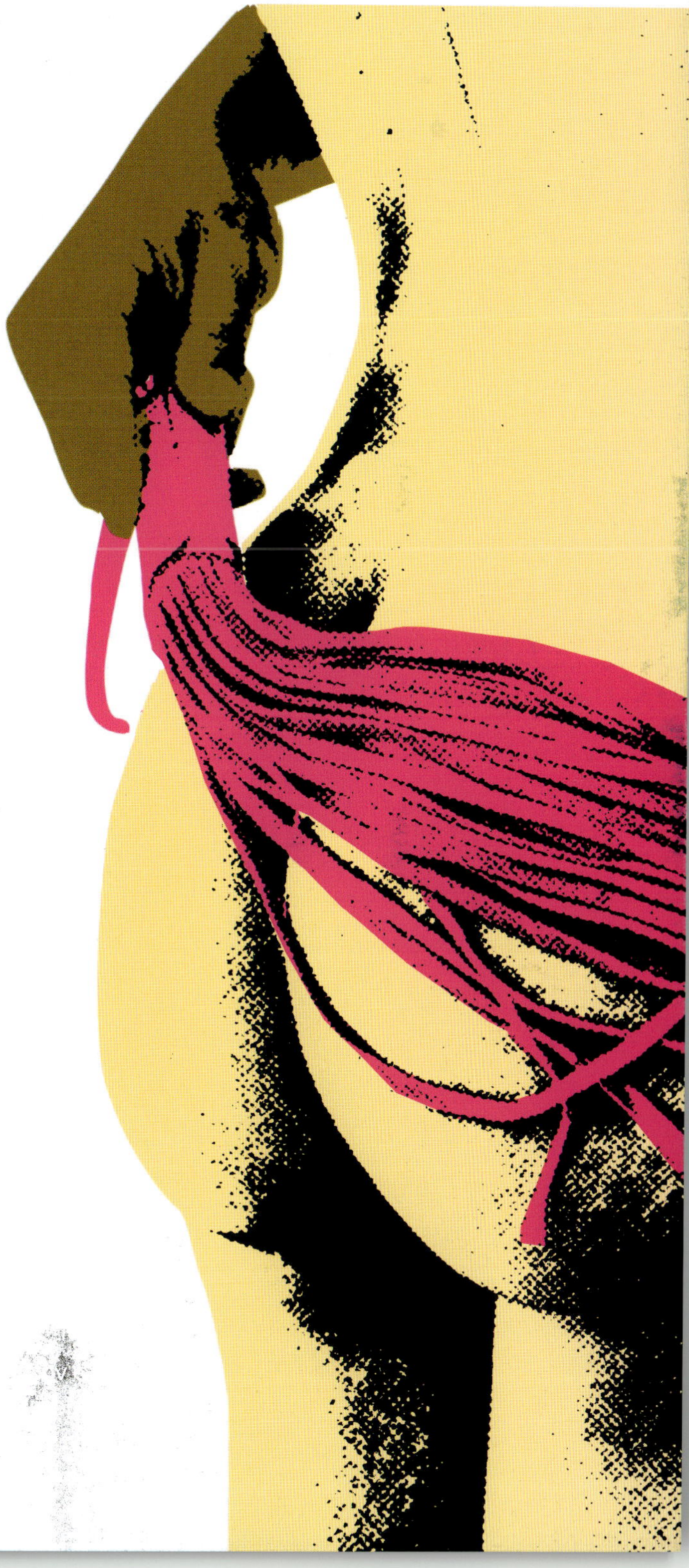

einer Gerte kann man besser zielen als mit einer Peitsche, das ist gerade am Anfang günstig – aber auch dabei müssen Sie sich vorab auf bestimmte Grenzen einigen, wie es bei jeder BDSM-Spielart unabdingbar ist.

Paddel und Patschen Die beiden sind die üblichen Instrumente, um dem anderen den Hintern zu versohlen. Paddel sind steif und Patschen biegsam. Es gibt sie aus Holz, Kunststoff, Leder und Kunstleder sowie mit Überzügen aus Leder oder weicherem Stoff. Mit ihrer größeren Oberfläche kann man auch eine größere Stelle treffen, z. B. eine ganze Pobacke oder die Stelle, wo die Beine in den Po übergehen. Sie müssen sich aber gar nicht unbedingt im Fachhandel eindecken, notfalls tut's auch die Rückseite einer Haarbürste oder ein Pfannenwender.

Klammern/Klemmen Es gibt spezielle Modelle mit und ohne Vibratorfunktion, manche Leute nehmen aber auch einfache Wäscheklammern. Sie werden meistens an die Nippel gesetzt, aber wer darauf steht, kann auch welche an den Schamlippen oder den männlichen Genitalien tragen. Sie sind »die besten Freunde des faulen Perverslings«, weil sie an Ort und Stelle bleiben, statt dass man dauernd selbst in die Nippel oder Lippen kneifen muss.

Man kann sie ganz nach Geschmack auch an die Arminnenseiten klemmen oder im Kreis rund um die Brust, an den Po, die Beine oder noch an ganz andere Körperstellen. Probieren Sie es einfach spielerisch aus! Manchmal fühlt sich genau die Stelle beim Setzen oder Lösen einer Klemme am besten an, wo man es am wenigsten erwartet hätte.

Drängen Sie den anderen aber keinesfalls zu etwas, das er nicht will oder das sich nicht gut anfühlt. Lassen Sie die Klemmen nicht zu lange dran und entfernen Sie sie sofort, wenn es unangenehm wird oder gar zu einer leichten Quetschung oder Abschnürung gekommen ist.

Fesselnde *Spiele*

Warum Fesselspiele sexy sind

Die meisten Paare fesseln sich nicht regelmäßig, wenn sie sich miteinander vergnügen, für manche ist das aber ein wichtiger, prickelnder Bestandteil ihrer Sexualität. Wenn Sie Ihren Partner noch nie beim Sex festgebunden oder gefesselt haben, dann lesen Sie weiter. Vielleicht inspirieren wir Sie ja dazu, bei nächster Gelegenheit eine völlig neue Erfahrung zu machen.

Menschen stehen aus ganz unterschiedlichen Gründen drauf, mit Fesseln, Knebeln und Handschellen zu spielen. Für manche liegt der Reiz darin, dass sie sich gemeinsam mit dem Partner beim Sex raffiniert anstellen müssen, wenn ihnen z. B. die Hände gebunden sind. Andere wollen ihren Partner später gerne »retten«. Manche lassen sich auch deshalb fesseln, weil sie dann jegliche Verantwortung abgeben können – sie genießen einfach nur ihre Lust und ihre Befreiung. In gewisser Weise gleicht dies einer Reise auf eine der wenigen Inseln, wo man sich ganz ungestört dem Genuss hingeben kann: Man lässt die ganze Welt hinter sich und konzentriert sich völlig auf den Moment.

Augen auf bei der Partnerwahl Wenn Sie sich gerne fesseln lassen wollen, seien Sie vorsichtig, wem Sie diese Fantasie enthüllen. Leider gibt es noch immer Männer und Frauen, die es für ihre Zwecke ausnutzen, wenn sie jemand bittet oder anbettelt, ihn zu fesseln. Am Anfang scheint es vielleicht, als ob Sie gemeinsam eine romantische oder erotische Fantasie ausleben, bei der Ihr Partner Sie mit einem kunstvollen Knoten nach dem anderen fesselt. Dann lässt er Sie vielleicht ein Weilchen warten, während er Ihnen erzählt, was er gleich mit Ihnen anstellen wird. Und möglicherweise macht er auch einige unerhörte, skandalöse, aufregende Dinge mit Ihnen. Für Partner, die sich kennen und einander vertrauen, kann das eine ausgesprochen bereichernde Erfahrung sein. Jemandem, der nicht vertrauenswürdig ist, will man aber wohl auf keinen Fall so ausgeliefert sein.

Gleichgesinnte finden Wenn Sie gerade erst mit BDSM-Spielen anfangen, ist es nicht verkehrt, mit der BDSM-Community in Ihrer Nähe Kontakt aufzunehmen. Es gibt sie in sehr vielen größeren und kleineren Städten. Manche Gruppen treffen sich wöchentlich oder monatlich zum Stammtisch in einem Lokal oder zu einem Filmabend; man tauscht sich über seine Interessen aus und weiht Neulinge in den Lifestyle und die verschiedenen Künste und Techniken ein. Manche BDSM-ler bieten auch Workshops zu Themen wie Rollenspiele oder den sicheren Umgang mit Handschellen, Feuer und Peitschen an.

Wenn Sie eine Gruppe gefunden haben, in der Sie sich wohlfühlen, besteht die Möglichkeit, sich die Szene zunächst einmal anzuschauen und sich verschiedene Praktiken anzueignen. Workshops können Sie auch in Sexshops oder Erotikboutiquen besuchen; hier können Sie sich nicht nur fortbilden, sondern auch gleich das nötige Zubehör erstehen, um Ihre Sexfantasien in die Realität umzusetzen.

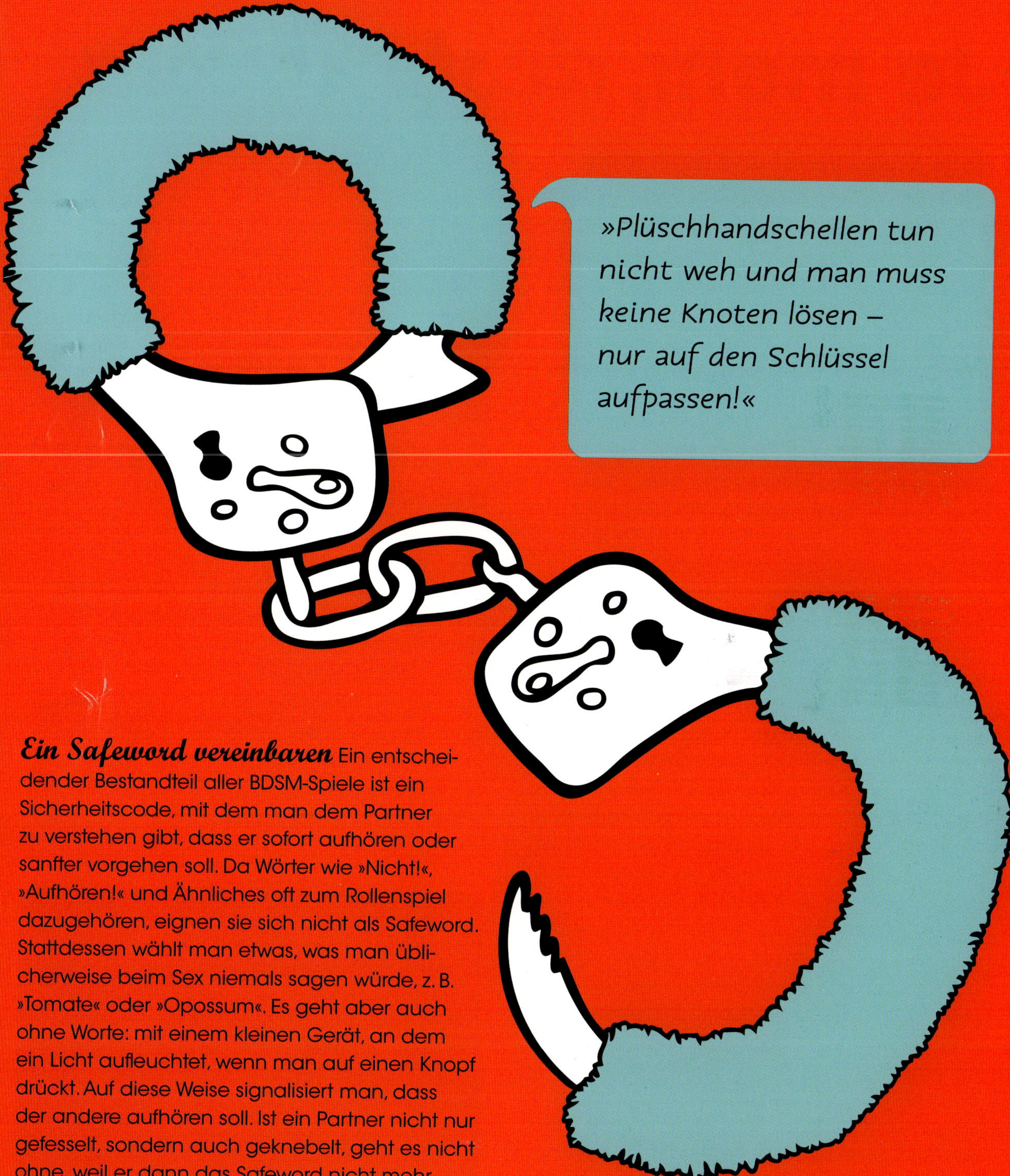

»Plüschhandschellen tun nicht weh und man muss keine Knoten lösen – nur auf den Schlüssel aufpassen!«

Ein Safeword vereinbaren Ein entscheidender Bestandteil aller BDSM-Spiele ist ein Sicherheitscode, mit dem man dem Partner zu verstehen gibt, dass er sofort aufhören oder sanfter vorgehen soll. Da Wörter wie »Nicht!«, »Aufhören!« und Ähnliches oft zum Rollenspiel dazugehören, eignen sie sich nicht als Safeword. Stattdessen wählt man etwas, was man üblicherweise beim Sex niemals sagen würde, z. B. »Tomate« oder »Opossum«. Es geht aber auch ohne Worte: mit einem kleinen Gerät, an dem ein Licht aufleuchtet, wenn man auf einen Knopf drückt. Auf diese Weise signalisiert man, dass der andere aufhören soll. Ist ein Partner nicht nur gefesselt, sondern auch geknebelt, geht es nicht ohne, weil er dann das Safeword nicht mehr sagen kann.

Je mehr, *desto besser*

Flotte Dreier, Vierer und noch mehr Gruppensex zeigen schon die Kunstwerke der antiken Griechen und Römer. Tatsächlich ist der Wunsch, Sex mit mehreren Partnern zu haben, aber deutlich älter als die Orgien unserer togatragenden Vorfahren: Das Wort »Orgie« bedeutet »geheime Anbetung« und bezieht sich darauf, dass Gruppensex bereits von heidnischen Kulten zelebriert wurde.

Flotte Dreier Entweder Sie sind in einer Beziehung und laden eine dritte Person zum Sex ein oder Sie selbst werden zu einem Gastauftritt bei einem Paar dazugebeten. Wie auch immer, die goldene Regel lautet hier: Jeder muss von der Idee gleichermaßen angetan sein. Wenn Sie das Gefühl haben, Ihr Partner ist weniger begeistert als Sie, müssen Sie sich überlegen, ob Sie sich mit dem Ausleben Ihrer Fantasie nicht womöglich ziemlichen Ärger einhandeln. Wenn Sie der Zurückhaltendere sind, sprechen Sie offen über Ihre Vorbehalte.

Bei einer solchen »Freistil-Veranstaltung« gibt es keine bestimmten Regeln, außer dass dabei nicht auf Kondome verzichtet werden sollte. Wir meinen, dass »Nichts muss, alles kann« das richtige Motto ist. Für manche ist die Tabulosigkeit ein Akt der Befreiung und ein Zeichen der Intaktheit ihrer Beziehung. Sprechen Sie miteinander ab, um was es Ihnen geht, bevor Sie loslegen.

Bitte glauben Sie uns: Sie werden sich beide viel mit der dritten Person beschäftigen wollen. Doch es ist klüger, die Aufmerksamkeit halbwegs gerecht zwischen den anderen aufzuteilen oder Ihrem festen Partner den größten Teil zu widmen. Denn häufig kommt es sonst gerade in solchen Situationen unversehens zu Eifersuchtsszenen. Sorgen Sie dafür, dass sich keiner ausgeschlossen fühlt. Wenn Sie hingegen in der Gastrolle sind, können Sie sich einfach verwöhnen lassen. Genießen Sie es!

Bei einem Dreier können Sie Ihre Neugier auf ***bisexuelle Erfahrungen*** **ganz ungeniert ausleben.**

Für so manchen männlichen Hetero ist es eine echte Herausforderung, sich der intimen Begegnung mit einem Dritten vom gleichen Geschlecht zu stellen. Die Möglichkeiten, wenn sich zwei Männer und eine Frau miteinander einlassen, sind jedoch vielfältiger. Anders als bei der üblichen Frau-Mann-Frau-Kombi betreten Sie echtes Neuland, das macht die Sache noch spannender. Auf jeden Fall können Sie bei einem Dreier Ihrer bisexuellen Neugier freien Lauf lassen.

Gruppensex in der Tierwelt Sexspiele in der Gruppe sind nicht allein den Menschen vorbehalten, das zeigt ein Blick in die Tierwelt: Bei der Rotseitigen Strumpfbandnatter etwa gibt es Paarungsorgien mit bis zu 25 000 Exemplaren. Leider stapeln sich die männlichen Schlangen übereinander, um an ein Weibchen zu kommen, und zerquetschen dieses dabei. Diese Praktik eignet sich nicht, davon sollten Sie doch lieber Abstand nehmen.

Zu viert Hier ist das Verhältnis der Geschlechter in der Regel symmetrisch, meistens wollen es zwei befreundete Paare zusammen versuchen. Oft fühlt sich ein Partner allerdings mehr zu seinem Spielgefährten hingezogen als der andere zu seinem. Egal welchen Part Sie haben – in dieser Situation kann jede Rolle wahnsinnig unangenehm werden. In einem perfekten Quartett ist jeder von Ihnen vom Sexpartner beim aktuellen Spiel hingerissen und keiner … zieht den Kürzeren.

Dabei stehen Ihnen noch andere Möglichkeiten offen: Sie können Teil einer achtbeinigen Chimäre werden; oder zusehen, wie Ihre bessere Hälfte verwöhnt wird, und es gleichzeitig Ihrer Gespielin besorgen; oder Sie schauen den anderen dreien zu, während Sie eine Pause einlegen. Auch hier gilt: Lassen Sie keine Eifersucht aufkommen. Sie müssen sich wirklich sicher fühlen – in Ihrer Geschlechterrolle und auch in Ihrer Rolle als Partner –, um Ihren Schatz vorbehaltlos mit anderen zu teilen. Wenn Sie die leichte Unsicherheit aushalten und sich daran erfreuen können, dass Ihr Partner Sex mit anderen hat, kann dies auch das Vertrauen in der Beziehung stärken.

In der Gruppe Sind Sie mit attraktiven, fitten, aufgeschlossenen Freunden gesegnet, die Sie gut genug kennen, können Sie ihnen Sex in der Gruppe vorschlagen. Wenn das nicht geht oder Sie es lieber anonym haben wollen, besuchen Sie vielleicht eine der zahlreichen Sexpartys. Sicher finden Sie nach kurzer Recherche im Internet eine entsprechende Veranstaltung in Ihrer Nähe. Manche sind ganz zwanglos und kostenlos, bei anderen werden die Kandidaten überprüft und es wird ein Mitgliedsbeitrag und/oder Eintritt verlangt. Wenn Sie keine ästhetischen oder sonstigen Erwartungen an die Leute stellen, mit denen es zur Sache geht, dann nur zu. Ist es Ihnen aber doch nicht völlig egal, wer auf der Gästeliste steht, machen Sie sich die Mühe, eine exklusivere Veranstaltung mit handverlesenen Kandidaten zu finden.

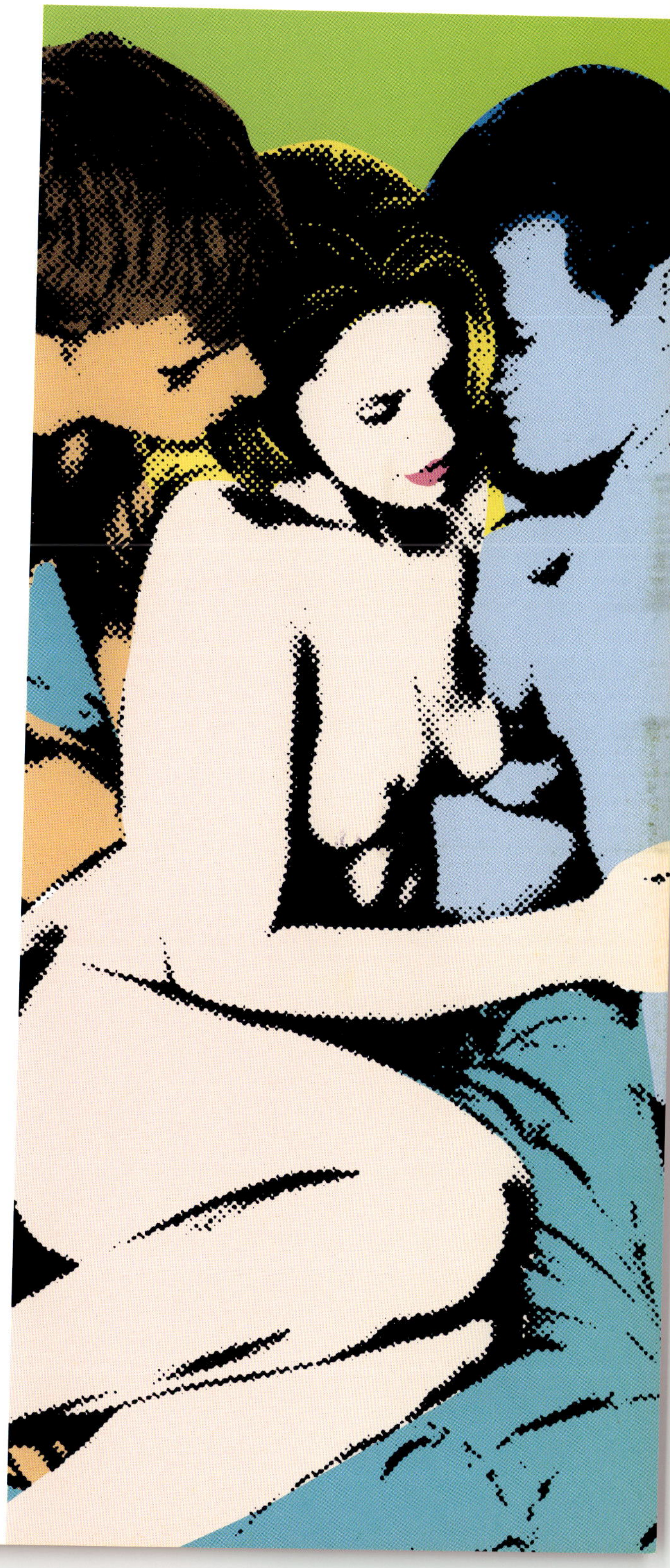

Peinliche Pannen

Der Penis flutscht wieder raus, das Kondom platzt, das Bett kracht zusammen – so kommen Sie über solche Momente hinweg. Die Pannen beim Sex reichen von schmerzhaft, aber weitgehend harmlos (der Penis trifft beim Zustoßen nicht das Ziel) über sterbenspeinlich (Impotenz, vorzeitige Ejakulation, Scheidenfürze) bis zu lebensverändernd (ein Kondom platzt und entlässt Millionen Spermien in Richtung Eizelle).

Zusammenstöße Angestoßene Köpfe, versehentliche Haken mit dem Ellbogen, unbeabsichtigte Bisse in die Hoden – so etwas passiert schon mal, wenn man sich zwischen den Laken vergnügt, bis die Fetzen fliegen. Egal wer »schuld« war oder wer am meisten abgekriegt hat – sagen Sie ganz schnell »Tut mir leid!«. Noch bevor Sie testen, ob Ihr Zahn wackelt, küssen Sie sanft die Stelle, die es beim anderen erwischt hat, und fragen Sie nach, ob mit ihm alles in Ordnung ist. Geschehen ist geschehen, aber Sie sollten einfühlsam sein und zeigen, dass Sie mit dem Missgeschick umgehen können. Gehen Sie es etwas vorsichtiger an, sobald Sie beide den Ritt fortsetzen können.

Zu früh oder gar nicht kommen Ein vorzeitiger Samenerguss und erektile Dysfunktion sind nichts zum Lachen. Treten sie öfter auf, sollte man besser einen Arzt aufsuchen. Gelegentlich kommen solche Probleme aber bei praktisch allen Männern vor. Keine Panik, wenn Ihr Penis mal im falschen Moment die Kooperation verweigert: Die Schlaffheit wird auch bleiben, wenn Sie sich in eine existenzielle Krise hineinsteigern oder eine Erektion erzwingen wollen. Konzentrieren Sie sich stattdessen erst einmal mehr auf Ihre Partnerin. So gewinnen Sie Zeit und können vielleicht später eine verlässliche Erektion vorweisen, ohne dass sie Verdacht schöpft. Wenn Sie bewusst einige Male tief durchatmen, entspannen Sie sich besser und der Blutfluss wird in die gewünschte Richtung gelenkt. Falls Sie Angst verspüren, fahren Sie die Action herunter und reden erst einmal. Vielleicht reicht das aus, um wieder neu an die Sache herangehen zu können.

Sagen Sie auf jeden Fall: ***»Tut mir leid!«***, egal wer »schuld« war oder am meisten **abgekriegt** hat.

Sollte hingegen keine Hoffnung auf Erfolg bestehen, kommen Sie nicht umhin, dies früher oder später anzusprechen, besser früher. Wenn Ihre Partnerin nicht völlig unerfahren ist, weiß sie, dass selbst die Besten mal von ihrem besten Stück im Stich gelassen werden. Sollte sie jedoch überrascht oder gar beleidigt sein, dass Ihr Penis in ihrer Gegenwart nicht parat steht, machen Sie ihr klar, dass es nichts Persönliches ist. Versüßen Sie ihr die bittere Pille: »Das ist mir schon mal passiert, anscheinend verliere ich mit einer so heißen Frau im Bett leicht die Nerven.« Wahrscheinlich findet sie das schmeichelhaft und gibt Ihnen eine zweite Chance.

Wenn Sie zu früh kommen, nimmt Ihnen das eine neue Partnerin meist nicht so schnell übel, auch wenn es nicht erstrebenswert ist. Ein schlaffer Penis macht den Eindruck, dass ihre Reize nicht gewürdigt werden, während ein vorzeitiger

Erguss wie übermäßige Begeisterung wirkt. Wenn Sie einen Frühstart hingelegt haben, sagen Sie mit einem fröhlichen Lächeln und entwaffnend: »Das wäre nicht passiert, wenn du nicht so verdammt sexy wärst!«.

Im Schnitt dauert die sogenannte Refraktärzeit 30 Minuten (so lange braucht ein Mann nach dem Orgasmus, bis er ein weiteres Mal eine Erektion bekommen kann). Unterhalten Sie sich ein wenig oder widmen Sie sich ihrer Lust, bis Sie wieder voll einsatzfähig sind.

Viele Männer überkommt der Höhepunkt gelegentlich einfach mal. Es gibt jedoch Übungen, mit denen Sie Ihre Ejakulation kontrollieren können (siehe *Er macht sich's*, Seite 58f.). Wenn Sie dies fleißig und erfolgreich trainieren, sind Sie dem Meistertitel im Schlafzimmer einen großen Schritt näher.

Zu früh kommen nimmt man Ihnen weniger übel als **einen schlaffen Penis.**

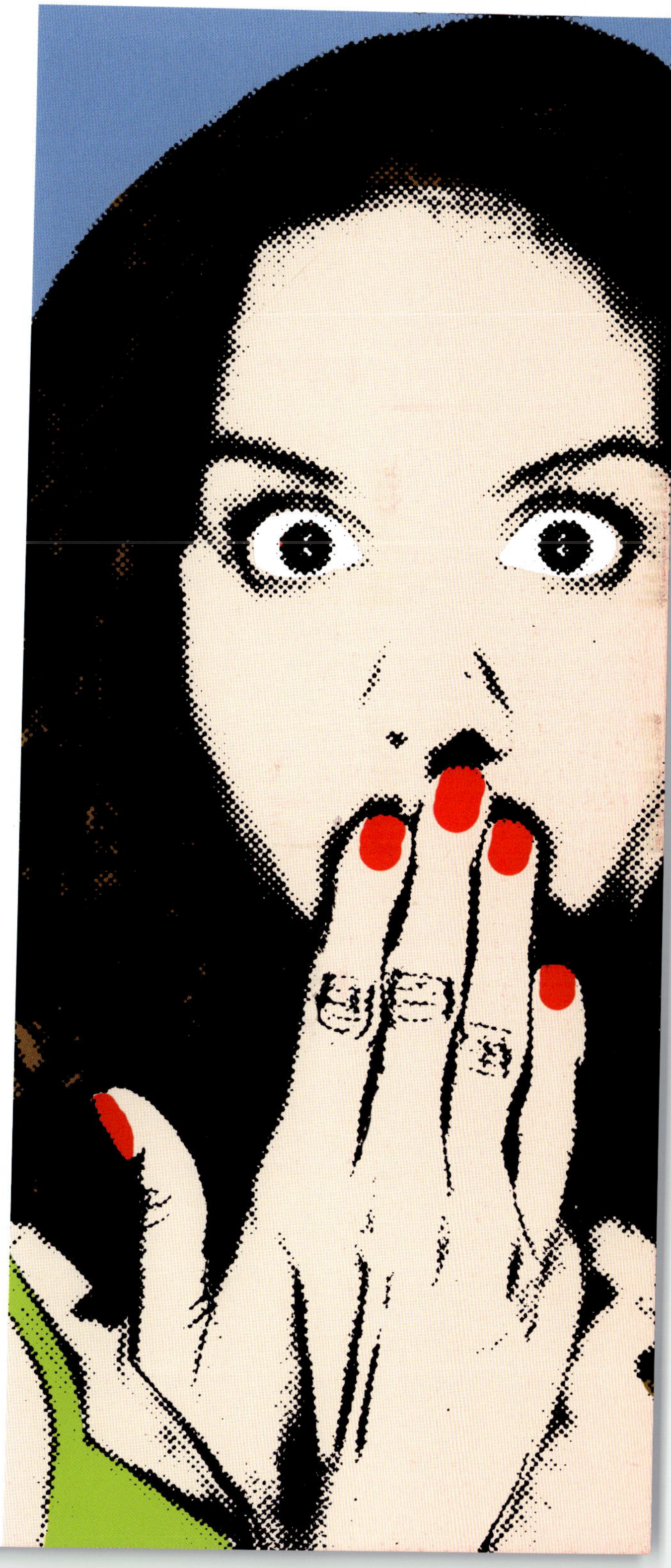

Unfälle Wenn beim Geschlechtsverkehr das Kondom reißt, müssen Sie das sofort ansprechen. Denn der Schutz vor einer ungewollten Schwangerschaft und sexuell übertragbaren Krankheiten hat sich gerade erledigt. Lassen Sie sich beide auf sexuell übertragbare Krankheiten testen und wenn Sie keine weiteren Vorkehrungen zur Verhütung getroffen haben, sollte sich die Frau vom Arzt die Pille danach verschreiben lassen. Bis Sie hier Klarheit haben, hat sich das sexuelle Abenteuer wohl erledigt.

Falls Sie es trotzdem gleich wieder wagen wollen, lassen Sie aber nicht das Kondom weg nach dem Motto »Jetzt ist es eh schon zu spät«. Vielleicht hatten Sie Glück und es ist nichts passiert. Indem Sie auch jetzt auf Sicherheit achten, zeigen Sie sich verantwortungsbewusst und respektvoll Ihrem Partner und sich selbst gegenüber.

»Wow!« statt »Au!«

Wenn der Sex wehtut Es ist schlimm, dass 30 Prozent der Frauen im Alter zwischen 18 und 59 Jahren angaben, dass sie beim letzten Geschlechtsverkehr Schmerzen hatten; bei den Männern waren es nur rund fünf Prozent – ein erstaunlicher Unterschied. Die Schmerzen bei beiden Geschlechtern können unterschiedliche Ursachen haben, z. B. medizinische Gründe oder einen Sexunfall.

Auch wenn man sich nicht gegen alle Eventualitäten absichern kann (und ohnehin nicht gegen Missgeschicke und Unfälle), gibt es doch einiges, was man tun kann, damit der Sex für die Beteiligten so angenehm wie möglich abläuft.

Sich aufwärmen/Warm-up Wenn Sie etwas Zeit und nicht gerade einen Quickie im Sinn haben, versuchen Sie doch, wenigstens einige Minuten lang Sachen zu machen, die sexy sind und Spaß und Lust bereiten, bevor es zum Geschlechtsverkehr kommt. So kann die Scheide durch die Erregung feucht werden und sich ausdehnen (wodurch Finger, Sextoys oder der Penis besser eindringen können).

Gleitmittel bereithalten Empfehlenswert ist ein Gleitmittel auf Wasserbasis, da es mit Sexspielzeug, Kondomen sowie den verschiedenen Verhütungsmethoden gut verträglich ist. So fühlt sich das Ganze sehr viel angenehmer an und die Gefahr von Verletzungen in der Scheide wird minimiert. Wenn vor allem das Eindringen problematisch ist, tragen Sie ausreichend Gleitmittel auf die Geschlechtsteile beider Partner auf.

Beweglich bleiben Wenn Sie fit, aktiv und gut beweglich sind, kommen Sie nicht nur viel besser in die bequemen Sexstellungen hinein, sondern auch leichter aus den unbequemen wieder heraus.

Er sagt: Ein Freund von mir hat sich beim Sex schon mal den Penis gebrochen. Doch, doch: Er war tatsächlich richtig gebrochen. Eine recht füllige Frau saß auf ihm und kehrte ihm den Rücken zu. Dabei flutschte sein Penis heraus und sie setzte sich mit ihrem ganzen Gewicht darauf. Er hörte eine Art Knall und seine Schenkel fühlten sich feucht an. Da aber noch nichts wehtat, glaubte er, es wäre ihr Blut. Doch dann kam der Schmerz und er zog das Kondom ab. Bevor er in Ohnmacht fiel, sah er noch, wie das Blut aus seinem Penis an die Wand des Schlafzimmers spritzte. Erst im Hubschrauber auf dem Weg in ein Krankenhaus mit einem Spezialisten für Penisoperationen kam er wieder zu sich. Er hatte insgesamt fast 1,5 Liter Blut verloren, weil seine Harnröhre gerissen war. Im Schlafzimmer hatten sich die prall mit Blut gefüllten Schwellkörper des Penis, die für die Erektion verantwortlich sind, entleert. Ich erspare Ihnen weitere Einzelheiten; jedenfalls haben sie seinen Penis geöffnet, alles darin wieder in Ordnung gebracht und ihn wieder zugenäht. Zwei Monate später hatte er wieder Sex, wenn auch nur sehr vorsichtig. Und bevor ein Jahr vergangen war, schlief er sogar wieder mit der Partnerin, mit der das Ganze passiert war. Das nenne ich ein gutes Ende! Er hat mich gebeten, alle zu informieren, dass das kein Mythos ist, sondern tatsächlich vorkommen kann. Passen Sie also bitte auf.

Es langsam angehen Jedenfalls zu Anfang. Die Tagesform eines jeden Körpers variiert und insbesondere die der Vagina: Durch den Menstruationszyklus gibt es hier große Schwankungen. Nehmen Sie sich etwas Zeit, um gemeinsam herauszufinden, wie sich die Dinge für sie anfühlen und ob sie es im Bett krachen lassen oder lieber nur kuscheln möchte.

Sagen Sie »Au!« Wenn etwas wehtut, dann sagen Sie es, statt zu erwarten, dass der andere Ihr schmerzverzerrtes Gesicht automatisch richtig deutet. Erstens könnte es dafür zu dunkel sein, zweitens sieht jeder beim Orgasmus sowieso komisch aus, sodass der andere meinen könnte, Sie sind hingerissen. Wenn etwas schmerzt, sollten Sie sofort damit aufhören. Später können Sie es ja noch einmal versuchen.

Finden Sie gemeinsam heraus, ob sie es ***im Bett krachen lassen*** oder lieber nur **kuscheln** will.

Passen Sie auf. Achten Sie auf Ihren Körper und den Ihres Partners, vor allem auf die empfindlichen Stellen. Die Hoden sind bekanntlich sehr sensibel, deshalb sollten keine Knie oder Ellbogen in ihrer Nähe sein. Ein Penis kann sogar brechen (das kommt nur selten vor). Wenn Sie ein dumpfes Ploppen hören, muss er auf der Stelle zum Arzt. Frauen können ohne Gleitmittel oder durch stürmischen Sex Risse und andere Verletzungen in der Scheide davontragen.

Bei anhaltenden Schmerzen zum Arzt Wenn sich Schmerzen beim Sex mit unseren Tipps nicht vermeiden lassen oder sie anhalten, könnte ein medizinisches Problem dahinterstecken. Lassen Sie das vom Arzt abklären.

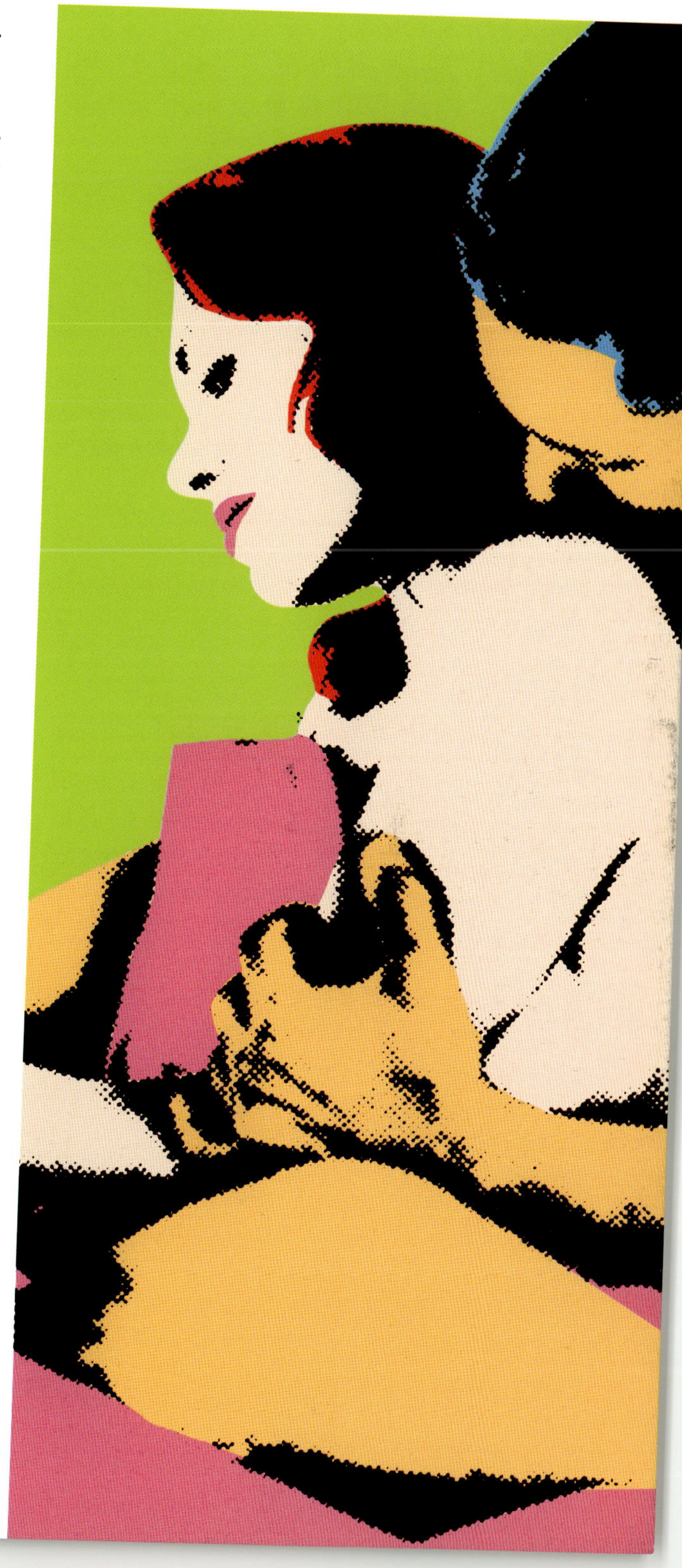

Gegen die Sex*routine*

So bringen Sie ein glanzloses Sexleben auf Zack. Die meisten von uns haben zu Beginn einer Beziehung ganz viele aufregende, endlose, bahnbrechende Sexsessions. Allmählich nimmt dann leider die Häufigkeit ab, ebenso die Leidenschaft und die Spontaneität, und man wird abgeklärter. Die gute Nachricht: Sie können allerhand tun, um wieder Schwung in ein verschnarchtes Sexleben zu bringen.

Nicht nur im Dunkeln munkeln Wenn Sie üblicherweise nur noch Sex haben, wenn nichts im Fernsehen kommt, sollten Sie einfach mal Ihren Zeitplan ändern. Tun Sie es immer nur am Wochenende? Dann machen Sie Ihren Partner beim nächsten Mal, wenn Sie morgens als Erster aufwachen, mit Oralsex scharf. Sie glauben nicht, dass sich das lohnt, weil Sie nur ein paar Minuten Zeit haben? Also bitte! Eine kleine erotische Eskapade kann eine Menge bringen und zeigt Ihnen, dass das besondere Prickeln noch nicht für alle Zeiten vorbei ist. Verwöhnen Sie den anderen ganz unverhofft oral und Sie beide werden überrascht sein, wie schnell Sie Ihr Sexleben wieder von den Spinnweben befreit haben.

Tapetenwechsel Wenn, dann haben Sie wohl üblicherweise im Schlafzimmer Sex – verständlicherweise, denn im Bett ist es bequem und man ist ungestört. Aber es ist auch der Raum, in dem Sie schlafen, folglich sind Sie meistens erschöpft, wenn Sie ihn aufsuchen (kein Wunder, dass es in letzter Zeit nicht mehr für die »Ramme« gereicht hat). Bei der nächsten Knutscherei im Wohnzimmer bleiben Sie gleich dort. Die andere Umgebung wird sie zu Stellungen und Techniken inspirieren, auf die Sie im Bett womöglich gar nicht gekommen wären. Einer stützt sich vielleicht am Couchtisch ab oder findet heraus, dass im Sitzen eine ganz neue Stellung möglich ist. Auch die Dusche bietet Abwechslung (besonders morgens) und auf der Arbeitsplatte in der Küche kann man wunderbare Schweinereien machen. Sie können Ihre Abenteuerlust auch außerhalb der eigenen vier Wände ausleben: Drücken Sie Ihren Schatz beim Trockensex im Wald mal grob an einen Baum. Oder nutzen Sie eine Umkleidekabine: »Wie sitzt diese Jeans, Liebling?« – »Zum Anbeißen. Jetzt zieh sie wieder aus!«

Es lohnt sich nicht, weil Sie ***nur fünf Minuten*** haben? Eine **erotische Eskapade** kann eine Menge bringen!

Die Routine durchbrechen In den letzten Kapiteln haben wir recht viel darüber geschrieben, wie wichtig das Vorspiel ist, allerdings ohne eine feste Reihenfolge vorzugeben. **Sie brauchen nämlich keine einzuhalten.** Wenn Sie immer Küssen, Anfassen, Befingern, Cunnilingus, Missionarsstellung, Hündchen, sie oben und schließlich Getränkeholen durchziehen, ist es kein Wunder, dass Ihr Sexleben nicht mehr prickelt. Verändern Sie die Reihenfolge und lassen Sie etwas weg, was bislang immer dazugehörte. Vielleicht entdecken Sie Neues, das noch viel mehr Spaß macht.

Spielzeug und Pornos Mit neuen Reizen lässt sich eingeschlafene Lust fabelhaft neu entfachen. Lassen Sie Ihren Partner im Internet drei Filme suchen, die ihn richtig scharf machen, und wählen Sie auch welche aus. Dann nehmen Sie den Laptop mit ins Bett und schauen sie gemeinsam an. Dabei erklären Sie sich gegenseitig, was genau Sie anmacht und Ihre Fantasie anheizt. Vielleicht sind Sie ja überrascht, wie der andere tickt, und bestimmt bekommen Sie Lust, auch mal wieder was Ungewöhnlicheres miteinander zu machen.

Eine ***neue Umgebung*** inspiriert zu **Techniken und Stellungen,** auf die Sie im Bett nie kommen würden.

Auch mit Sextoys kurbeln Sie die Fantasie an und bringen frischen Wind in Ihr Sexleben. Gehen Sie in eine Sexboutique, wo man Sie gut berät, und überraschen Sie den Partner mit etwas zum Ausprobieren. Es gibt auch immer mehr Spielzeuge für ihn, also schenken Sie ihm doch mal etwas ganz Spezielles.

Mit anderen ausgehen Sofern Sie Ihre Eifersucht im Griff haben, beginnt so eventuell ein ganz neues Kapitel. Die Leidenschaft für den Partner kann durchaus wieder aufflammen, wenn Sie ihm gestatten, sich mit jemand anderem zu vergnügen. Ermutigen Sie den anderen, an der Bar jemanden anzuflirten, oder erstellen Sie Listen, mit welchen Prominenten der andere schlafen dürfte. Wenn Sie sich Ihrer Beziehung ganz sicher sind, können Sie auch so weit gehen, dem anderen einen Freifahrtschein auszustellen: Er darf mit jemand anderem schlafen, allerdings nur einmal und unter der Bedingungen, dass er Ihnen genau erzählt, wie es war.

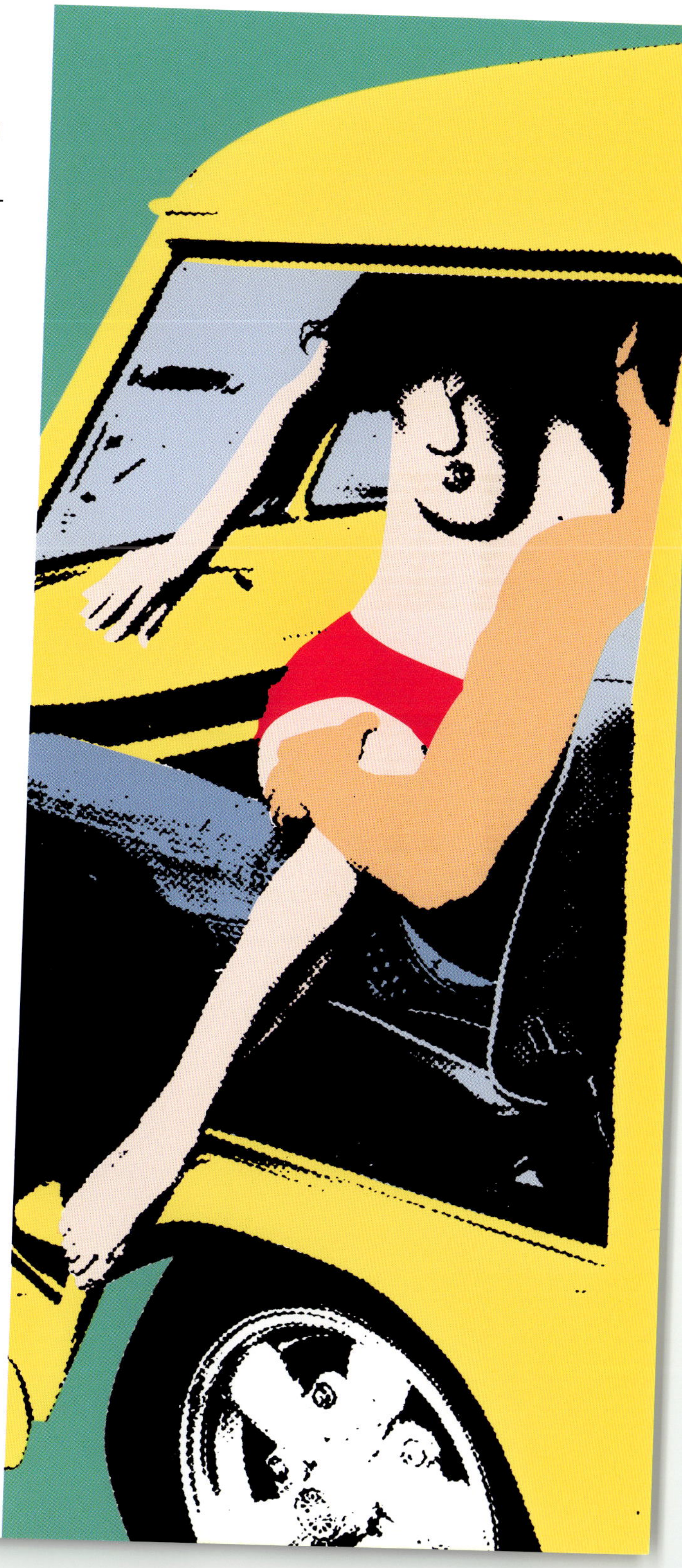

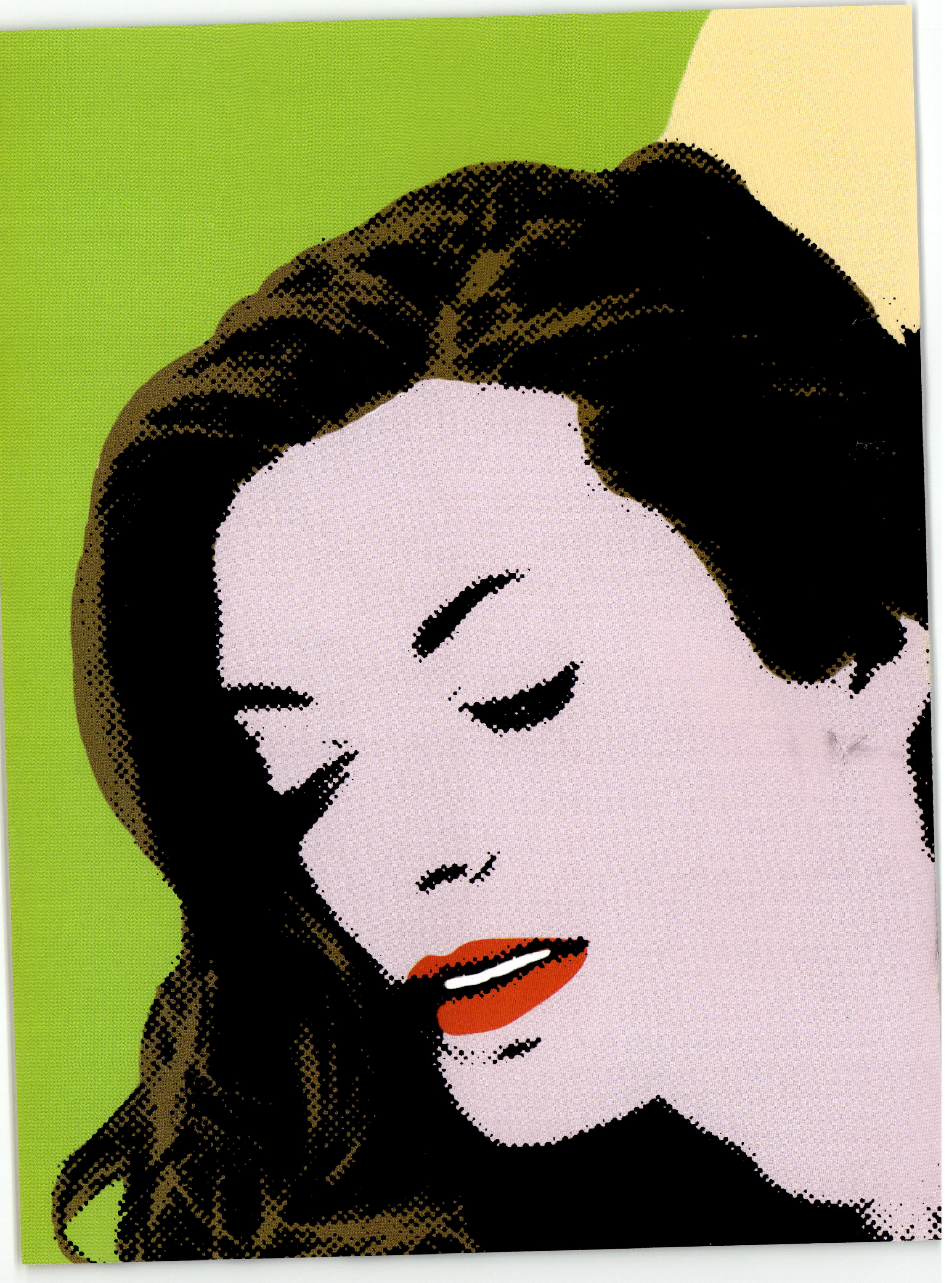

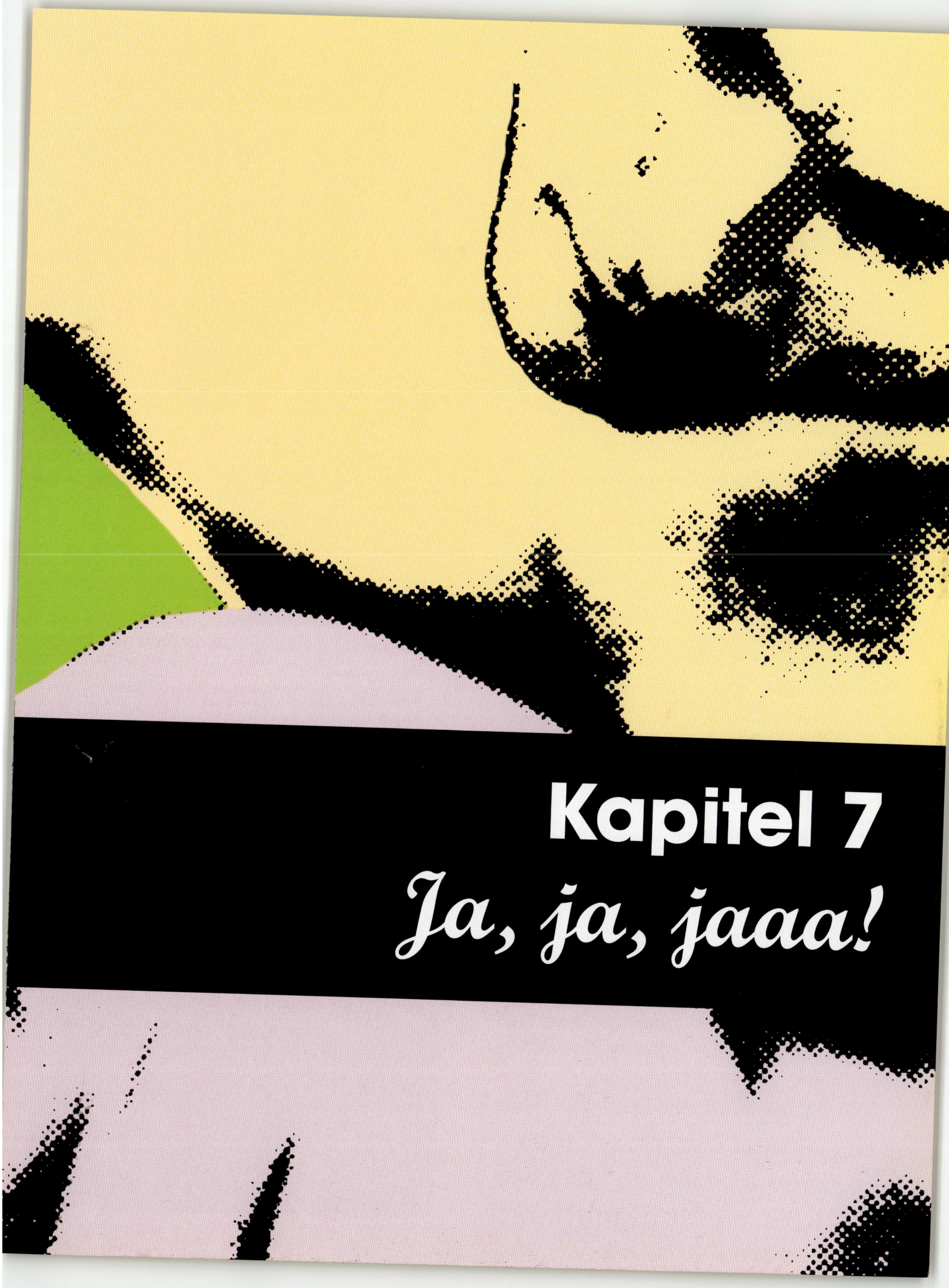

Kapitel 7

Ja, ja, jaaa!

Ihr Höhepunkt

Warum, wie und wann sie kommt Eine Frau und ihr Partner küssen sich voller Leidenschaft, im Hintergrund hört man Musik oder das Meeresrauschen. Die beiden reißen einander die Kleider vom Leib und fallen in das Bett, das praktischerweise in der Nähe steht. Gleich darauf öffnet sie den Mund, verdreht die Augen und stöhnt orgasmisch in völliger Ekstase. So läuft's allerdings nur in Liebesfilmen, nicht im Leben.

Schluss mit falschen Vorstellungen

Noch immer wachsen viele Frauen in dem Glauben auf, Sex und Orgasmen liefen im richtigen Leben so ab wie in Liebesromanen und -filmen: unkompliziert, explosiv und zuverlässig. Bis sie dann selbst Sex haben. Männer sitzen eher Irrtümern durch Pornos auf (auch wenn wir Kontakt zu beidem haben: generell sehen Männer eben öfter Pornos und Frauen eher Liebesgeschichten.)

In meinen (Debbys) sexualwissenschaftlichen Seminaren an der Uni werde ich von weiblichen Studenten oft gefragt: »Wieso kriege ich keinen Orgasmus? Stimmt was nicht mit mir?« Und die männlichen Studenten fragen: »Bei mir kriegt sie keinen Orgasmus! Bin ich ein Versager?« Wir können mit dem Thema entspannter umgehen und sind bereit für fantastischen Sex, wenn wir verstehen, warum, wie und wann jemand zum Orgasmus kommt.

Das Warum In den letzten Jahrzehnten ist der weibliche Orgasmus beim Sex immer wichtiger geworden. Früher fanden weniger Frauen, dass er zu befriedigendem Sex dazugehört. Heute bitten mehr Frauen ihre Partner um Hilfe und kümmern sich auch selbst darum, zum Höhepunkt zu kommen. Zum Teil verdanken wir das der Frauenbewegung der 1960er- und 1970er-Jahre. Denn durch sie erfuhren die Frauen mehr über ihren Körper, experimentierten mit Masturbation und fanden zusammen mit ihrem Partner heraus, wo die Klitoris ist und welche Berührungen und Stöße sich gut anfühlen.

Seitdem wünschen sich viele Frauen einen Orgasmus, weil er ihnen zusteht und der Sex dadurch für sie befriedigend wird. Das ist für viele Frauen auch deshalb wichtig, weil es ihren Partner ebenfalls zufriedenstellt, der sich manchmal ganz schön abmüht und sie immer wieder fragt: »Bist du gekommen?« (Das ist auch der Grund, warum Frauen den Höhepunkt manchmal vortäuschen – um einen übereifrigen oder unsicheren Partner zu beruhigen.)

Manche Frauen wünschen sich einen Orgasmus, ***weil er ihnen zusteht*** und der Sex dadurch **befriedigend** wird.

Der emotionale Orgasmus Durch einen Orgasmus kann man sich dem anderen sehr nah und verbunden fühlen. Das liegt wohl zum Teil **an dem Hormon Oxytocin**, das dabei ausgeschüttet wird. Es wird auch »Kuschelhormon« genannt, weil es wahrscheinlich die Partnerbindung verstärkt. Seine Wirkung ist allerdings noch nicht völlig erforscht.

Das Wie Wir wissen, dass die meisten Frauen in der Lage sind, Orgasmen zu haben, und zwar auch beim Vaginalverkehr. Das klappt mit etwas Übung, Geduld und vielleicht der Unterstützung durch einen Finger an der Klitoris, eine Stellung, bei der die Klitorisspitze oder der G-Punkt stimuliert wird, oder einen Vibrator. Jeder ist natürlich anders und es gibt auch Frauen, die eher durch Spanking, Dirty Talk oder geflüsterte Liebesbotschaften zum Höhepunkt kommen.

Wenn Sie Ihnen erzählt, was bei ihr gut funktioniert, dann hören Sie gut zu und probieren Sie es aus. Wenn sie einen Vorschlag macht, um Ihre Technik zu verfeinern, greifen Sie ihn auf. Was bei Ihrer Ex oder im Porno gut war, muss nicht auch Ihrer aktuellen Partnerin gefallen.

Jede dritte Frau schwitzt und ***errötet im Gesicht und am Dekolleté*** (das ist der »Sex-Flush«).

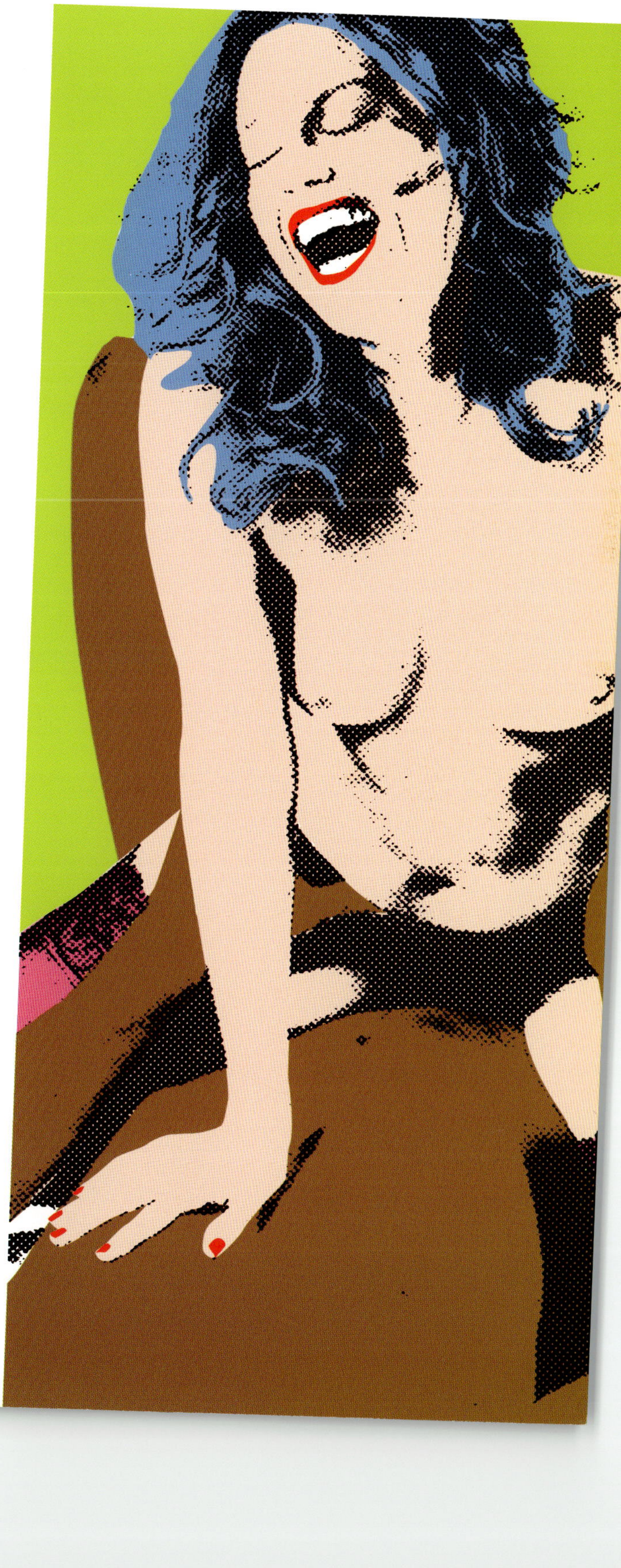

Das Wann Die meisten Frauen benötigen eine gewisse Zeit, um den Höhepunkt zu erreichen – und einige schaffen es nur ganz selten (das muss jedoch gar kein Problem sein, manche genießen das Liebesspiel auch, ohne dass es dazu kommt).

Ist es dann soweit, dauert der Orgasmus im Durchschnitt zwischen 20 und 30 Sekunden. Die Scheiden-, Gebärmutter- und Analmuskeln werden angespannt und ungefähr jede dritte Frau schwitzt etwas und errötet im Gesicht und am Dekolleté (das ist der sogenannte Sex-Flush). Sie kann dabei laut oder leise sein und, weil das Ganze nun mal eine emotionale Erfahrung ist, dabei auch unwillkürlich lachen oder weinen. Jedenfalls fühlt es sich für Frauen sehr, sehr gut an, wenn sie den Höhepunkt erreichen und einen Orgasmus erleben.

Sein Höhepunkt

Warum, wie und wann er kommt Man kann durchaus sagen, dass der männliche Orgasmus nicht annähernd so flüchtig ist wie sein weibliches Gegenstück. Das heißt aber nicht, dass er weniger faszinierend wäre. Tatsächlich ist er ein kleines Wunderwerk: Er beginnt mit prickelnder Erregung, steigert sich bis auf ein sehr spannendes Niveau und lässt sich dann kaum mehr zurückhalten.

Die Erregungsphase Sie ist im Gange, sobald der Penis leicht erigiert ist, häufig schon nach kurzer Stimulation. Das Blut schießt in die Schwellkörper des Penis und lässt sie größer und praller werden. Zieht sich diese Phase eine Weile hin, kann die Erektion währenddessen mehrmals nachlassen und zurückkehren. Der Puls und die Atemfrequenz steigen. Es ist so weit!

Die Plateauphase Dies ist die Zeit sexueller Lust vor dem Orgasmus. Jetzt ist der Kreislauf angeregt, die Herzfrequenz hat sich erhöht. Die Lust nimmt zu, denn der Körper reagiert empfindlicher auf jede weitere Stimulation. Die Muskelspannung steigt ebenfalls. Diese Phase wird von vielen Männern so lang wie möglich ausgedehnt, auch von mir (Grant). Die Atmung wird noch schneller. Der Harnröhrenschließmuskel zieht sich zusammen, damit kein Urin in das Sperma gelangt und das Ejakulat nicht nach innen laufen kann. Die Hoden werden näher an den Körper herangezogen und die Muskeln an der Peniswurzel fangen an, sich rhythmisch zusammenzuziehen.

Die Orgasmusphase Kurz vor dem Orgasmus schwillt die Eichel noch weiter an und wird dunkler. Die Cowper'schen Drüsen produzieren eine klare Flüssigkeit (»Präejakulat«), das als »Lust-« oder »Wonnetropfen« aus der Harnröhre austritt. Die Hoden schwellen ebenfalls weiter an

Die Plateauphase ist das ***Stadium sexueller Erregung*** vor dem Orgasmus – Männer **dehnen sie gerne aus.**

und werden noch näher an den Körper gezogen; der Penis ist nun bereit zum Abschuss. Das Gesicht und die Brust des Mannes können sich röten, die Atemfrequenz und der Puls beschleunigen sich und auch die Muskelspannung nimmt zu. Mit extremer Selbstbeherrschung kann er diesen Moment ausdehnen, aber bei den meisten Männern ist das der »Point of no Return«. Samenflüssigkeit sammelt sich am Penisansatz, der Mann fühlt ein leichtes Kitzeln, gefolgt von einem Pulsieren in der Harnröhre. Achtung, gleich kommt's!

Die Ejakulation Wann genau sie vonstatten geht, ist von Mann zu Mann unterschiedlich: Manche haben einen Orgasmus einige Sekunden vor der Ejakulation, andere ejakulieren erst und erleben dann den Höhepunkt. Bei wieder anderen passiert alles gleichzeitig. Die Kontraktionen der Harnröhre, der Prostata und des Perineums stoßen das Sperma bei der Ejakulation aus dem Penis heraus. Es kann mit 15 bis 17 Stundenkilometer ziemlich weit herausschießen (verbürgt sind etwa 30 Zentimeter, aber man findet auch

Angaben von über einem Meter – allerdings ohne Gewähr) oder auch nur herauströpfeln. Wie genau die Ejakulation abläuft, hängt unter anderem davon ab, wie lange das letzte Mal zurückliegt, wie stark die Beckenbodenmuskeln sind und wie groß die Harnröhrenöffnung ist (Sie wissen doch, was passiert, wenn man das Ende eines Gartenschlauchs zusammendrückt). Die Samenflüssigkeit kommt meistens in drei oder vier Spritzern heraus, die den rhythmischen Kontraktionen des Perineums entsprechen. Danach fließt das Blut aus den Schwellkörpern im Penis wieder ab, auch die Hoden und der Hodensack schwellen ab und senken sich wieder auf die normale Höhe ab.

Ohne ***extreme Selbstbeherrschung*** ist dieser Moment bei den meisten Männern der **»Point of no Return«.**

Die Refraktärzeit Das ist die Phase nach dem Orgasmus, in der es einem Mann praktisch unmöglich ist, gleich wieder erregt zu sein, eine Erektion zu halten und erneut zu ejakulieren. Angeblich ist das die einzige Zeit im Leben von Männern, in denen sie so befriedigt sind, dass sie minutenlang ausnahmsweise nicht an Sex denken. Teenager brauchen manchmal nur einige Minuten. Ist man über 70 Jahre, kann es durchaus 24 Stunden dauern, bis man sich so erholt hat, dass wieder etwas geht. Im Schnitt dauert die Refraktärzeit bei Männern 30 Minuten.

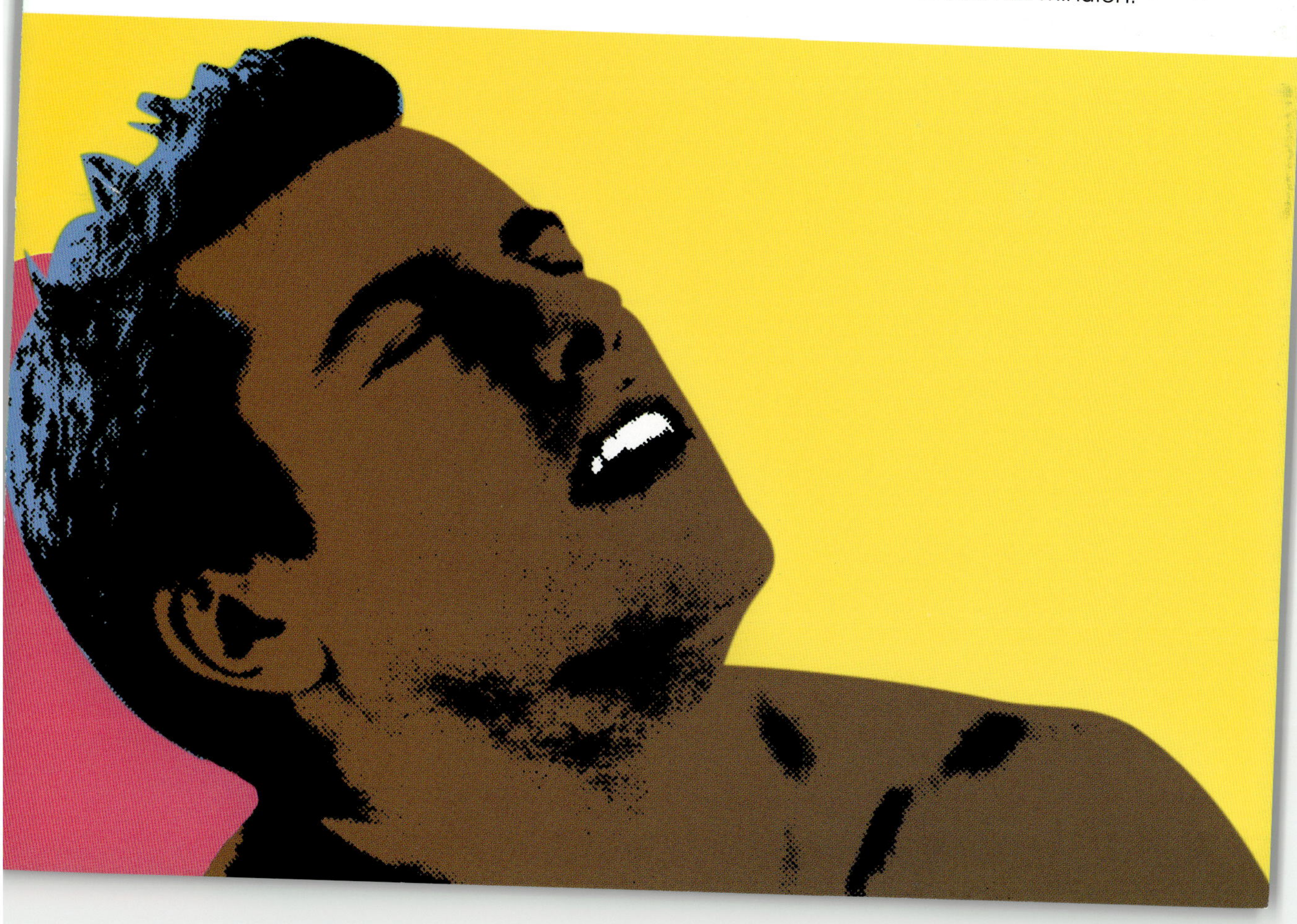

Ladies *first?*

Bitte nach Ihnen! Es heißt ja, die Kavaliere sterben aus, galantes Benehmen ist in Vergessenheit geraten. Als wir uns von den traditionellen Geschlechterrollen befreiten, schien es nur noch albern. Es ist aber keineswegs albern, die Bedürfnisse anderer, besonders unserer Sexpartner, vor die eigenen zu stellen. Da simultane Orgasmen meist nur ein Wunschtraum sind, stellt sich die Frage: Wer kommt zuerst?

Die Theorie Um diese Frage zu beantworten, betrachten wir noch mal die Unterschiede zwischen Männern und Frauen. Die sexuellen Reaktionen können nämlich recht verschieden ablaufen. Im Allgemeinen dauert es von schlaff zu fertig bei Männern etwa so lange, wie Wasser bis zum Kochen braucht, danach sind sie erst einmal eine Weile schachmatt. Die Auszeit kann von einigen Minuten bis über einen Tag dauern, mit zunehmendem Alter wird sie länger. Frauen dagegen benötigen vor dem Orgasmus eine längere und kontinuierliche Erregungsphase, können danach aber weiter Sex haben. Manchmal sind die folgenden Orgasmen sogar noch intensiver. Das Fazit davon ist, dass heterosexuelle Paare durchaus versuchen sollten, dass die Frau beim Höhepunkt den Vortritt bekommt, damit am Ende beide zufriedengestellt sind.

Natürlich gibt es auch hier Ausnahmen. Manche Frauen kommen unglaublich schnell zum Höhepunkt, bei manchen Männern dauert es länger. Es gibt Frauen, die nur einen Orgasmus wollen, und Männer, die kaum eine Refraktärzeit abzuwarten brauchen. Grundsätzlich sollten Sie natürlich beide mit dem Ausgang glücklich sein.

Nach meiner (Grants) Erfahrung schmelzen alle Versagensängste dahin, sobald man eine Frau wenigstens einmal zum Orgasmus gebracht hat. Der Druck fällt von einem ab und man wird im Geben großzügiger und gelassener.

Die Praxis Wie bereits erwähnt: Die bewährte Methode, sie zu einem kraftvollen Orgasmus zu bringen, besteht darin, genau die Techniken einzusetzen, die ihre Erregung hochschrauben: Küssen, Streicheln, Befingern, Oralsex und vielleicht auch eine Beschreibung der schmutzigen Fantasie, die Ihnen gerade durch den Kopf geht. Wenn Sie danach befürchten, dass Ihr Stehvermögen nicht ausreicht, um sie durch Penetration zum Höhepunkt zu bringen, sollten Sie wissen: Nicht alle Frauen kommen allein durch Vaginalsex. Und fast alle freuen sich auch über einen Höhepunkt durch Finger- und Zungenspiele, Sextoys oder andere Spielarten.

Wenn Sie sich um Ihr Stehvermögen sorgen, werden Sie so zum Kavalier: Verwöhnen Sie sie mit den Fingern und oral, bis sie kommt. Zeigen Sie ihr durch Stöhnen und kurze Nachrichten, wie gut sie schmeckt und dass es Ihnen ebenso viel Spaß macht wie ihr. Erst nach ihrem Orgasmus führen Sie Ihren Penis ein. Anders als Männer können Frauen mehrere Orgasmen unmittelbar nacheinander haben. Vielleicht bringt Ihr Penis sie nun kinderleicht zu einem zweiten oder dritten Höhepunkt.

Damit sie zum Orgasmus kommt, bevor Ihre Erektion sich verabschiedet, können Sie sie auch auffordern, mit ihrer Klitoris zu spielen, während Sie hinein- und hinausgleiten. Das geht eigentlich immer, in der Hündchen-, Löffel- und umgekehrten Reiterstellung hat sie jedoch den meisten Spielraum.

Falls Sie zu den Männern gehören, die so lange können, bis eine ganze Balletttruppe gekommen ist, können Sie den Sex ausdehnen, solange Sie wollen. Schenken Sie ihr so viele Orgasmen, wie sie will (vorausgesetzt, sie hat multiple); checken Sie dabei gelegentlich, ob sie genug hat. Selbst bei Frauen, die leicht und mehrmals einen Höhepunkt erleben, kommt es gut an, wenn Sie mal nachfragen, ob sie noch kann oder will – und es ihr zu sagen, wenn Sie selbst kommen wollen.

Der größte Fehler, den Sie machen können, ist, nach Ihrem eigenen Höhepunkt in Apathie zu verfallen und sich gar nicht mehr um Ihre Partnerin zu kümmern. Es macht ja nichts, wenn Sie mal vor ihr kommen. Machen Sie mit Mund und Fingern weiter und verbannen Sie jeden Gedanken an das Sandmännchen, bis sie vor Lust das ganze Haus zusammenschreit. Vielleicht finden Sie ihren Höhepunkt ja so erregend, dass Sie Lust auf eine weitere Runde bekommen?

»Er sorgt als Erstes für meine Befriedigung. Das finde ich richtig ritterlich.«

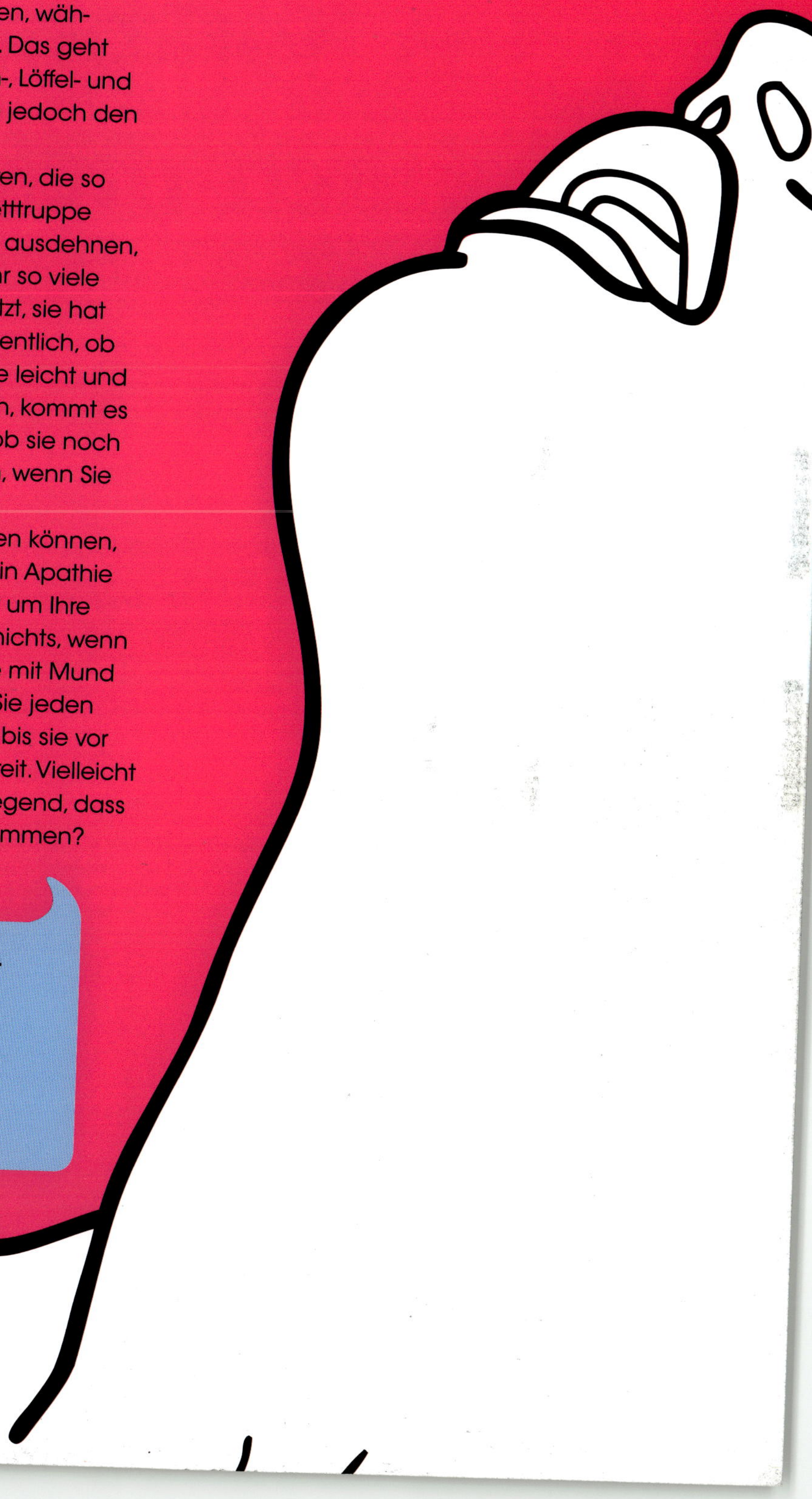

Wo das herkommt, *gibt's noch mehr …*

Das Geheimnis multipler Orgasmen Mehrere Höhepunkte hintereinander sind was für sexgierige Genussmenschen – das meinen wir durchaus schmeichelhaft. Kein Wunder, dass manche Leute, die das Vergnügen eines Orgasmus kennengelernt haben, mehr davon wollen. Sind sie deshalb Nimmersatte? Absolut. Und warum auch nicht? Unser Körper ist für die Lust gemacht, also können wir damit spielen!

Die Wissenschaftler wissen nicht, warum Menschen multiple Orgasmen haben. An den meisten Untersuchungen hierzu nahmen nur wenige Freiwillige teil. Außerdem haben viele noch nie versucht, mehr als einen Orgasmus zu erleben. Es spielt aber auch keine Rolle, wie viele Leute dazu fähig sind, entscheidend ist nur, ob Sie und Ihr Partner es können, wenn Sie es wollen.

Bei Frauen Falls Sie überhaupt noch keinen Höhepunkt hatten, sollten Sie erst einmal daran arbeiten. Wenn Sie Orgasmen kennen und mehrere hintereinander wollen, denken Sie daran, dass es häufig länger als zehn Minuten dauert, bis die Lust abgeklungen ist. Auch wenn Sie in Gedanken schon wieder bei der Arbeit, dem Haushalt oder den Kindern sind, ist die Erregung in Ihren Genitalien noch längst nicht weg. Indem Sie sich auf Ihre sexuellen Empfindungen konzentrieren, kommen Sie in Einklang mit Ihrem Körper und können etwas unternehmen, um die Lust wieder zu steigern.

Und das ist das Entscheidende: Sie sollten selbst aktiv werden, anstatt sich auf Ihren Partner zu verlassen – schließlich spüren nur Sie, welche Stellen Ihres Körpers stimuliert werden wollen, um weiterzumachen. Es liegt daher ganz an Ihnen,

Sie ist die einzige, die ***das Prickeln spürt*** und weiß, welche Stellen ihres Körpers **nach mehr schreien.**

alles dafür zu tun, dass Sie einen erneuten Höhepunkt erleben können.

Sie als Sexpartner sollten ihr Aufmerksamkeit schenken, wenn sie sich um einen weiteren Orgasmus bemüht. Halten Sie still, wenn sie sich an Ihrem Penis, Ihren Fingern oder dem Sexspielzeug reibt. Drängen Sie sie nicht, wenn Sie keinen oder keinen weiteren Höhepunkt will, manchmal fühlt man sich als Frau einfach zu erschöpft, gestresst oder schlicht nicht in der Lage, noch einmal zu kommen, das ist in Ordnung. Es gibt auch Frauen, die multiple Orgasmen kennen, aber lieber nach einem einzigen, besonders intensiven aufhören, statt nach einem zweiten oder dritten, der nur so lala ist.

Bei Männern Männer können gar keine multiplen Orgasmen haben, heißt es. Tatsächlich kommt es nur sehr selten vor, dass ein Mann einen Höhepunkt mit Ejakulation hat, dann die

Erektion hält und bis zu einem weiteren Orgasmus mit Ejakulation Sex hat oder masturbiert. In vereinzelten Fällen, in denen das beobachtet wurde, vermutet man eine Hormonstörung bei den betreffenden Männern.

Dennoch können Männer lernen, mehrmals hintereinander zu kommen – allerdings ohne jedes Mal zu ejakulieren. Weil die Refraktärzeit erst nach der Ejakulation beginnt, können Männer durchaus nach dem Orgasmus weitermachen, ohne die Erektion zu verlieren.

Es ist allerdings eine Herausforderung zu lernen, wie man kommt, ohne zu ejakulieren. Üben Sie zuerst beim Masturbieren (siehe »Fuß vom Gas!«, Seite 160), wobei Sie die Stimulation verlangsamen oder unterbrechen, sobald Sie zu sehr erregt sind. Bremsen Sie am Anfang bei 60 Prozent Erregung ab, später bei 80 oder 90 Prozent (wenn Sie fast den Orgasmus spüren). Es gibt auch Männer, die sich zügeln, indem sie ihre Beckenbodenmuskeln fest anspannen.

Manche Männer finden, dass multiple Orgasmen ***ihr Sexleben bereichern;*** anderen reicht **ein Höhepunkt.**

Mit der Zeit und einiger Übung können Sie Ihre Ejakulation unterdrücken und trotzdem einen Orgasmus erleben. Erst ganz am Ende ejakulieren Sie schließlich. Manche Männer finden, dass multiple Orgasmen ihr Sexleben erheblich intensivieren; andere meinen, sie seien der ganzen Mühe nicht wert. Wie Sie es halten, ist auf jeden Fall allein Ihre Entscheidung.

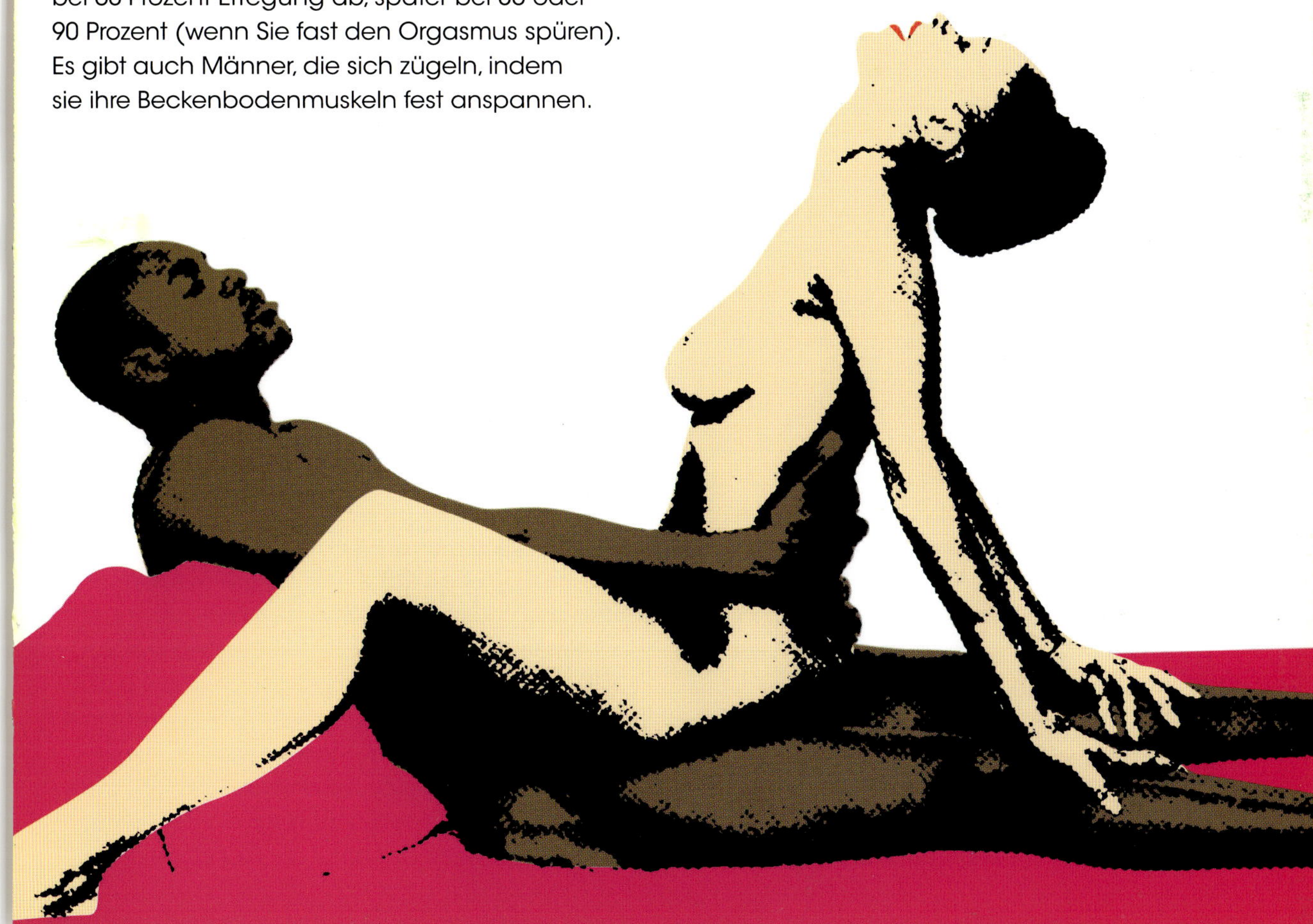

Sexy *Säfte*

Ejakulationstipps für Männer und Frauen Ob Sie's glauben oder nicht: Die männliche Ejakulation läuft nicht immer so unkompliziert ab, wie es scheint. Unsere Tipps helfen, wenn es mal zu Problemen kommt. Und es gibt auch Frauen, die ejakulieren. Diese Erfahrung kann sowohl für die Frauen selbst als auch für ihre Partner erregend und faszinierend zugleich sein.

Die weibliche Ejakulation Die Internetpornografie mit ungewohnten Bildern und Eindrücken verbreitet sich immer weiter. Und so kommt auch öfter die Frage auf, wie man als Frau »abspritzt« – mit anderen Worten, wie sie zu einer Ejakulation kommt. Doch lassen Sie uns als Erstes anmerken, dass die Sexualwissenschaftler noch gar nicht recht wissen, was sie eigentlich von der weiblichen Ejakulation halten sollen. Manche lehnen sogar den Begriff ab, weil die Flüssigkeiten, die eine Frau bei sexueller Erregung absondert, ganz anders sind als das männliche Ejakulat. Vielleicht benötigen wir ein neues Wort für diese Säfte, die kein Sperma sind, keine Scheidenfeuchtigkeit und ganz sicher kein Urin.

Zwar haben manche Frauen das Gefühl, die Flüssigkeit käme aus ihrer Scheide, doch eher stammt sie aus der Harnröhre. Viele Frauen, die eine Ejakulation erleben, stoßen ganz zufällig darauf – irgendwann passiert es einfach. Andere Frauen haben sich beigebracht, zu ejakulieren, indem sie ihre Beckenbodenmuskeln beim Sex übermäßig belasten. Davor können wir nur warnen, denn das kann diese äußerst wichtigen Muskeln schwächen. Besser wäre es zu üben, sich der Ejakulation zu öffnen.

Manchmal vermeiden Frauen sexuelle Stimulationen, weil sie befürchten, sie müssten dann pinkeln. Doch dass dies tatsächlich jemals beim Sex geschieht, ist höchst unwahrscheinlich. Diese Empfindungen entstehen durch einen nervösen Kurzschluss (auch Nervenenden können mal verwirrt sein) oder sie sind ein Zeichen dafür, dass eine Ejakulation bevorsteht. Wenn die Frau sich jetzt entspannt und mit der Stimulation weitermacht, die sie bis hierhin gebracht hat, kann sie ejakulieren. Es kann erregend, sexy und eindrucksvoll sein, wenn mehr Flüssigkeit als sonst aus den weiblichen Genitalien kommt. Doch wie beim Mann kann damit auch eine Sauerei verbunden sein, Sie sollten also ein Handtuch bereithalten. Oder die Pfütze einfach hinnehmen, denn schließlich bedeutet Sex Spaß und dabei dürfen auch mal unerwartet Flecken entstehen.

Die männliche Ejakulation Männer machen die unterschiedlichsten Erfahrungen mit der Ejakulation. Manche (etwa fünf Prozent) haben Schwierigkeiten zu ejakulieren. Wenn es nach langem Anlauf doch noch passiert, nennt man dies verzögerte Ejakulation. Bei einer Ejakulationshemmung passiert selbst bei größter Anstrengung nichts. Wenn Sie dies kennen, sollten Sie ärztlichen Rat einholen, um medizinische Ursachen auszuschließen.

Sofern keine Erkrankung festgestellt wurde, hilft es oft, wenn der Mann seine mentale und/ oder körperliche Erregung steigert. Vielleicht fällt es Ihnen leichter, beim Masturbieren oder mit einem Partner zu ejakulieren, nachdem Sie sich mit Pornos scharfgemacht haben. Vibrierende Penisringe (die manchmal als »Kondomringe«

in Drogerien angeboten werden) vibrieren mit leichter bis mittlerer Stärke; das könnte schon reichen, um Sie zum Orgasmus zu bringen. Im Erotikhandel, im Internet oder auch bei privaten Sex-Toy-Partys finden sich zudem sogenannte Vibro-Cockringe, die mehr Power haben und Ihnen vielleicht mehr liegen. Manchmal braucht es noch intensivere Vibrationen, etwa wie sie von einem dildoförmigen Vibrator ausgehen.

Die gerade genannten Ejakulationsprobleme gehen in manchen Fällen auch auf Beziehungsprobleme zurück, beispielsweise auf die Angst, sich gehen zu lassen, oder die Angst, die Partnerin zu schwängern. Dann kann eine Paarberatung oder Sexualtherapie helfen.

Es ist durchaus ***sexy und eindrucksvoll***, wenn **mehr Flüssigkeit als sonst** aus ihren Genitalien kommt.

Es gibt darüber hinaus ganz praktische Einschränkungen, etwa bei der Entscheidung, wo oder wohin man ejakuliert. Bei Vaginal- oder Analverkehr mit einer neuen Partnerin liegt die Antwort nahe: natürlich ins Kondom! Aber vielleicht ist es ihr lieber, wenn Sie mit der Ejakulation warten, bis Sie den Penis samt Kondom aus der Scheide herausgezogen haben – um ganz sicherzugehen. Wenn Sie oral verwöhnt werden, sollten Sie die Partnerin vorwarnen, wenn Sie bald kommen. So kann sie entscheiden, ob sie Sie in ihrem Mund kommen lässt oder lieber in ihren Händen oder in ein Handtuch.

Denken Sie daran, dass mit zunehmendem Alter die Spermamenge und auch der Druck der Ejakulation abnehmen. Aber wenn Sie sich fit halten, nicht rauchen und Beckenbodenübungen machen, können Sie diese Entwicklung verlangsamen.

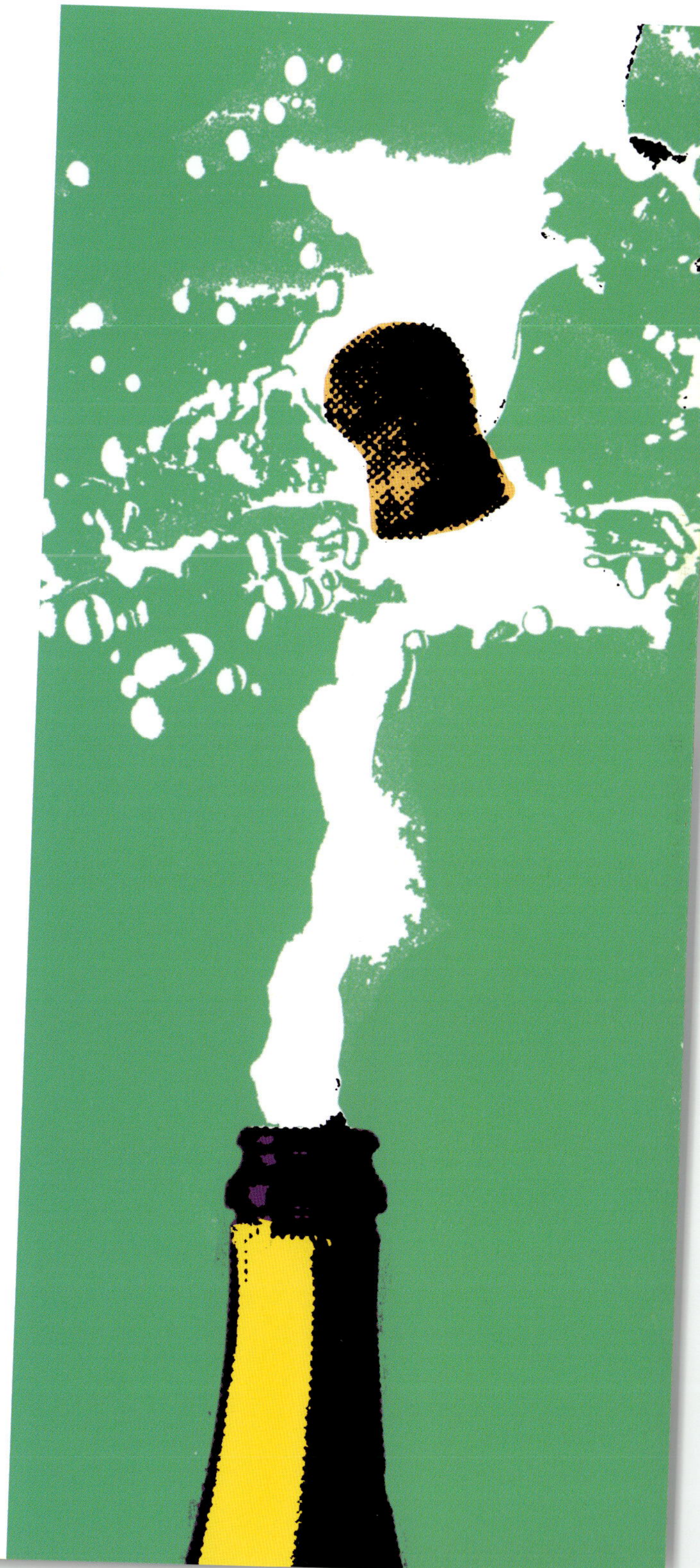

Fuß vom Gas!

Tipps, um auf Kurs zu bleiben

Männer: Übung macht bekanntlich den Meister, ganz besonders wenn es darum geht, eure eigenen sexuellen Reaktionen zu meistern. Fußballer trainieren regelmäßig ihre Schusstechnik, Musiker spielen täglich Tonleitern rauf und runter, und wenn ihr eure Explosion wirklich im Griff haben wollt, ist das Übungsprogramm eurer Wahl die Stopp-Start-Methode.

1. Zeit für mich Nehmen Sie sich an einem Abend, an dem Sie nichts weiter vorhaben, Zeit für eine Runde Solosex. Machen Sie es sich gemütlich, fangen Sie an zu masturbieren und achten Sie bewusst auf das, was Sie gerade tun. Konzentrieren Sie sich dabei auf die einzelnen Empfindungen: Was fühlt sich gut an? Was mögen Sie gerne? Wie ist es, wenn die Bewegungen schneller oder fester werden? Wird Ihre Atmung irgendwann schneller und flacher? Betrachten Sie es als Experiment – und Sie sind dabei das Kaninchen.

2. Den Körper spüren Versuchen Sie am Anfang noch nicht, die Session in die Länge zu ziehen; achten Sie lediglich auf Ihre Empfindungen, sobald Sie sich dem Höhepunkt nähern. Viele Männer spüren eine Art Kitzeln. Sobald Sie sicher sind, wie es sich für Sie anfühlt, können Sie die Empfindungen unmittelbar vor dem »Point of no Return« erforschen. Denken Sie die nächsten fünf Male daran und konzentrieren Sie sich ganz bewusst darauf.

3. An der Grenze Inzwischen sollten Sie die Empfindungen kurz vor dem Kitzel, der Ihre Explosion ankündigt, gut kennen. Wenn Sie ihn beim nächsten Masturbieren spüren, lassen Sie Ihren Penis einfach los. Warten Sie etwa 15 Sekunden (oder länger), auch wenn die Erektion nachlässt. Konzentrieren Sie sich auf das, was Sie fühlen, wenn Sie den Fuß vom Gas nehmen. Sobald Sie die Dinge wieder unter Kontrolle haben, machen Sie langsam weiter, wo Sie aufgehört haben.

4. Nicht übers Ziel hinausschießen! Machen Sie diese Übung immer wieder, bis Sie sicher sind, dass Sie erkennen, wann Sie sich zügeln müssen. Beobachten Sie jedes Mal Ihre Empfindungen. Wenn Sie sich gut beherrschen, versuchen Sie, ein bisschen weiter zu gehen, bevor Sie wieder stoppen. Das Ziel ist, sich unmittelbar vor dem Orgasmus noch bremsen zu können. Das macht übrigens auch Spaß, wenn Ihnen gar nichts daran liegt, Ihr Durchhaltevermögen zu verlängern, denn der Orgasmus wird so viel intensiver.

5. Härtetest Machen Sie diese Stopp-Start-Übung regelmäßig. Am Anfang fällt es Ihnen vielleicht noch schwer, rechtzeitig aufzuhören, und Sie kommen; oder die Erektion geht flöten; oder Sie reiben sich wund. Bleiben Sie dennoch dran. Je mehr Sie üben, desto kürzer werden die Pausen, die Sie benötigen. Daran erkennen Sie, dass Sie erhebliche Fortschritte machen. Masturbieren Sie jeden oder jeden zweiten Tag und stoppen Sie fünf- bis zehnmal pro Session.

6. Den Schwierigkeitsgrad erhöhen
Wenn Sie merken, dass Sie Ihren Orgasmus durch das Beobachten Ihrer sexuellen Reaktionen mehr oder weniger unter Kontrolle haben, gehen Sie einen Schritt weiter. Experimentieren Sie mit Masturbationstechniken, die sich mehr wie Partnersex anfühlen: Drücken Sie fester zu und nehmen Sie ein Gleitmittel; Sie können dazu einen Masturbator (auch »Lustmuschi« genannt) verwenden, falls Sie das mögen. Um die mentale Stimulation ebenfalls zu steigern, fangen Sie an, sich bei den Stopp-Start-Übungen mit Pornos in Stimmung zu bringen. Haben Sie auch dabei alles im Griff, ist es an der Zeit, es mit einer Partnerin zu versuchen.

7. Probieren Sie's aus. Sind Sie in einer Beziehung, weihen Sie Ihre Partnerin in Ihr Experiment ein. Sie hilft Ihnen sicher gerne dabei, wenn Sie ihr die Spielregeln erklären. Machen Sie sich aber auch nicht verrückt, wenn Sie es mit einer neuen Partnerin versuchen wollen. Sie haben ja inzwischen die Reize, die Ihren Orgasmus auslösen, unter Kontrolle. Sobald Sie das Gefühl haben, die Grenze zu erreichen, fahren Sie das Tempo herunter oder brechen die Stimulation wenn nötig ab. Sie müssen ja nicht erstarren; nutzen Sie die Abkühlphase stattdessen, um Ihre Partnerin mit Händen und Zunge zu verwöhnen. So merkt sie gar nicht, wie knapp es bei Ihnen gerade war, sondern hält Sie einfach für sehr aufmerksam. Eine echte Win-win-Situation!

8. Durchhalten lohnt sich. Wenn Ihr Partner häufig zu schnell oder zu plötzlich kommt, haben Sie Geduld und erklären Sie ihm, dass Sie bei so einer Übung mit vielen Auszeiten gern dabei sind. Letztlich verlängern Sie durch das Hinauszögern des Höhepunkts ja die Zeit, die Sie sich miteinander vergnügen.

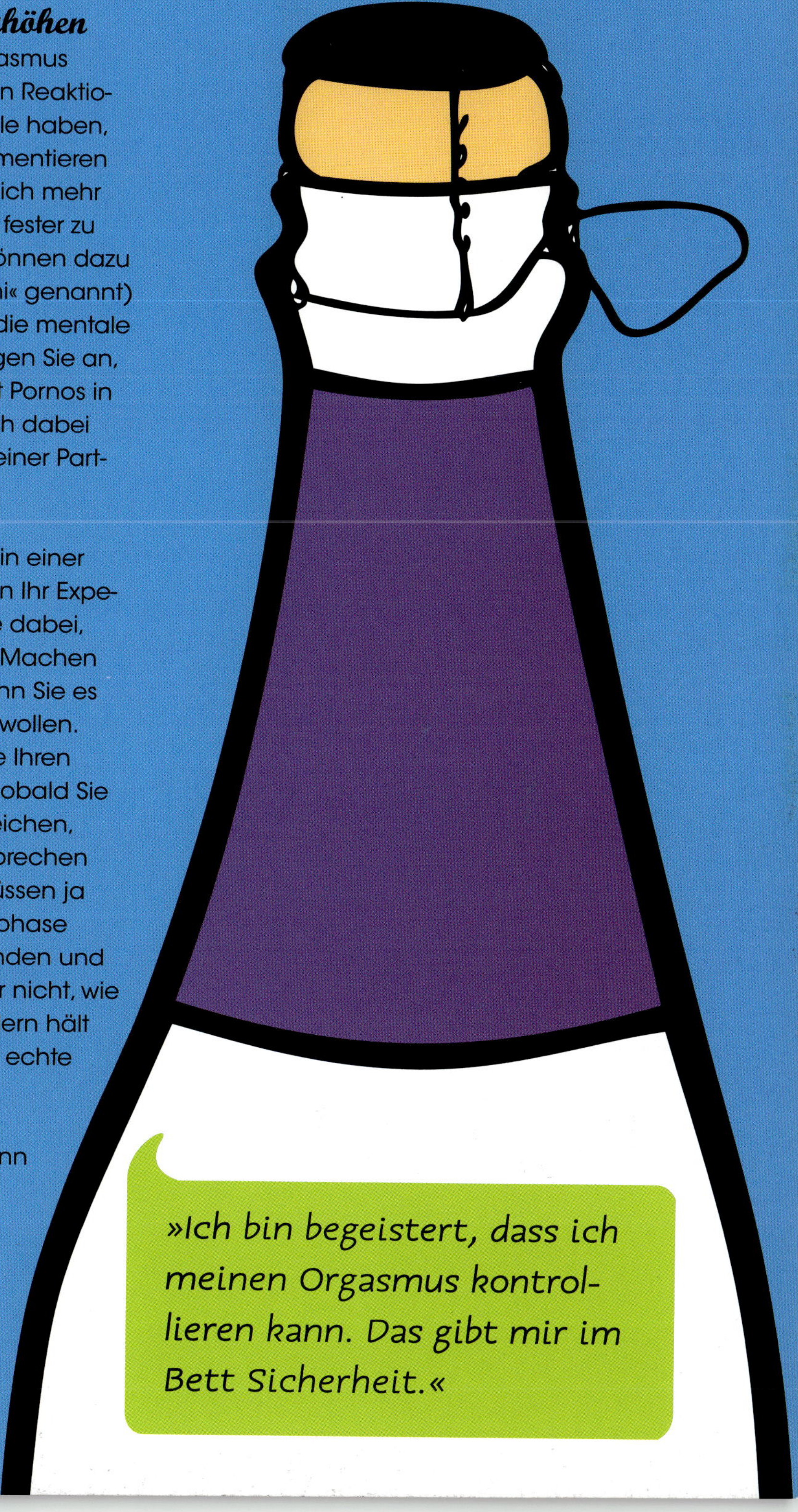

»Ich bin begeistert, dass ich meinen Orgasmus kontrollieren kann. Das gibt mir im Bett Sicherheit.«

Mäßige Höhepunkte

Wie Sie einen enttäuschenden Orgasmus verbessern Ob ein Höhepunkt explosiv und kraftvoll ist, hängt vor allem davon ab, wie intensiv er vorbereitet wurde, weniger davon, wie lange er dauert. Wenn Ihre Orgasmen eher matt als funkelnd sind, richten Sie Ihr Augenmerk also direkt auf die Minuten und Stunden davor, wenn Sie etwas verändern wollen.

Machen Sie als Erstes eine Bestandsaufnahme: Fühlen Sie sich ausgepowert? Stehen Sie beruflich unter starkem Stress? Durchleben Sie gerade eine Familienkrise? Überlegen Sie, welche Veränderungen zu befriedigenderem Sex führen würden. Regelmäßige Massagen vom Profi oder von einem liebevollen Partner könnten Ihnen helfen, sich besser zu entspannen. Sie könnten im Job Aufgaben delegieren; oder mit einer Nachbarin Babysitten im Wechsel vereinbaren, damit Sie sich nicht mehr so überfordert fühlen und beim Gedanken an noch mehr zu Erledigendes nicht sofort innerlich in die Knie gehen. Denn schließlich geht es Ihnen ja nicht nur darum, überhaupt mal Zeit für Sex zu finden, sondern der Sex soll großartig sein.

Sehen Sie sich einmal genauer an, was vor Ihren wenig spannenden Orgasmen passiert ist. Haben Sie nachgegeben, weil Ihr Partner gerade Lust auf Sex hatte? Hätten Sie sonst Schuldgefühle gehabt? Das ist kein guter Einstieg ins Vergnügen. Versuchen Sie nur dann Sex zu haben, wenn Sie ihn wirklich wollen. Zudem hilft es, das Vorspiel langsam ablaufen zu lassen. Schließen Sie Ihre Augen und konzentrieren Sie sich darauf, wie sich das Streicheln und Gestreicheltwerden anfühlt, bleiben Sie bei sich und Ihrem Partner. Und: Achtsamkeitsübungen können die Erregung nachweislich steigern. Versuchen Sie also Düfte, Klänge und Berührungen beim Liebesspiel ganz bewusst wahrzunehmen.

Mit Achtsamkeitsübungen die **Erregung steigern:** nehmen Sie ***Düfte, Klänge und Berührungen*** bewusst wahr.

Beim Sex auf die Uhr zu schauen kommt meist nicht gut an. Andererseits kann es helfen, solange es unauffällig geschieht. Denn wenn Sie gelegentlich einen Blick auf die Uhr werfen, sobald Sie mit dem Küssen, Streicheln und Oralsex anfangen, können Sie darauf achten, dass Sie vielleicht ein Viertelstündchen dabeibleiben, am besten so lange, wie es sich für Sie beide gut anfühlt. Sie können auch mitzählen,

Lassen Sie Ihrer Fantasie freien Lauf

Wenn Ihr echtes Leben nicht so prickelnd und erregend ist, wie Sie es gerne hätten, bringen Sie Ihre Fantasie ins Spiel. **Denn dann ist alles erlaubt,** ob Sie vom Sex mit einem Fremden oder Prominenten träumen, von einem gleichgeschlechtlichen Partner oder von etwas ganz Versautem, was Sie im wirklichen Leben niemals tun würden. Manchmal sind es gerade die extremen oder mit einem Tabu belegten Vorstellungen, die Sie zu einem wunderbaren, explosiven Orgasmus führen. Sie müssen ja niemandem davon erzählen, außer Sie wollen es.

wie oft Sie etwas tun, z. B. 30 lange Küsse oder 60-mal am Penis saugen. Auch das kann dazu beitragen, dass Sie bei der Sache bleiben und nicht abschweifen. So kann der Sex feuchter, heißer und aufregender werden, was zu einem besseren Orgasmus führt.

Den Höhepunkt des anderen verschärfen Hier hat sich eine einfache Strategie bewährt: Spannen Sie den anderen mal auf die Folter und versagen Sie ihm die erwünschte intensive Stimulation für kurze Zeit. Besonders gut funktioniert das bei Menschen, die leicht zum Höhepunkt kommen. Jenen, die damit ohnehin schon Schwierigkeiten haben, kann hingegen alles vergehen, sobald der Partner anfängt, ihre Lust »kontrollieren« zu wollen.

Hier einige weitere Techniken, mit denen Sie für aufregendere Orgasmen sorgen:

- Massieren Sie Ihre Brüste beim Oralsex, wenn Sie eine Hand frei haben.
- Verschärfen Sie seinen bevorstehenden Orgasmus beim Geschlechtsverkehr, indem Sie fest aufs Perineum (die Stelle hinter dem Hodensack) drücken, um indirekt die Prostata zu stimulieren.
- Setzen Sie Dirty Talk ein, um ein sexy Szenario für sich und Ihren Partner zu schaffen – wenn der andere darauf steht. So schweifen die Gedanken Ihres Partners nicht ab.

Dirty Talk kann bewirken, dass die Gedanken Ihres Partners **nicht abschweifen.**

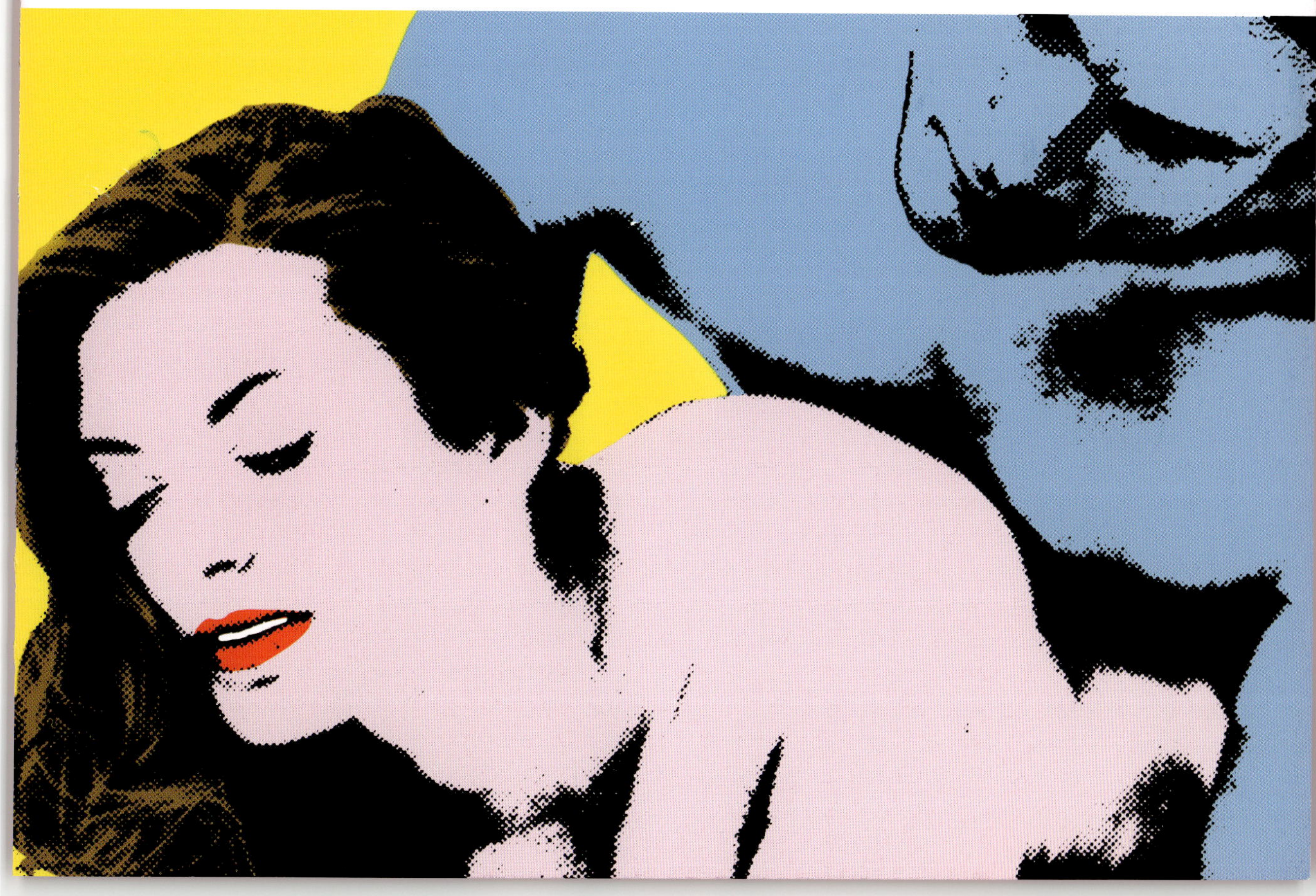

Ja, ja, jetzt … nicht

Was tun, wenn der Orgasmus ausbleibt? Wenn Sie schon Ihr gesamtes Pulver verschossen und Ihren Partner mit Ihren Künsten stundenlang verwöhnt haben, sich aber noch immer kein Höhepunkt abzeichnet, machen Sie sich nichts draus – und nehmen Sie es keinesfalls persönlich. Besser ist es, noch einmal kurz zu überprüfen, ob Ihnen vielleicht etwas Wichtiges entgangen ist.

Erkennen Sie die Signale? Manchmal ist man so mit dem beschäftigt, was man gerade macht, dass die kleinen Hinweise des anderen schlicht untergehen. Ist Ihr Partner verzückt von Ihrer Kunstfertigkeit oder eher verwirrt von Ihren Manövern? Windet sie sich vor Lust oder kontrolliert sie ihre Fingernägel? Wenn es auf Sie so wirkt, als wären dem anderen Ihre Bemühungen egal, sollten Sie mal nachhaken.

Halten Sie Kontakt? Wenn sich nichts tut, sollte Ihre erste Frage eine sexy Variante von »Gefällt dir, was ich gerade mache?« sein, z. B. »Fühlt sich das gut an?« oder »Gefällt dir das?«. Ist die Antwort kein überzeugendes »Ja, und wie!«, probieren Sie etwas anderes aus. Sagen Sie dagegen: »Sag mir, was du magst!« oder »Sag mir, wie ich es machen soll!«, klingt es, als ob Sie sich eine Bedienungsanleitung im Bett wünschen. Wenn Sie Glück haben, bekommen Sie tatsächlich eine brauchbare Antwort, wenn nicht, bitten Sie den anderen einfach darum, es Ihnen zu zeigen. Tun Sie so, als ob Sie ein voyeuristisches Vergnügen daran haben: Der Satz »Zeig mir, wie du mit deinem Schwanz/deiner Muschi spielst!« könnte eine perfekte Eröffnung sein.

Ist alles nur Zeitverschwendung? Mir (Grant) ist recht klar, was sich für mich gut anfühlt, und ich weiß, dass mein Orgasmus stärker und intensiver wird, wenn ich ihn möglichst

> ***Windet sie sich vor Lust*** oder **kontrolliert sie ihre Fingernägel?**

lange hinauszögere. Einmal musste ich einer höchst ergebnisorientierten Partnerin erklären, dass ich zwar früher hätte kommen können, mich aber dagegen entschieden habe, weil ich das so schöner fand. Sie war nämlich frustriert, als ich nach 60 Sekunden frenetischem Oralsex noch keinen Höhepunkt hatte. Sie meinte, ein möglichst schneller Orgasmus sei ein Zeichen für einen guten Blowjob. Das stimmt nicht.

Vielleicht lässt sich Ihr Partner einfach Zeit, während Sie sich fragen, warum es nicht weitergeht. Doch manchen Männern und Frauen ist auch beim Sex der Weg wichtiger als das Ziel. Ich (Grant) möchte hier ganz klar sagen, dass ich lustvollen, befriedigenden Sex ohne Orgasmus jedem So-lala-Sex mit einem »richtigen« Abschluss vorziehe.

Kein Egotrip Nur weil Ihr persönlicher Spezialmove es einmal nicht bringt, heißt das noch nicht, dass das Glück Sie verlassen hat. Die sexuellen Reaktionen und Vorlieben der Menschen sind nun einmal äußerst verschieden, sogar ein und derselben Person gefällt nicht immer das Gleiche. Versuchen Sie beim Bettgeflüster herauszufinden, worauf der andere steht oder was ihn zuverlässig zum Höhepunkt bringt. Wir kennen viele Menschen, die einen ganz bestimmten individuellen Auslöser brauchen, damit sich der Orgasmus Bahn bricht: Das kann ein Fuß im Gesicht sein, eine Hand, die sich um ihren Hals legt, ein Finger im Hintern oder bestimmte Schimpfwörter.

Manche kommen eben nicht. Ich (Grant) war neulich mit einer Frau Anfang 20 zusammen, die noch nie einen Orgasmus beim Partnersex hatte. Sie litt unter situativer Anorgasmie: Unter bestimmten Bedingungen (wenn sie allein ist) kommt sie zum Höhepunkt, sonst nicht. Es gibt darüber hinaus eine primäre (keinen Orgasmus jemals) und eine sekundäre Anorgasmie (früher mal Orgasmen, jetzt aber keine mehr). Frauen, die davon betroffen sind, helfen möglicherweise eine Sexualtherapie, Hormonpflaster oder -tabletten, Klitorispumpen sowie Medikamente zur Verbesserung der Durchblutung und der sexuellen Empfindungsfähigkeit.

Männer können vor ähnlichen Problemen stehen: Zwar kommen beim Geschlechtsverkehr die meisten innerhalb von zwei bis vier Minuten zum Höhepunkt, doch wer unter verzögerter Ejakulation leidet, braucht vielleicht 30 bis 40 Minuten oder kommt gar nicht. Ursache kann Stress, Schlafmangel oder Versagensangst sein. Manche Männer haben sich auch zu sehr an eine bestimmte Masturbationstechnik gewöhnt, die kaum Ähnlichkeit mit Partnersex hat. Nebenwirkung bestimmter Medikamente, z. B. Antidepressiva, kommen ebenso als Auslöser infrage.

Nur weil ***Ihr Spezialmove*** es diesmal nicht bringt, heißt das nicht, dass **das Glück Sie verlassen** hat.

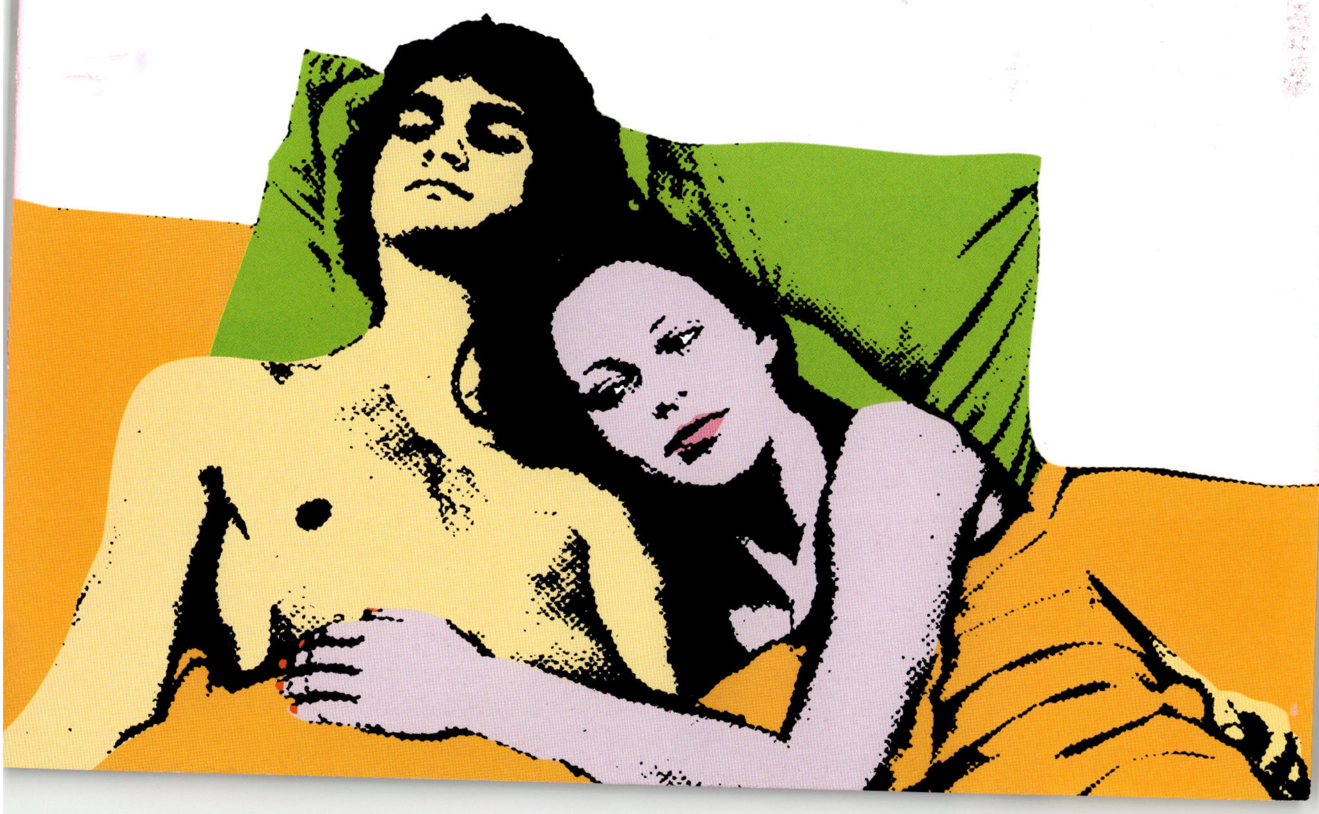

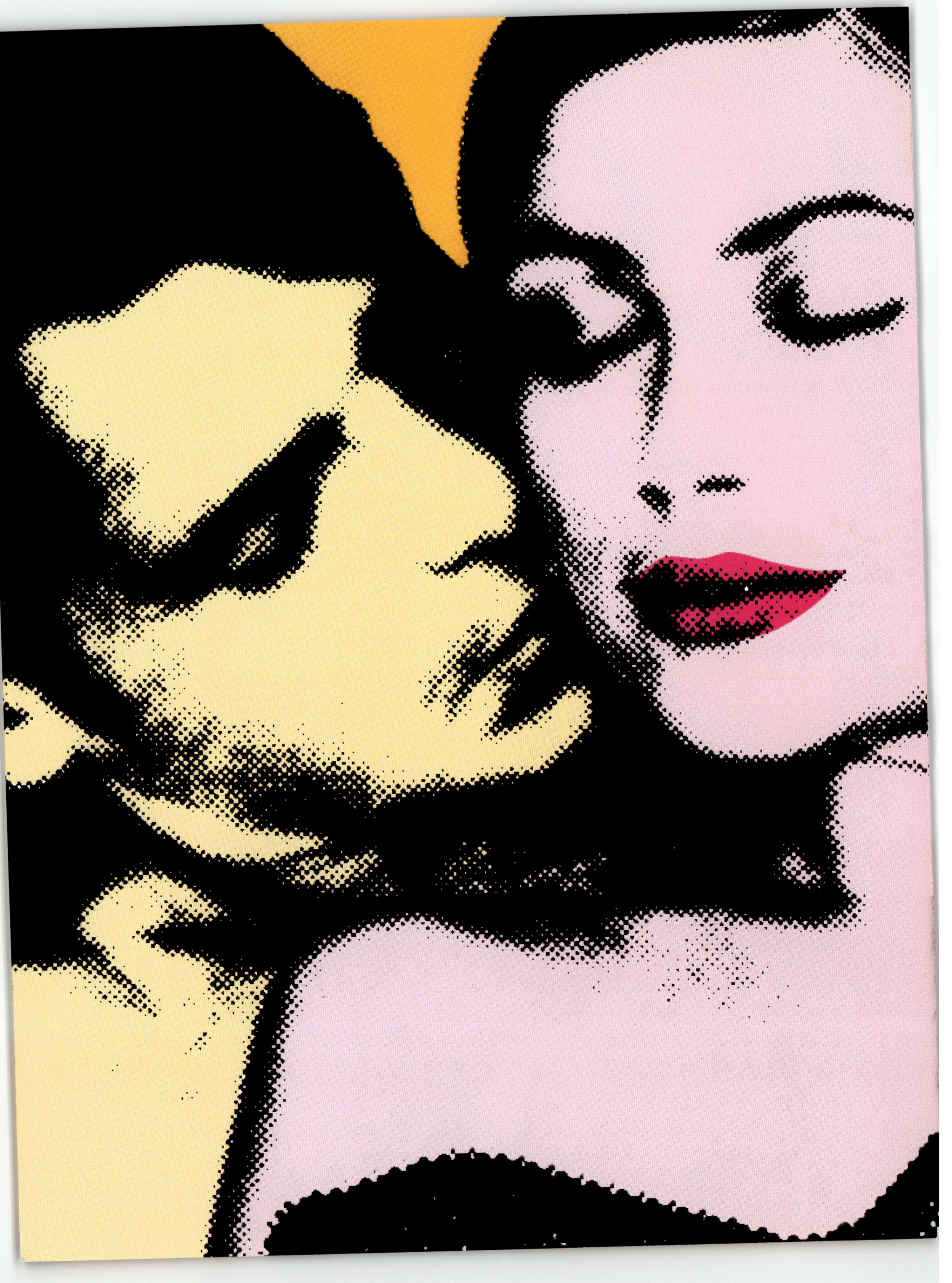

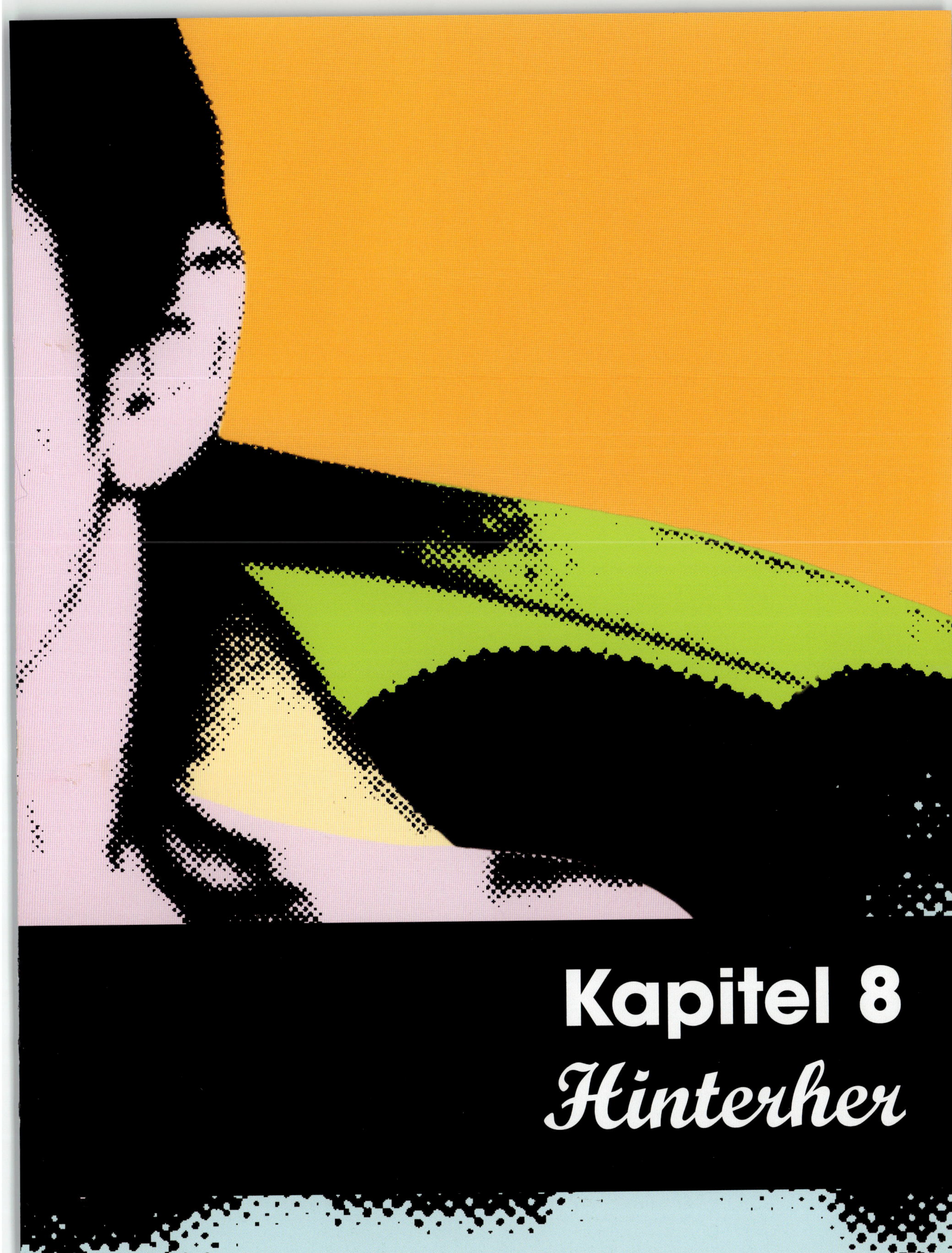

Kapitel 8

Hinterher

Sexy Ausklang

Vorschläge für danach Was jemand nach großartigem Sex angenehm findet, ist ganz verschieden, jedenfalls kann man das gemeinsame Erlebnis auf vielerlei Arten ausklingen lassen. Gleich nach dem Höhepunkt aufzustehen und den anderen sich selbst zu überlassen, wirkt meist einfallslos oder gemein. Auch nach Gelegenheitssex muss man sich keineswegs sofort in die Kleider werfen und ohne Abschied gehen.

Jeder der folgenden Vorschläge funktioniert gut, so wurde es uns berichtet. Was am besten zu tun ist, hängt davon ab, womit Sie sich wohlfühlen und was Ihr Partner am ehesten so sexy, lustig, romantisch oder zum Niederknien findet, dass er sich auf ein nächstes Mal freut.

Kuscheln Der etablierte Favorit vieler Paare wird oft unterschätzt. Vor allem Männern tut der Hautkontakt beim Streicheln, Küssen und Anfassen gut, ob beim Fernsehen auf der Couch oder als sexy Nachspiel.

Küssen Nirgendwo steht geschrieben, dass Küssen nur dazu da ist, die Dinge anzuheizen, auch zum gemeinsamen Runterkommen eignet es sich bestens. Sie können sich auf die Lippen des Partners beschränken oder den ganzen Körper einbeziehen. Oder Sie küssen die Genitalien des anderen als Zeichen der Anerkennung und Dankbarkeit für den fantastischen Sex.

Einander waschen Nicht dass es unbedingt nötig wäre, aber es kann viel Spaß machen, sich nach dem Sex gegenseitig zu waschen. Gehen Sie zusammen unter die Dusche und reinigen Sie die Körperteile des anderen, mit denen Sie gerade noch ganz andere Dinge angestellt haben. Das hat auch etwas Fürsorgliches. Und Sie können einander noch einmal nackt und in aller Pracht bewundern.

Nirgendwo steht, dass ***Küssen*** nur zum Scharfmachen gut ist. Auch **zum Runterkommen** eignet es sich bestens.

Berührungen Für viele Paare gehört eine Massage zum Nachspiel nach dem Sex dazu, ob sie sich anschließend auf den Weg ins Büro machen oder sich nach einer abendlichen Sexsession zum Schlafen bereitmachen. Manche Leute verwenden dazu das herumliegende Zubehör: Einen Vibrator kann man auch zur Rückenmassage benutzen und mit Federn erneut die Sinne schärfen. Seien Sie dann aber nicht überrascht, wenn es gleich wieder heiß und sexy wird!

Saubermachen Ist Ihr Sperma gerade auf ihrem Busen oder Bauch gelandet? Dann tupfen Sie es liebevoll mit einem feuchten, warmen Waschlappen ab. Sie können es auch ablecken und sie danach küssen (darauf steht aber nun wirklich nicht jeder; fragen Sie vorher). Es gibt sogar Männer, die die Vagina oder den Anus des anderen ablecken, nachdem sie darin gekommen sind; wie immer ist das Geschmackssache.

In Worte gefasst Es kann sehr erotisch sein, wenn man die aufregendsten Erlebnisse noch einmal mit Worten nachzeichnet. Es ist auch nie verkehrt, beim Sex ab und zu mal »Wahnsinn!« oder »Warum machen wir das eigentlich nicht öfter?« zu sagen. Oder Sie machen dem Partner ein Kompliment, z. B. für das, was er gerade mit den Hüften getan hat, für den innigen Kuss, der eine halbe Ewigkeit gedauert hat, oder dafür, wie geduldig er Sie geleckt hat, ohne eine Revanche zu erwarten.

Einfach nur zusammen nackt im Bett zu liegen und zu reden, kann auch äußerst sexy sein. Manche fühlen sich dabei sehr verletzlich, sodass sich in dieser Situation eine emotionale Intimität einstellt. Die wiederum ist schon wieder so attraktiv, dass sich daraus weitere sexy Aktivitäten ergeben können – oder man verbringt zumindest mehr Zeit zu zweit im Bett.

Wenn man im Bett ***gerade keinen Sex hat*** und ***nackt und verwundbar*** ist, fördert das die **Intimität.**

Kreativ werden Manchmal werden Menschen durch Sex spontan zum Reimen und Dichten inspiriert, das wissen wir (Sie wissen doch, was ein schmutziger Limerick ist, oder?). Einige haben Lieder geschrieben, ihren Schatz nach dem Sex gezeichnet oder je nach Talent mit dem Handy fotografiert, sofern sie die Erlaubnis dafür bekamen (wahre Exhibitionisten lassen ihr Foto sogar im Internet posten). Und hoffnungsvolle zukünftige Eltern fangen nach dem Sex an, über Babynamen zu reden. Wie gesagt, auch das Nachspiel ist eine ganz individuelle Angelegenheit!

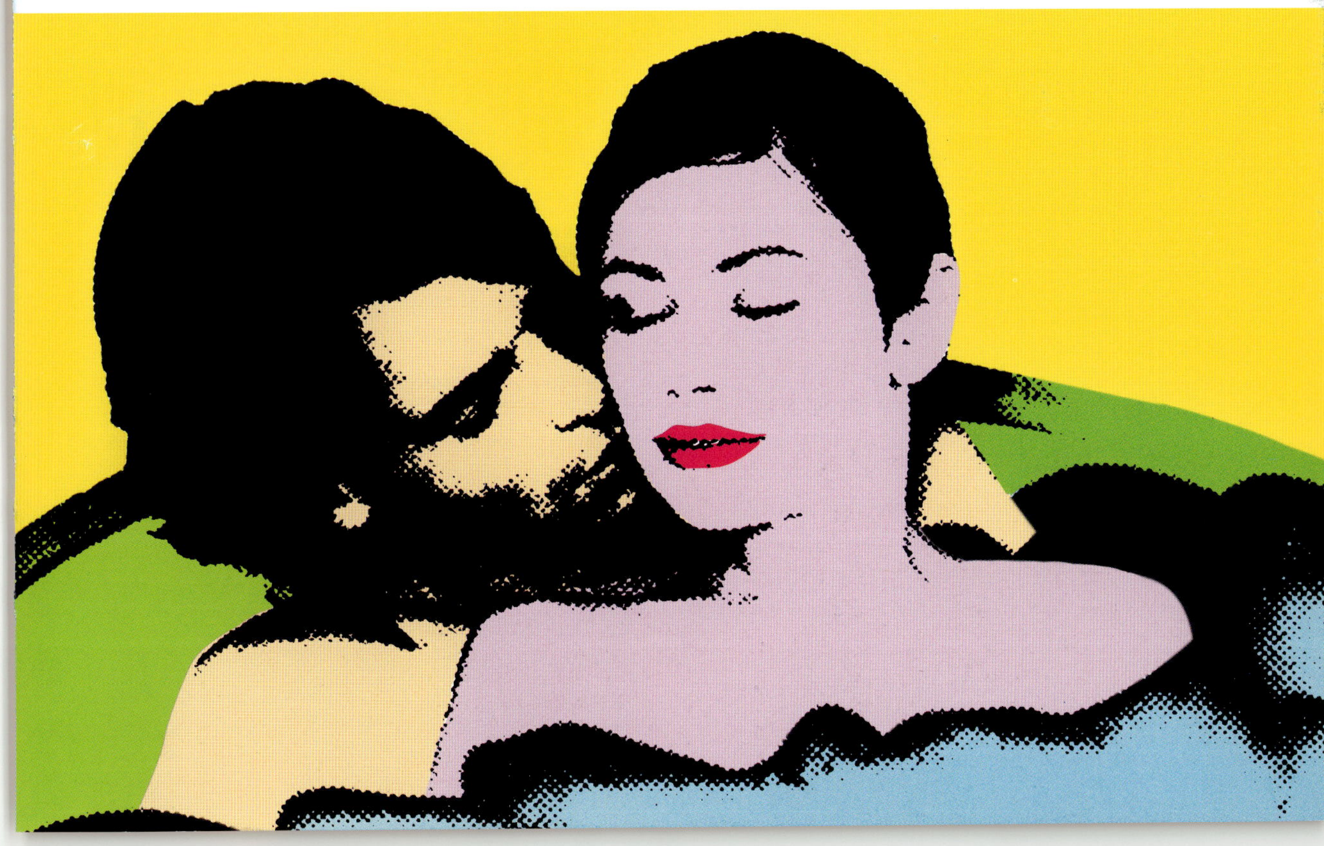

Abgang *mit Anstand*

Und jetzt? Sie haben charmant und gekonnt geflirtet und Ihren Aufriss erfolgreich ins Bett gekriegt. Mission erfüllt! Aber nun liegen Sie nackt und klebrig neben jemandem, von dem Sie nicht einmal den Nachnamen kennen. Sie haben sich völlig auf den Sex konzentriert und keinen Gedanken daran verschwendet, was danach kommt. Folgende Hinweise können Ihnen aus der Patsche helfen.

Den Ausklang genießen Wenn Sie alles richtig gemacht haben, sind Sie nach einer anständigen Session verschwitzt und klebrig und wollen erst einmal eine Verschnaufpause. Nichts spricht dagegen, den Orgasmus noch eine Weile nachklingen zu lassen und erstaunt festzustellen, was da gerade abgegangen ist. »Wow!« trifft es normalerweise recht gut. Kuscheln Sie ruhig, falls Ihnen beiden danach ist – auch wenn Sie im Geist nicht schon die Hochzeitsglocken läuten hören. Nach einem Höhepunkt schüttet der Körper das Kuschelhormon Oxytocin aus, das macht besonders anhänglich. Falls Sie in dem Moment nicht reden wollen, Ihnen die Stille aber peinlich ist, hilft ein wenig Knutschen.

Achtung, Männer: Wenn ihr Sperma ins Auge der Partnerin (oder in euer eigenes) praktiziert habt, müsst ihr nach dem Sex sofort aktiv werden. Das Zeug brennt nicht nur, sondern führt auch zu Rötungen und kann sogar die Lider verkleben, wenn es nicht schnell genug entfernt wird. Das betroffene Auge sollte mit Wasser gespült oder das Sperma mit einem feuchten Tuch abgewaschen werden. Und: Im Gesicht und auf den Brüsten kühlt das Sperma schnell ab, das Ganze fühlt sich binnen Sekunden gar nicht mehr sexy an. Wischt es mit einem Taschentuch ab oder bietet das wenigstens an.

Und danach? In langjährigen Beziehungen macht man sich kaum mehr Gedanken darüber, wie man sich nach dem Sex verhält. Meistens gibt es ein festes Programm, z. B. Frühstück machen oder Kuscheln und Einschlafen. Mit einem neuen Partner hingegen weiß man manchmal nicht so recht, wie man sich verhalten soll. Bleibt man über Nacht? Bleibt man noch zum Kuscheln? Geht man gleich?

Wir finden, Sie sollten ruhig nachfragen, was demjenigen, in dessen Bett Sie gerade liegen, am liebsten wäre. »Ist es okay, wenn ich hier schlafe?« sollte ausreichen. Wollen Sie selbst schnell weg, sagen Sie einfach, dass Sie früh rausmüssen und deshalb nach Hause gehen.

> Zeigen Sie **Ihr Erstaunen** über das, was da ***gerade abgegangen ist.***

Das war nichts. Heimlich die Flucht zu ergreifen, bevor der Fehlgriff im Bett neben einem aufwacht, das sollte immer nur der allerletzte Ausweg sein. Sie sind doch schon groß! Zufallsbekanntschaften, mit denen man Sex hatte und die man dann sitzen lässt, tauchen bekanntlich immer im ungeeignetsten Moment wieder auf. Heben Sie sich diese Notlösung für echte Problemfälle auf, das ist wirklich kein Benehmen für einen Sexperten wie Sie.

Auch wenn Sie keine Beziehung miteinander anfangen wollen, spricht nichts dagegen, gemeinsam zu übernachten, solange Sie sich beide dabei wohlfühlen. Falls Sie am Abend betrunken oder so geil aufeinander waren, dass Sie vor lauter Dirty Talk kaum dazu kamen, über Persönliches zu reden, kann es auch nett sein, sich am nächsten Morgen beim Frühstücken etwas näher kennenzulernen. Es ist auf keinen Fall besonders cool, gleich die Flucht zu ergreifen oder sich davonzustehlen. Das gilt vor allem, wenn der andere sich dadurch zurückgewiesen fühlt oder sich vorkommt, als ob er im Bett nicht gut oder attraktiv genug für Sie war. Gerade für Leute, die nicht in einer Beziehung leben, kann es herzerwärmend sein, mit jemand anderem in einem Bett zu schlafen. Wenn es also für Sie passt und Sie willkommen sind, dann bleiben Sie ruhig bis zum Morgen.

Wenn Sie Spaß hatten, können Sie das beim Abschied durchaus sagen. Gut geeignet sind Bemerkungen wie »Das war echt super. Ruf mich an, wenn du mal wieder Lust drauf hast!«. Das wirkt nicht abweisend, aber auch nicht verzweifelt oder anhänglich. Eigentlich ist es irgendwie sexy. Während der andere Sie davonschlendern sieht, geht ihm durch den Kopf, was Sie vor Kurzem noch für großartige Dinge miteinander getrieben haben.

Zusammen aufzuwachen und gemeinsam zu frühstücken ist ein schöner Weg, um sich **näher kennenzulernen.**

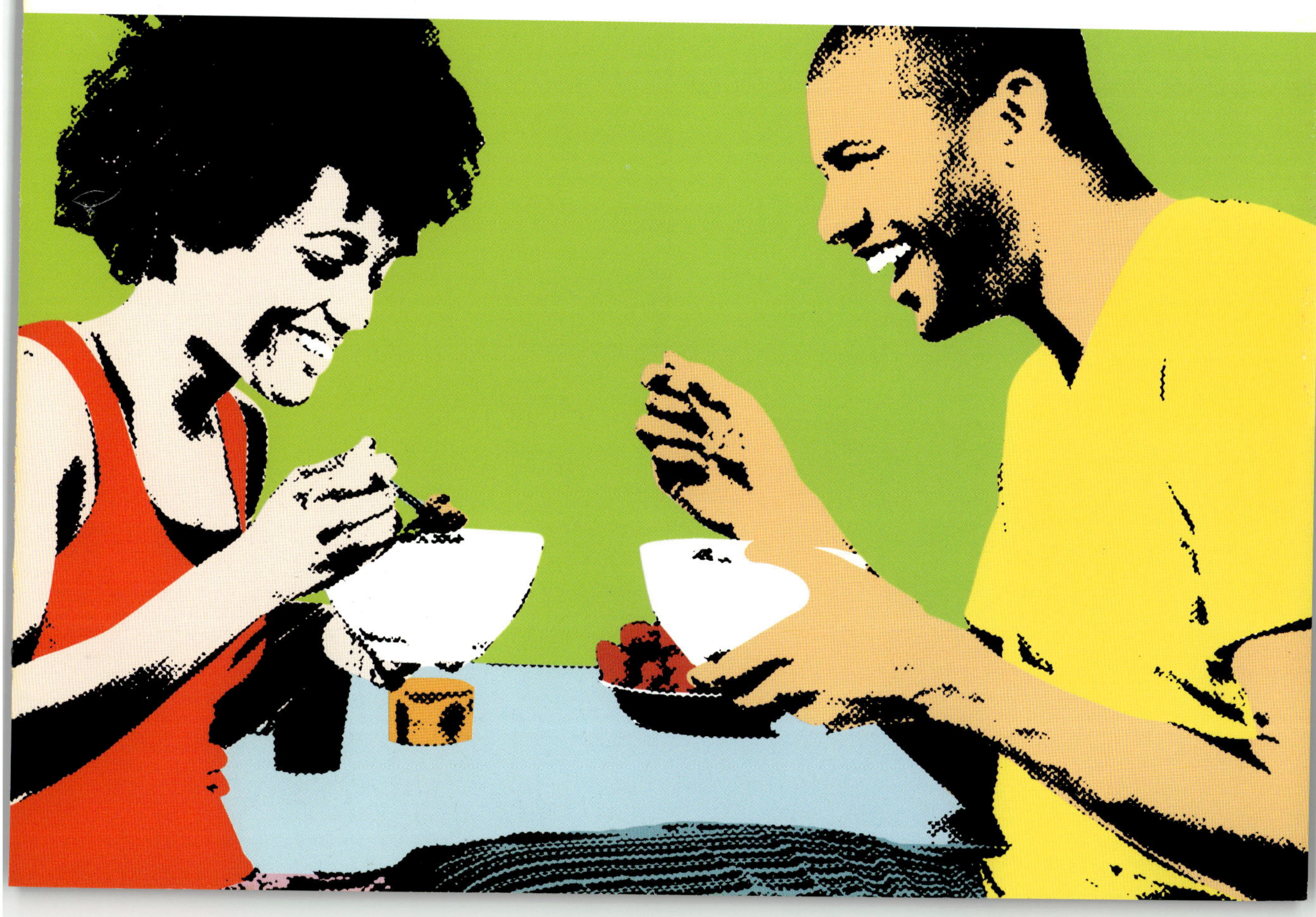

Wie auch immer Sie den gemeinsamen Sex fanden, Sie sollten im Hinterkopf behalten, dass fast jeder dabei sein Bestes gibt und sich bemüht. Wenn etwas schiefgelaufen ist, müssen Sie reden – vielleicht hat der andere bloß nicht verstanden, was Sie wollen.

»Er merkte, dass es für mich nicht toll war. Ich hab mich aber nicht getraut, ihm zu sagen, was ich mag.«

Sie denkt ...

Manche Paare reden nach dem Sex darüber, wie es lief (wenn sie den anderen gut kennen und abschätzen können, was sein Ego verkraftet und was nicht), was überwältigend und was nicht so toll war und was sie demnächst mal probieren wollen. Der große Vorteil ist, dass man noch bei der Sache ist und sich genau erinnert, was sich wie angefühlt hat.

Wenn Sie unmittelbar nach dem Sex nicht gern darüber reden, können Sie das Feedback nachholen. Simsen Sie ihm, was Ihr Highlight war (»Es ging mir durch und durch, wie du ...«) oder schicken Sie einen Link zu Sextoys oder Dessous, mit denen Sie das nächste Mal spielen wollen.

»Ich schicke ihm eine versaute SMS und hoffe, er kriegt sie in einem Meeting.«

»Begeistert zu sein ist leicht, wenn es so großartig läuft! Es wird immer besser, denn er weiß jetzt, worauf ich stehe und was bei mir wirkt.«

Wenn Sie Ihren Partner ein wenig anleiten müssen, loben Sie das, was schon gut war, und schlagen Sie vor, wie es noch besser wäre. Echte Kritik ist etwas für schmerzhafte oder schlimme Dinge, jedoch hilft Reden, diese von vornherein zu vermeiden.

»Ich habe ihr wortlos eine minimale Änderung ihrer Technik gezeigt, um meine Lust zu maximieren. Sie verstand schnell, ohne gekränkt zu sein.«

Es bringt nichts, den anderen ewig herumpfuschen zu lassen, wenn er ahnungslos ist. Korrigieren Sie seine Technik sofort, indem Sie die Hand, den Mund oder die Hüften in die richtige Position bringen.

Formulieren Sie Ihr Lob individuell und persönlich. Es gibt einen feinen, aber entscheidenden Unterschied zwischen »Ich liebe es, wenn jemand meine Eier leckt« und »Es war so super, wie du an meinen Eiern geleckt hast«.

»Sie sagt, dass sie nicht weiß, wie sich ihre Berührungen für mich anfühlen. Und dass ich dafür zuständig bin, es ihr mitzuteilen.«

Er denkt …

»Es heißt ja, wenn man nichts Gutes zu sagen hat, soll man schweigen. Es gab aber viel Gutes!«

Sagen Sie, was Sie anmacht, so, als ob Sie ein Geheimnis enthüllen. Wenn Sie etwas Negatives anbringen müssen, tun Sie es schonend und ohne Vorwürfe.

Wenn Sie so richtig guten Sex erlebt haben, sagen Sie dem anderen, dass er Ihre wildesten Erwartungen sogar übertroffen hat. Beschreiben Sie, wie geil sich das ein oder andere von dem angefühlt hat, was er mit Ihnen gemacht hat. Komplimente und positives Feedback zahlen sich aus, denn so bekommen Sie in Zukunft mehr von dem, was Sie in den höchsten Tönen gelobt haben.

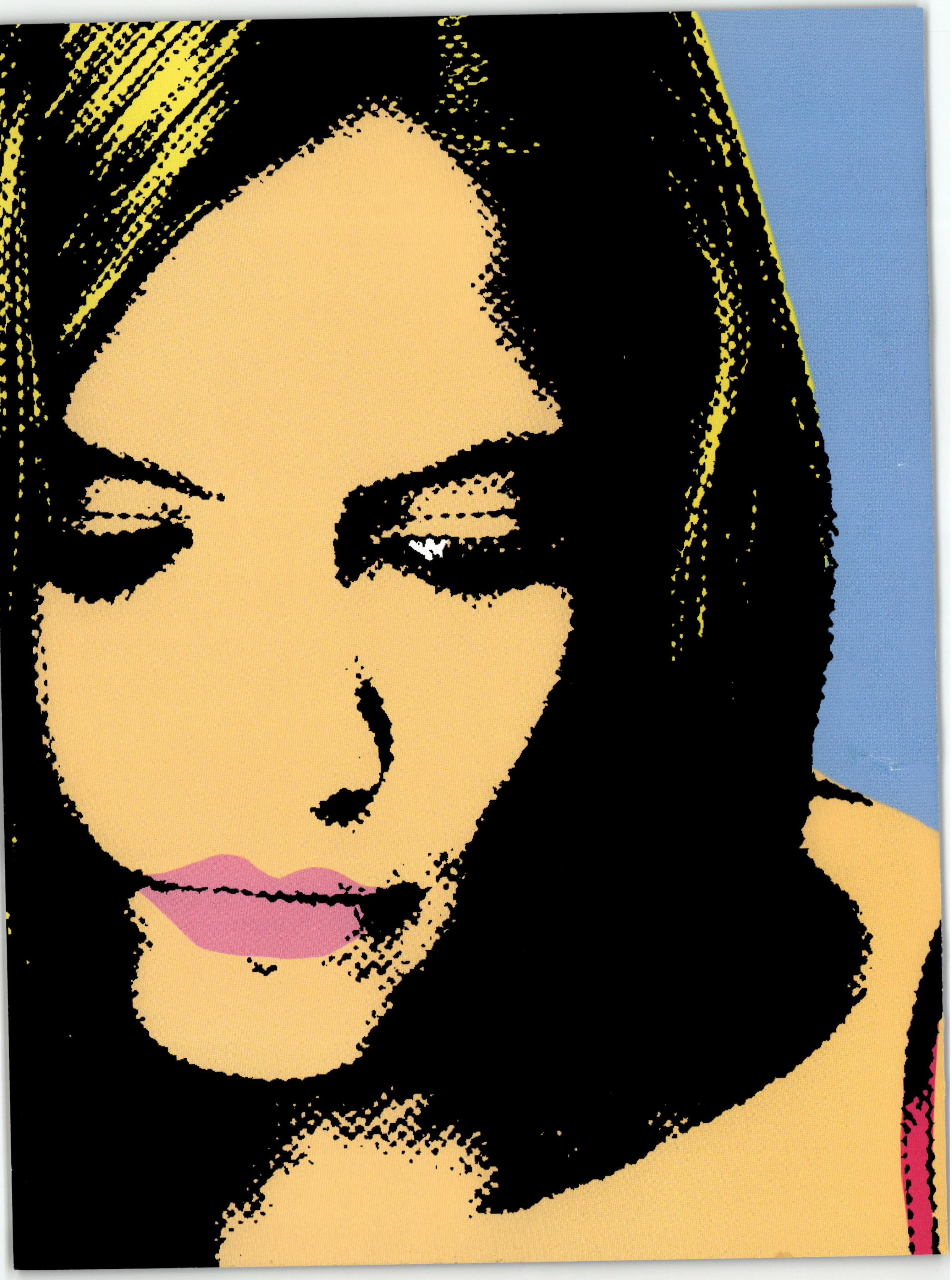

Kapitel 9
Gesundheit im Blick

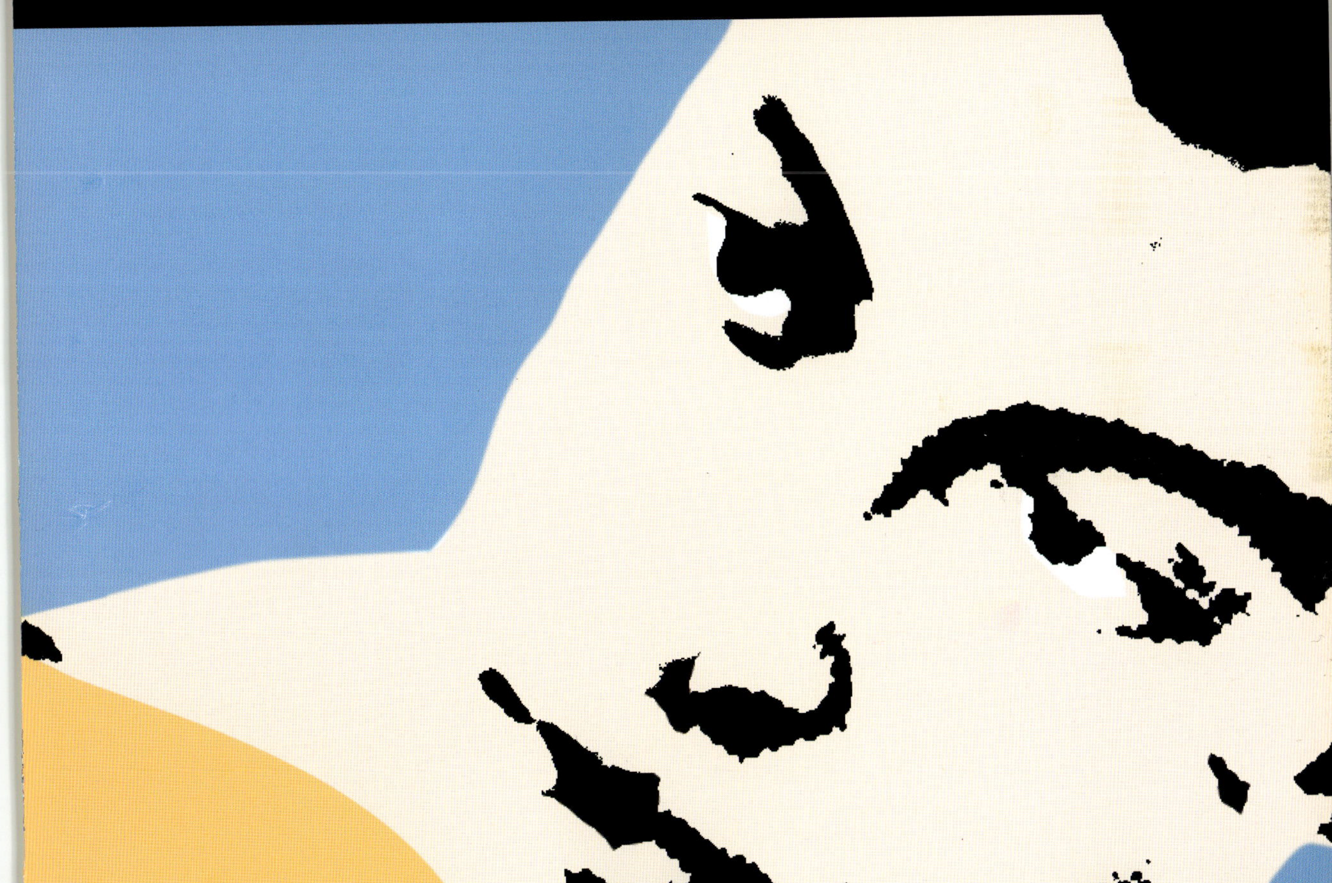

Gute Gründe, sich selbst *zu berühren*

Selbstuntersuchung von Brüsten, Vulva und Hoden Es ist wichtig, dass Sie sich um Ihre edelsten Teile kümmern. Nicht nur, damit Sie ein grandioses Sexleben haben können, sondern auch, um gesund zu bleiben. Untersuchen Sie sich deshalb regelmäßig selbst. Die meisten Erkrankungen können recht gut behandelt werden, wenn sie früh erkannt werden. Beim ersten Anzeichen eines Problems gilt daher: ab zum Arzt.

Selbstuntersuchung der Brust Ihre Brüste zu kennen ist für Ihr Vergnügen und für Ihre Gesundheit von Bedeutung. Zur Früherkennung von Brustkrebs sollten Sie sie regelmäßig abtasten und dabei nach Knoten suchen, die sich anders anfühlen als diejenigen, die sich normalerweise in der weiblichen Brust finden. (Junge Frauen und stillende Mütter haben besonders viele davon, bei einigen Frauen ist einfach von Natur aus das Brustgewebe dichter.)

Teilen Sie Ihrem Arzt alle Veränderungen an Ihren Brüsten mit, ob im Anfühlen oder Aussehen (z. B. plötzlichen Hautausschlag), sodass er im Zweifelsfall eine klinische Brustuntersuchung durchführen kann. Und wundern Sie sich nicht, wenn Ihr Partner einen Knoten findet – sehr häufig bemerken Sexualpartner Veränderungen am Körper des anderen zuerst.

Selbstuntersuchung der Vulva Es wird nur selten offen angesprochen: Frauen sollten unbedingt jeden Monat selbst ihre Vulva untersuchen. Wenn Sie Ihre eigenen Genitalien gut kennen, stellen Sie schneller mögliche Anzeichen einer sexuell übertragbaren Krankheit, einer gutartigen Hautveränderung oder – was seltener vorkommt – von Vulvakrebs fest.

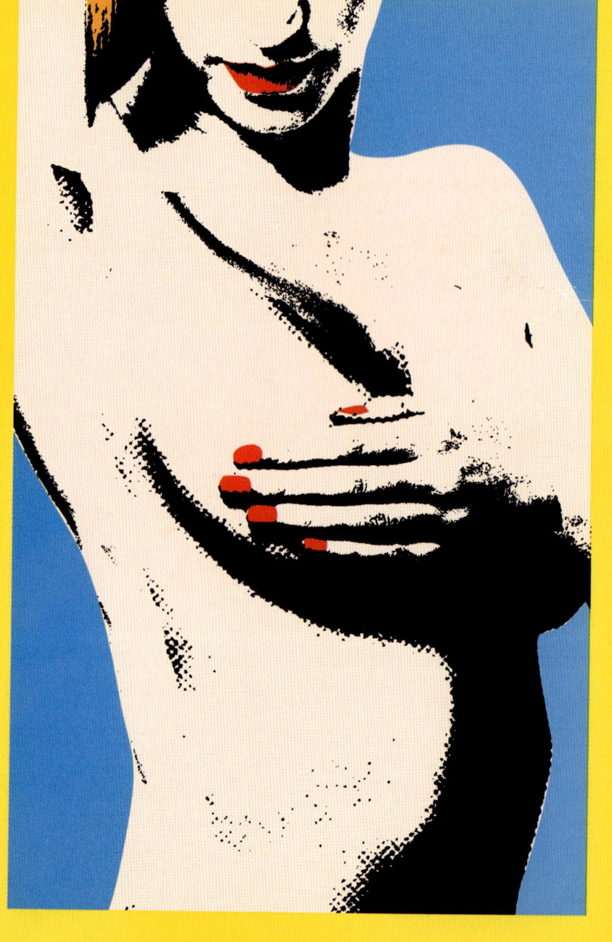

Von Mann zu Mann Die Hodenuntersuchung ist wichtig und kann Ihr Leben retten, belassen Sie es aber nicht dabei. Männer sollten wissen, wie ihre Genitalien insgesamt aussehen. Suchen Sie auch den Penis und den Schamberg (das haarige Dreieck über dem Penis) nach Veränderungen ab, das können z. B. Geschwüre, Pickel oder Beulen sein. Die meisten Veränderungen sind vermutlich gutartig, aber es schadet nichts, wenn ein Arzt nachschaut.

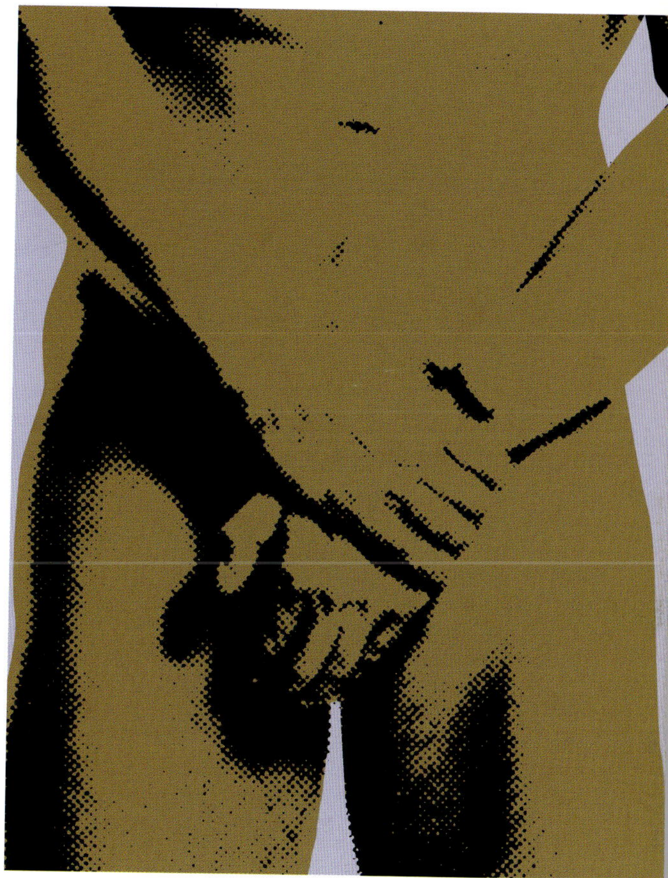

Am besten lässt sich diese Untersuchung in einem gut beleuchteten Raum mithilfe eines Spiegels durchführen. Das kann ein Ganzkörperspiegel sein, ein kleiner kompakter oder ein Handspiegel, je nach Belieben. Suchen Sie nach Veränderungen der Farbe oder der Haut, nach Pusteln oder neuen Knoten und Beulen. Teilen Sie jede Veränderung Ihrem Arzt mit, auch wenn Juckreiz oder Rötungen auftreten. Die meisten Veränderungen haben wahrscheinlich nichts mit ernsten Erkrankungen zu tun, gehen Sie aber dennoch auf Nummer sicher. Denn: Viele Krankheiten lassen sich gut behandeln, wenn sie rechtzeitig erkannt werden.

Selbstuntersuchung der Hoden Anders als viele andere Krebsarten trifft Hodenkrebs Männer am häufigsten in ihren besten Jahren. Zum Glück kann die Selbstuntersuchung zur Früherkennung beitragen.

Am einfachsten lässt sich die Untersuchung nach einer warmen Dusche oder nach einem Bad durchführen, weil dann der Hodensack entspannter ist. Einige Männer erledigen dies sogar unter der Dusche – oder lassen sich von einer willigen Partnerin helfen, die sie einseift und ihre Hoden in Augenschein nimmt. (Achtung, nicht ablenken lassen!) Nehmen Sie sich einen Hoden nach dem anderen vor, indem Sie sie sachte zwischen Ihren Fingern hin- und herrollen. Mit etwas Übung können Sie die Nebenhoden an der oberen Rückseite Ihrer Hoden spüren – das sind normale Beulen, die dorthin gehören. Tasten Sie vor allem nach neuen Knoten oder Beulen an anderen Stellen Ihrer Hoden, selbst wenn die sich für Sie sehr klein anfühlen (bohnengroß oder noch kleiner). Achten Sie auch darauf, wie die Hoden sich anfühlen (Geschwollen oder schmerzhaft?) oder aussehen (Ändert sich die Farbe?). Auch wenn die meisten Veränderungen der Hoden nicht bösartig sind, sollten Sie Ihren Arzt informieren.

Wenn Sie diese Untersuchung regelmäßig jeden Monat durchführen, werden Sie vertrauter damit, was für Sie normal ist und wie Ihr Körper aussieht und sich anfühlt. Sprechen Sie mit Ihrem Arzt, wenn sich etwas verändert, selbst wenn es nur eine Kleinigkeit ist.

Wenn bei Ihnen etwas *nicht stimmt*

Genitale Probleme (Candidose, Phimose, Scheideninfektionen und Co.) Die Genitalien sind die Superstars unter den Körperteilen. Mit ihrer Hilfe könne wir urinieren, Babys machen und zur Welt bringen und orgasmischen Sex haben, der uns vor Wonne erschauern lässt. Aber manchmal läuft etwas schief. Wir gehen nun auf ein paar weniger schöne Dinge ein, die Ihre edelsten Teile treffen könnten – einige kommen häufiger vor, andere zum Glück eher selten.

Candidose Hefepilz-Infektionen treten bei Frauen häufig auf und können zu Juckreiz, Unwohlsein und Schmerzen beim Sex führen. Wenn Sie trotz einer solchen Infektion Sex haben wollen, müssen Sie Ihren Partner informieren und ein bisschen kreativ werden. Sie könnten Ihren Partner z. B. mit einem Blowjob beglücken und er könnte im Gegenzug Sie mit einem Vibrator, einer sinnlichen Massage oder etwas anderem verwöhnen, was Ihnen nicht wehtut. Reden Sie darüber, behelfen Sie sich beim Sex anderweitig und holen Sie sich medizinische Hilfe, um die Infektion zu bekämpfen.

Studien zeigen, dass die meisten Frauen eine Hefepilz-Infektion nicht korrekt diagnostizieren. Falls Sie nicht genau wissen, dass es bei Ihnen um eine solche Infektion geht, weil Sie immer wieder darunter leiden und die Symptome kennen, rufen Sie besser Ihren Arzt an. Beschreiben Sie ihm, was Ihnen aufgefallen ist, statt auf gut Glück Hilfe in der Apotheke zu suchen. Eine falsche Behandlung könnte Ihre Symptome noch verschlimmern.

Phimose Bei einer Phimose ist die Vorhaut des Mannes so eng, dass sie sich nicht zurückziehen lässt, um die Eichel freizulegen. Bei Erwachsenen kann dies verschiedene Ursachen haben, beispielsweise eine Infektion, Narbengewebe (von einer Verletzung) oder eine chronischen Entzündung, wie sie bei einigen Hauterkrankungen auftritt (z. B. Lichen sclerosus). Eine Phimose kann starke Schmerzen bei der Erektion verursachen.

Männer, die ihre Vorhaut nicht richtig zurückziehen können, sollten sich bei einen Arzt Rat holen. Als Therapie kommt eine vorsichtige Dehnung infrage, sie wird unterstützt durch aufweichende Salben. Seltener wird eine Zirkumzision (Beschneidung) oder ein kleinerer Eingriff vorgenommen.

Vaginitis Es gibt ganz verschiedene Arten von Scheideninfektionen; einige verursachen Schmerzen beim Sex, andere einen unangenehmen Geruch. Frauen, deren Vagina fischig riecht oder die unter permanentem Juckreiz, Brennen und Reizungen leiden, sollten mit ihrem Arzt über diese Symptome sprechen.

Frauen wie Männer, deren Sexpartner unter starkem Vaginalgeruch leiden, sind mit dem Problem konfrontiert, wie sie dieses heikle Thema am besten ansprechen. Wenn Sie insgesamt eine sehr gute Beziehung haben, können Sie einleitend sagen, dass Sie es nur ungern ansprechen, sich aber ernste Sorgen machen. Sagen Sie, dass Ihnen der Geruch aufgefallen ist und Sie sich fragen, ob Ihre Partnerin deswegen nicht besser zum Arzt gehen sollte.

Schmerzen in Vagina und Vulva Viele Frauen haben gelegentlich Schmerzen in den Genitalien. Bei einigen treten sie sogar regelmäßig im Alltag (beispielsweise beim Radfahren) oder beim Sex auf. Dafür gibt es viele Gründe, unter anderem Allergien, Nebenwirkungen von Medikamenten, gutartige Hautveränderungen und Schmerzerkrankungen. Betroffene sollten mit ihrem Arzt darüber sprechen.

Schmerzhafte Ejakulation Zwar kommt dies eher selten vor, doch es gibt Männer, die bei der Ejakulation Schmerzen haben. Ursache können eine ein- oder beidseitige Hodenentzündung, Prostataprobleme oder sogar die Nebenwirkungen bestimmter Medikamente sein. Betroffene sollten mit ihrem Arzt über ihre Beschwerden sprechen und sich Rat holen.

Peyronie-Krankheit Bei dieser Erkrankung bilden sich harte Knoten oder Plaques im Penis. Dies kann zu Narben führen, die seine Elastizität und Flexibilität beeinträchtigen. Dadurch bekommt der Penis im erigierten Zustand eine Kurve oder einen Knick. Viele Männer haben einen leicht gekrümmten Penis, bei der Peyronie-Krankheit ist sie jedoch stärker ausgeprägt und kann auch schmerzhaft sein.

Manchmal verschwinden die Plaques von selbst. Das Problem kann aber auch recht ernst werden und das Sexleben der Betroffenen stark beeinträchtigen, etwa wegen der Schmerzen oder weil es immer schwieriger wird, Stellungen zu finden, die beiden Partnern Spaß machen. In derartigen Fällen sorgen Medikamente oder notfalls eine Operation für Abhilfe. Ihr Arzt wird Ihnen helfen, wenn es darum geht, die beste Lösung für Ihren Einzelfall zu finden.

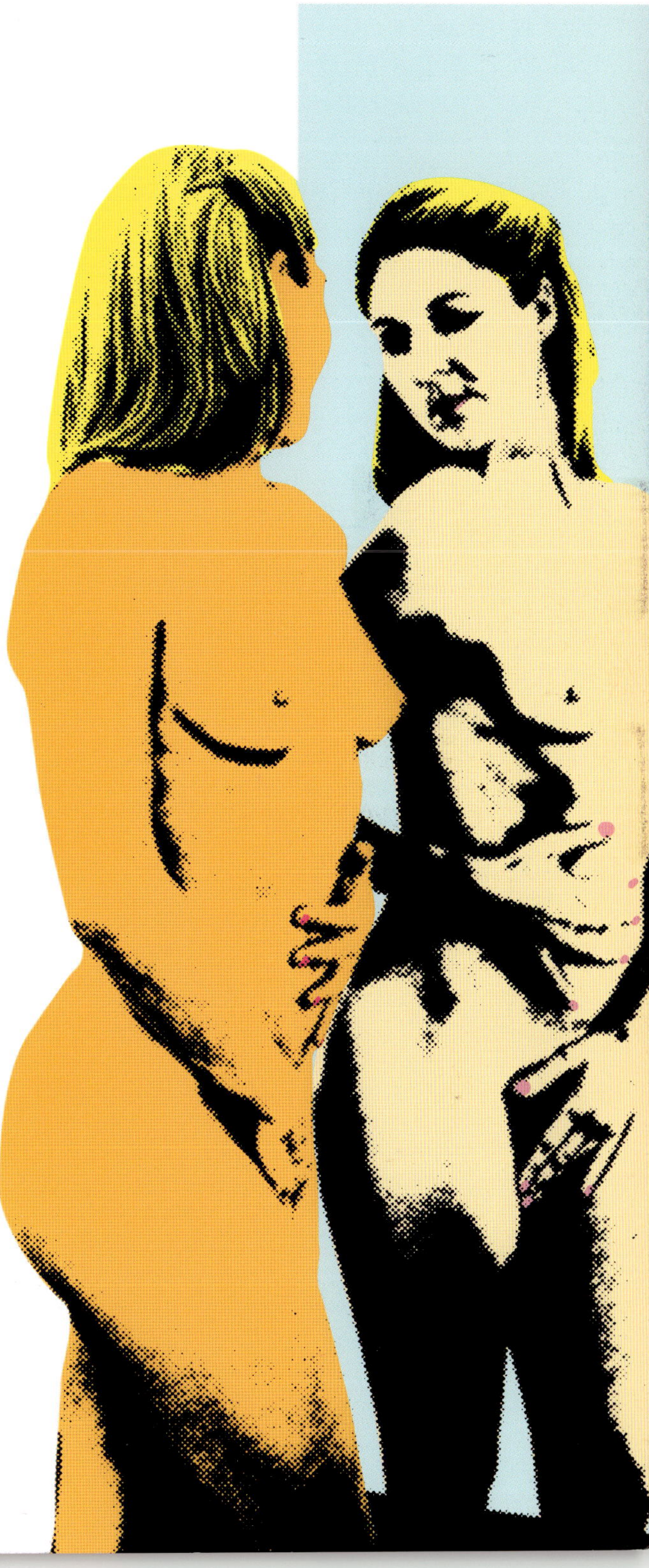

*Virus*infektionen

Symptome und Behandlung Virusinfektionen bleiben Ihnen in der Regel ein Leben lang erhalten, eine wirksame Behandlung gibt es nicht. Bemühen Sie sich also darum, weder sich noch andere anzustecken. Immerhin lassen sich die Symptome behandelt und in Schach halten – sie müssen also nicht das Ende Ihrer sexuellen Abenteuer bedeuten. Eine frühe und korrekte Diagnose ist dabei eine große Hilfe.

Herpes Oftmals fängt es mit einem brennenden Gefühl an, das durch kleine rote Pusteln im Genital- oder Analbereich verursacht wird. Diese Pusteln werden zu kleinen Bläschen und später zu offenen Stellen. Der Ausbruch nach der Erstinfektion ist meistens der schlimmste und geht häufig mit Kopfschmerzen, Fieber und Schmerzen beim Wasserlassen einher. Intensität und Häufigkeit der Ausbrüche lassen dann mit der Zeit nach. Herpes wird am ehesten kurz vor und während eines Schubs übertragen.

Die Erkrankten erleiden im Schnitt vier Ausbrüche pro Jahr, diese dauern jeweils eine Woche bis 14 Tage. Sie sollten zum Arzt gehen, solange Bläschen oder offene Stellen vorhanden sind, nur dann kann die Diagnose durch einen Abstrich bestätigt werden. Ansonsten ist das Ergebnis wenig zuverlässig.

Genitalwarzen Genitalwarzen werden durch humane Papillomaviren (HPV) verursacht. Die Warzen selbst sehen wie kleine Pickel oder blumenkohlartige Veränderungen rund um den Genital- oder Analbereich aus und sind in der Regel nicht schmerzhaft. Weil sie auch in Bereichen vorkommen, die nicht vom Kondom bedeckt werden, können Sie sie auch mit Gummi übertragen oder sich anstecken.

Die Warzen werden von einem Chirurgen oder Urologen verbrannt, gefrostet oder mit einem Skalpell entfernt, sie kommen aber oft wieder. Darüber hinaus gibt es lokal wirksame Medikamente. In vielen Fällen ist gar keine Behandlung erforderlich, weil die Warzen von selbst verschwinden.

Was wie eine Genitalwarze aussieht, könnte auch ein entzündeter Haarbalg (Follikulitis), eine Hämorrhoide oder ein Pickel sein. Lassen Sie das sicherheitshalber untersuchen. Achtung: Rezeptfreie Warzentinkturen sind nicht für die Behandlung geeignet. Verwenden Sie die auf keinen Fall!

Hepatitis A und B Wenn Sie Anilingus mögen und ihn praktizieren, besteht die Gefahr, dass Sie an Hepatitis A oder B erkranken. Anzeichen dafür sind grippeähnliche Symptome, Bauchschmerzen, dunkel verfärbter Urin und Gelbsucht. Zum Glück gibt es einen Kombinationsimpfstoff gegen beide Erkrankungen, der bis zu zwölf Jahre wirkt. Es ist trotzdem schlau, etwa

Häufige Infektionen Etwa 25 Prozent der sexuell aktiven Bevölkerung in Großbritannien hat genitalen Herpes. Viele wissen nichts davon und verbreiten das Virus so immer weiter. Weltweit am häufigsten beim Sex weitergegeben werden HPV. Es gibt über 100 Virenstämme, die meisten davon sind gutartig und lösen keine Symptome aus. Typ 6 und 11 verursachen über 90 Prozent aller Genitalwarzen, Typ 16 und 18 sind an der Entstehung von Gebärmutterhals-, Penis- und Analkrebs beteiligt.

alle fünf Jahre testen zu lassen, ob noch Impfschutz vorhanden ist.

Hepatitis C Eine Ansteckung mit Hepatitis C durch Sex findet vergleichsweise selten statt. Doch gibt es gegen diese Krankheit derzeit keinen Impfstoff. Paaren, bei denen ein Partner an Hepatitis C erkrankt ist, wird empfohlen, Kondome zu benutzen. Es wird vermutet, dass das Übertragungsrisiko beim Vaginalverkehr geringer ist als bei anderen Praktiken, bei denen es öfters zu kleinen Verletzungen kommt (z. B. Fisting oder Analsex). Bei den meisten Betroffenen treten nach der Ansteckung keinerlei Symptome auf. Bis zur Diagnose können Jahre oder sogar Jahrzehnte vergehen.

Die Krankheit HIV/AIDS wünscht man wirklich niemandem. Sie bleibt einem ein Leben lang erhalten, kann vom Moment der Ansteckung an sofort weitergegeben werden und es kann zehn Jahre dauern, bis sich die ersten Symptome zeigen. Das heißt, wenn Sie nicht wissen, dass Sie das Virus in sich tragen – und Millionen Leute wissen es nicht –, können Sie unzählige andere infizieren. Sie sollten jährlich einen HIV-Test machen, wenn Sie irgendetwas mit Ansteckungsgefahr treiben, Sex zum Beispiel. (Fragen Sie Ihren Arzt nach Ihrem persönlichen Risiko und dem Test.) Zum Glück können Kondome die Gefahr der Übertragung von HIV bei oralem, vaginalem und analem Sex weitgehend einschränken.

Bei AIDS können folgende Symptome auftreten: Gewichtsverlust, Fieber, chronische Müdigkeit, Muskelschmerzen, wiederholte Durchfälle, geschwollene Lymphknoten, Ausschlag und die Tendenz, sehr leicht blaue Flecke zu kriegen.

Das Thema HIV ist zu umfassend und zu wichtig, um hier im Detail diskutiert zu werden. Es gibt umfangreiche Informationen in vielfältiger Form, bitten Sie Ihren Arzt darum, dass er Ihnen eine verlässliche Quelle nennt.

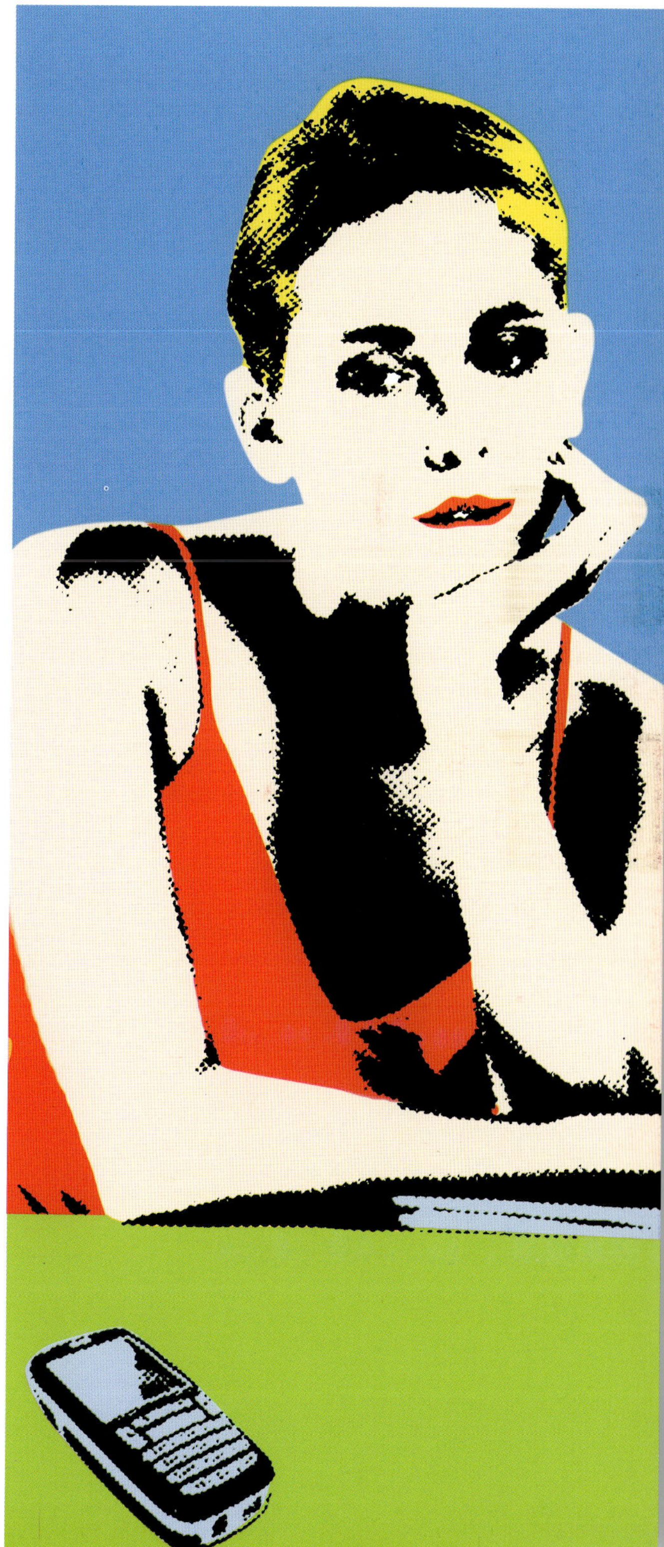

Bakterielle und parasitäre Infektionen

Kleine Plagegeister Krankheiten, die beim Sex übertragen werden, sind nicht attraktiv. Doch wenn Sie darüber Bescheid wissen, ist das ein Pluspunkt. Haben Sie keine Ahnung, sind Ihnen die Tests unbekannt und Sie können nicht angemessen reagieren, wenn einer Ihrer Partner betroffen ist. Ein paar Basics helfen Ihnen, Verständnis im Umgang mit Krankheiten zu zeigen und über Ihre eigenen Erfahrungen zu sprechen.

Bakterielle Infektionen

Chlamydien Bei vielen Männern und noch mehr Frauen zeigen sich gar keine Symptome. Beim Rest treten diese fünf Tage bis drei Wochen nach der Ansteckung auf. Frauen leiden oft unter Schmerzen beim Wasserlassen und beim Sex, erhöhter Temperatur, Übelkeit und/oder einem übel riechenden, gelblichen Ausfluss aus der Gebärmutter. Bei Männern tritt häufig ein wässriger, milchiger Ausfluss aus dem Penis aus und die Hoden sind schwer und schmerzen. Manchmal fühlt es sich an, als würde man heiße Lava pinkeln. Ich (Grant) hatte schon mal Chlamydien und kann Ihnen versichern, dass das kein Vergnügen ist.

Wenn Sie Kinder wollen, sollten Sie sich auf jeden Fall regelmäßig untersuchen lassen. Unbehandelt kann diese Infektion bei Männern wie Frauen zu Unfruchtbarkeit führen.

Gonorrhö 80 Prozent der Frauen, aber nur zehn Prozent der Männer mit Gonorrhö haben keine Symptome. Bei den anderen Frauen kommt es zu gelbgrünem Ausfluss, Schmerzen beim Sex, Empfindlichkeit der Vulva und Schmerzen beim Urinieren. Männer leiden häufig unter eitrigem Ausfluss aus der Harnröhre sowie Schmerzen beim Urinieren.

Gonorrhö kann ebenfalls bei Männern und Frauen zu Unfruchtbarkeit führen. Zudem erhöht sich durch diese Erkrankung das Risiko einer Schwangerschaft außerhalb der Gebärmutter oder einer Fehlgeburt. Sie sollten sich daher mindesten einmal im Jahr testen lassen und zusätzlich immer dann, wenn sie ungeschützten Sex mit einem neuen Partner hatten.

Syphilis Bis vor etwa 100 Jahren bedeutete eine Ansteckung mit Syphilis, verrückt zu werden, während die inneren Organe sich langsam auflösten, Entstellung und schließlich den Tod. Heutzutage kann die Krankheit recht einfach mit Penicillin behandelt werden. Sie müssen nur rechtzeitig zum Arzt gehen.

Häufige Infektionen Chlamydien sind die häufigste bakterielle Infektion in Großbritannien, den USA und vielen anderen Ländern. **Leute unter 25** haben das höchste Ansteckungsrisiko. Etwa die Hälfte aller betroffenen Männer und Frauen hat keine Symptome.

Das erste Symptom, das Ihnen vermutlich auffallen wird, ist ein Schanker (ein etwa bohnengroßes offenes Geschwür) an der Stelle, wo die Bakterien in den Körper eingedrungen sind: Genitalien, Anus, Mund, Brust oder sogar die Fingerspitzen. Das Geschwür wird nach einer Weile abheilen, aber die Bakterien bleiben.

Später können grippeähnliche Symptome auftreten, hinzu kommen Haar- und Gewichtsverlust sowie grauweiße Geschwüre im Mund. Und es kommt noch schlimmer: Tumore an den Knochen und unter der Haut, Blindheit, Demenz oder sogar der Tod können die Folge sein. Sie müssen sich allerdings darüber keine Sorgen machen, weil Sie hoffentlich so schlau sind, sich regelmäßig auf Syphilis testen zu lassen.

Parasitäre Infektionen

Filzläuse Wenn es rund um Ihre Genitalien und Ihren Anus extrem juckt, könnten Sie an Filzläusen leiden. Nach der Ansteckung dauert es etwa fünf Tage, bis Sie anfangen, sich zu kratzen, zudem können leichtes Fieber und ein Schlappheitsgefühl auftreten. Um Filzläuse zu bekommen, müssen Sie keinen Sex haben. Sind Bettzeug, Handtücher und Kleidungsstücke von anderen infiziert, reicht dies manchmal schon für eine Übertragung aus.

Zur Behandlung gibt es ein spezielles Shampoo, das die kleinen Blutsauger recht schnell ausschaltet. Wenn Sie sichergehen wollen, dass Sie und alle, mit denen Sie zusammenleben, nicht so schnell wieder belästigt werden, waschen und trocknen Sie all Ihre Kleidung und die Bettwäsche und gönnen Sie Ihrer Bude den intensivsten Frühjahrsputz aller Zeiten.

Krätzmilben Sie graben sich durch Ihre Haut und hinterlassen dabei Eier und auch anderes. Krätze kann sich durch winzige, rötlichbraune Buckel auf der Haut ankündigen, doch kann nach der Ansteckung durchaus ein Monat vergehen, bevor Sie dies bemerken. Wie Filzläuse lassen sich diese kleinen Mistviecher durch ein apothekenpflichtiges Shampoo, das gründliche Waschen aller Kleider und der Bettwäsche sowie einen Hausputz beseitigen.

Trichomoniasis Trichomonaden befallen Männer wie Frauen, die Einzeller werden durch den Kontakt der Genitalien beim Sex übertragen. Beim schönen Geschlecht treten deutlich häufiger Symptome auf, während viele Männer gar nicht mitkriegen, dass sie betroffen sind. Bei den wenigen Männern mit erkennbaren Folgen beschränken sich diese auf leichten Juckreiz am Penis, etwas Ausfluss oder Brennen. Bei Frauen dagegen fällt vor allem ein starker Vaginalgeruch auf.

Trichomonaden können in der Regel gut mit Antibiotika behandelt werden. Fragen Sie also Ihren Arzt nach einem Test. Was die Prävention angeht: Setzen Sie auch hier auf das Kondom.

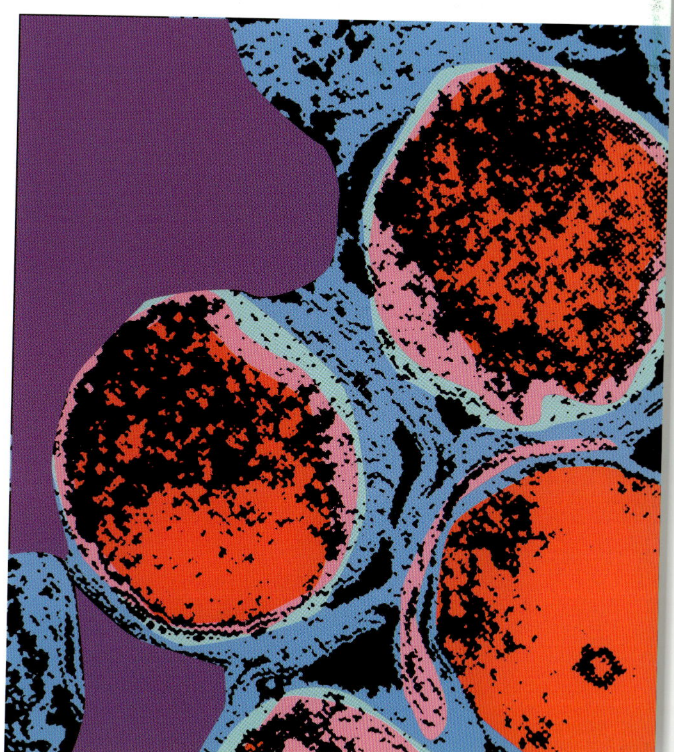

Ich muss dir *etwas sagen …*

Wie Sie dem anderen beibringen, wie es um Sie steht Wenn Sie eine derzeit unheilbare sexuell übertragbare Krankheit wie genitalen Herpes, HPV oder HIV haben, müssen Sie Ihre potenziellen Sexpartner darüber informieren, bevor Sie beide loslegen. Und zwar in jedem Fall, ob Sie nun vaginale, anale oder andere sexuelle Spielarten wie Petting im Sinn haben, bei der die Infektion übertragen werden kann.

Heilbare sexuell übertragbare Krankheiten Wenn Sie z. B. Chlamydien, Gonorrhö oder Syphilis haben, sollten Sie eine kurze Phase der Enthaltsamkeit einlegen, bis Sie mit der Therapie durch sind und der Arzt abgeklärt hat, dass wieder alles in Ordnung ist. Diese Krankheiten, so unangenehm sie auch sein mögen, lassen sich fast immer mit Antibiotika behandeln.

Das Gespräch Leider gibt es für einige sexuell übertragbaren Krankheiten bis jetzt keine Therapie, etwa für genitalen Herpes, HPV oder HIV. Wenn Sie davon betroffen sind, müssen Sie jeden Partner informieren, bevor der mit seinem Mund oder seinen Genitalien Ihren intimsten Regionen näherkommt. Es hat beim besten Willen keinen Zweck, so zu tun, als sei das Ganze eine sexy oder tolle Sache. Aber indem Sie potenzielle Sexpartner informieren, zeigen Sie, dass Sie sich um deren Wohlergehen zumindest so viele Gedanken machen, dass Sie sich diesem heiklen Thema stellen und es von sich aus anschneiden.

Ich (Debby) erinnere meine Studenten regelmäßig daran, dass der Einstieg in ein solches Gespräch am leichtesten fällt, wenn man sich selbst regelmäßig testen lässt und über seinen eigenen Status genau Bescheid weiß. So kann man wesentlich leichter sagen: »Wir sollten jetzt erst mal den unangenehmen Teil erledigen. Ich lasse mich regelmäßig testen und weiß, dass ich A habe, aber nicht B, C und D. Wie sieht's bei dir aus?«

Durch den offenen Umgang mit Ihren eigenen Testergebnissen zeigen Sie potenziellen Partnern, dass Sie sich verantwortungsbewusst verhalten und ein Gespräch über eventuelle Krankheiten für Sie zu einem guten sexuellen Kontakt einfach dazugehört. Und indem Sie über sich und Ihre sexuell übertragbaren Krankheiten sprechen, tragen Sie dazu bei, diese von ihrem Stigma zu

Grants Sexkurse Ich habe mir Chlamydien geholt, als ich mit einer Frau spontan und ungeschützt Sex hatte. Hinterher stellte sich heraus, dass sie davon nichts gewusst hatte. Aber ihr war bekannt, dass sie von Herpes betroffen war, und das hatte sie mir nicht erzählt. Zum Glück führte der Sex mit ihr bei mir nur zu der einen, leicht zu behandelnden Krankheit. Seither glaube ich an absolute Offenheit, und zwar bevor man es miteinander treibt.

befreien. Das wiederum ermutigt Ihren Partner möglicherweise dazu, Ihnen gegenüber genauso offen und verantwortungsbewusst zu sein.

Es ist sinnvoll, sich mit sexuell übertragbaren Krankheiten auszukennen – vor allem mit denen, die Sie selbst haben – und Ihr Wissen darüber mit Ihrem potenziellen Partner zu teilen. So kann Herpes z. B. während eines Ausbruchs, aber auch in einer symptomfreien viralen Vermehrungsphase übertragen werden. Bei dieser Krankheit lässt sich die Ansteckungsgefahr durch antivirale Medikamente senken. Kondome verhindern die Ansteckung nicht sicher, verringern aber das Risiko.

Wenn Sie Genitalwarzen haben, Ihr Partner hingegen nicht, sollten Sie darüber sprechen, dass Kondome die Ansteckungsgefahr verringern, sie aber nicht beseitigen. Wenn es Ihnen passend erscheint, können Sie auch vorschlagen, dass er sich von seinem Arzt zum Thema Impfung gegen Genitalwarzen beraten lässt.

Wenn Sie über Ihre sexuell übertragbaren Krankheiten Bescheid wissen und Ihre möglichen Sexpartner darüber informieren, können diese sich bewusst entscheiden, ob Sie mit Ihnen sexuell intim werden wollen oder nicht. Wenn jemand das Risiko nicht eingehen möchte, akzeptieren Sie die Entscheidung und trösten Sie sich mit dem Gedanken, dass Sie sich verantwortungsbewusst verhalten haben. Das ist nicht nur das Richtige – es verdient auch höchste Anerkennung!

Gehen Sie *offen* mit Ihren eigenen Testergebnissen um, denn so demonstrieren Sie **Verantwortungsbewusstsein.**

Es ist absolut kein Weltuntergang.

Lassen Sie sich kein schlechtes Gewissen einreden, weil Sie eine sexuell übertragbare Krankheit haben. Fast alle Männer und Frauen tragen das HPV in sich, selbst wenn ihnen das nicht bekannt ist (für Männer gibt es nicht einmal zuverlässige Tests). Und einer von vier oder fünf sexuell aktiven Erwachsenen hat genitalen Herpes, wieder meist, ohne es zu wissen. Sie hingegen haben sich testen lassen, handeln vernünftig und wissen, wie man das Risiko senkt und immer noch richtig guten Sex hat.

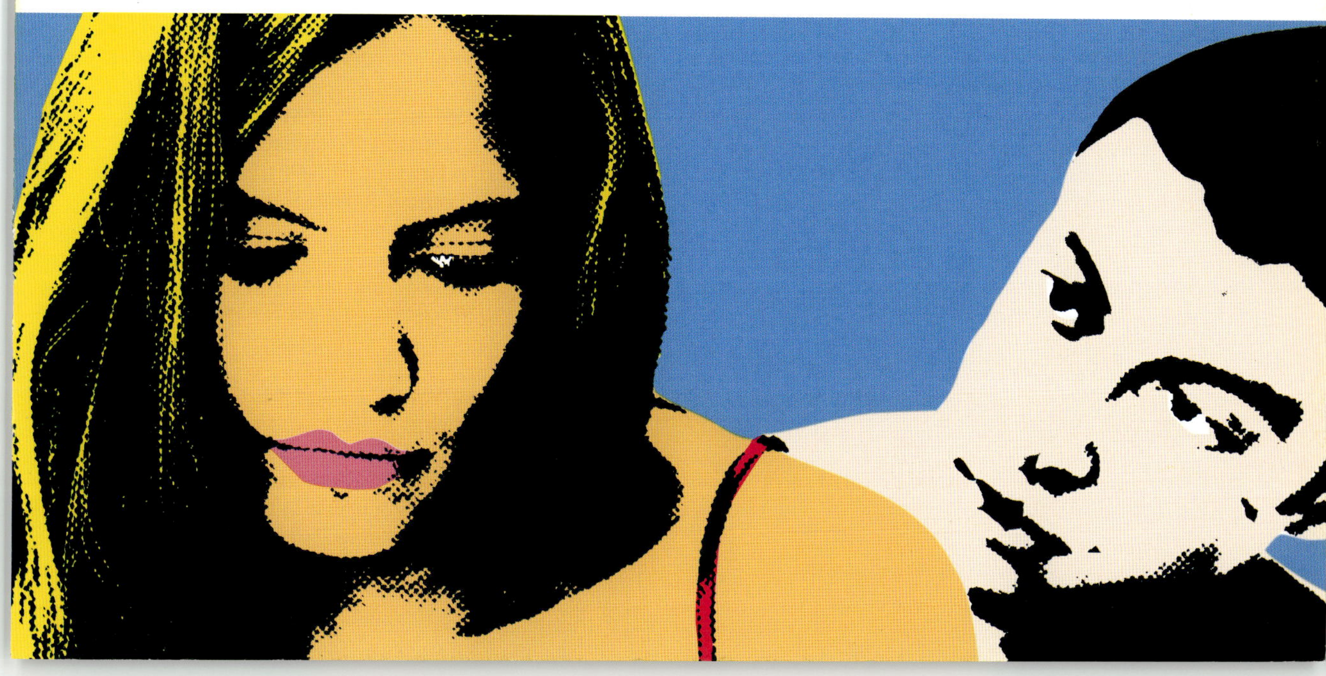

Literatur

SEITE 12: Meston, C. M., Frohlich, P. F. (2003). *Love at First Fright: Partner Salience Moderates Roller-Coaster-Induced Excitation Transfer.* Archives of Sexual Behavior, 32(6), 537–544.

SEITE 18–19: Dixson, A. F., Halliwell, G., East, R., Wignarajah, P., Anderson, M. J. (2003). *Masculine somatotype and hirsuteness as determinants of sexual attractiveness to women.* Archives of Sexual Behavior, 32(1), 29–39.

Singh D. (1993). *Adaptive Significance of Female Physical Attractiveness: Role of Waist-to-Hip Ratio.* Journal of Personality and Social Psychology, 65(2), 293–307.

Tracy, J. L., Beall, A. (2011). *Happy Guys Finish Last: The Impact of Emotion Expressions on Sexual Attraction.* Emotion, 11(6), 1379–1387.

SEITE 24: Reece, M., Herbenick, D., Schick, V., Sanders, S. A., Dodge, B., Fortenberry, J. D. (2010). *Condom use rates in a national probability sample of males and females ages 14 to 94 in the United States.* Journal of Sexual Medicine, 7 (Suppl. 5), 266–276.

SEITE 30: Heiman, J. R., Long, J. S., Smith, S. N., Fisher, W. A., Sand, M. S., Rosen, R. C. (2011). *Sexual satisfaction and relationship happiness in midlife and older couples in five countries.* Archives of Sexual Behavior, 40 (4), 741–753.

SEITE 40: Herbenick, D., Schick, V., Reece, M., Sanders, S. A., Dodge, B., Fortenberry, J. D. (2011). *The Female Genital Self-Image Scale (FGSIS): results from a nationally representative probability sample of women in the United States.* Journal of Sexual Medicine, 8 (1), 158–166.

Herbenick, D., Reece, M. (2010). *Development and validation of the female genital self image scale. Journal of Sexual Medicine,* 7(5), 1822–1830.

Herbenick, D. (2009). *The development and validation of a scale to measure attitudes toward women's genitals.* International Journal of Sexual Health, 21(3), 153–166.

SEITE 53: www.physorg.com/news10824.html (26.02.2013).

SEITE 56: Giles, G. G., Severi, G., English, D. R., McCredle, M. R. E., Borland, R., Boyle, P., Hopper, J. L. (2003). *Sexual factors and prostate cancer.* BJU International, 92(3), 211–216.

http://www.telegraph.co.uk/education/5806691/NHS-tells-school-children-of-their-right-to-an-orgasm-a-day.html (25.02.2013).

SEITE 68: Seal, B. N., Bradford, A., Meston, C. M. (2009). *The Association Between Body Esteem and Sexual Desire Among College Women.* Archives of Sexual Behavior, 38(5), 866–872.

SEITE 74: www.thepornreportbook.com (25.02.2013).

SEITE 83: Levin, R., Meston, C. (2006). *Nipple/breast stimulation and sexual arousal in young men and women.* Journal of Sexual Medicine, 3(3), 450–454.

Miller, S. A., Byers, E. S. (2004). *Actual and desired duration of foreplay and intercourse: discordance and perceptions within heterosexual couples.* Journal of Sex Research, 41(3), 301–309.

SEITE 88: Hughes, S. M., Harrison, M. A., Gallup Jr, G. G. (2007). *Sex Differences in Romantic Kissing Among College Students: An Evolutionary Perspective.* Journal of Evolutionary Psychology, 5(3), 612–631.

http://www.reuters.com/article/2008/04/07/us-bug-responsible-bad-breath-found-idUSTON77980320080407 (25.02.2013).

SEITE 90: Kinsey, A. C., Pomeroy, W. B., Martin, C. E., Gebhard, P. (1953). *Das sexuelle Verhalten der Frau.* Frankfurt am Main, S. Fischer.

Levin, R., Meston, C. (2006). *Nipple/breast stimulation and sexual arousal in young men and women.* Journal of Sexual Medicine, 3(3), 450–454.

Tairych, G. V., Kuzbari, R., Rigel, S., Todoroff, B., Schneider, B., Deutinger, M. (1998). *Normal cutaneous sensibility of the breast.* Plastic & Reproductive Surgery, 102(3), 701–704.

SEITE 143: Kanner, B. (2004). *Are You Normal About Sex, Love, and Relationships?* New York, St. Martin's Griffin, 52.

SEITE 144: Herbenick, D., Reece, M., Schick, V., Sanders, S. A., Dodge, B., Fortenberry J.D. (2010). *An event-level analysis of the sexual characteristics and composition among adults ages 18 to 59: results from a national probability sample in the United States.* Journal of Sexual Medicine, 7(5), 346–361.

Register

Register

Register

Danksagungen

DER AUTOREN
Wir danken unserer wundervollen Agentin Kate Lee für ihre Hilfe bei diesem Projekt. Außerdem danken wir besonders unserem Lektorenteam (Daniel Mills, Laura Palosuo und Emma Maule) für seine Geduld und Ausdauer, während wir Entwürfe unseres Buchs kreuz und quer über den Atlantik geschickt haben. Wir danken außerdem unserer Programmleiterin Peggy Vance für ihre Vision und dafür, dass sie uns für dieses Projekt zusammengebracht hat.

Debby dankt allen ihren Kolleginnen und Kollegen herzlich für die Unterstützung ihrer kreativen Bemühungen, allen voran Michael Reece, Vanessa Schick, Brian Dodge und ihrer fantastischen Arbeitsgruppe am »Center for Sexual Health Promotion« an der Indiana University sowie ihren stets ermutigenden Kolleginnen am Kinsey-Institut der Universität Stephanie Sanders, Julia Heimann und Catherine Johnson-Roehr. Sie bedankt sich außerdem bei ihrer Familie und ihren Freunden – besonders James –, die ihr ein offenes Ohr geliehen haben, als sie über den Entwürfen von *Richtig guter Sex* brütete. Und ganz besonders dankt sie Grant Stoddard – für sein hart erkämpftes Wissen (obwohl manche seiner Schilderungen verdächtig nach Spaß klangen), seine spitze Feder und dafür, dass er sie während ihrer Zusammenarbeit so oft zum Lachen gebracht hat.

Grant dankt Dr. Debby Herbenick dafür, dass sie seine Beobachtungen wissenschaftlich belegt hat, und Aki dafür, dass sie mehrere Entwürfe des Manuskripts durchgelesen und kommentiert hat. Er möchte sich außerdem bei allen bedanken (und in einigen Fällen auch entschuldigen), die ihm bei seinen Recherchen assistiert haben.

DES VERLAGS
Dorling Kindersley dankt Angela Baynham für das Korrektorat, Marie Lorimer für das Register und Adam Brackenbury für die Retusche.

BILDNACHWEISE
Der Verlag dankt folgenden Urhebern für die freundliche Genehmigung, ihre Fotos in diesem Band wiederzugeben: (Legende o: oben; u: unten; m: Mitte, l: links, r: rechts)
2 Corbis: Emely / Cultura. **4–5 Getty Images:** pbnj productions (m). **6 Getty Images:** B2M Productions (m). **10–11 Corbis:** Image Source. **13 Corbis:** Ocean (or). **15 Getty Images:** Joshua Sheldon (mr). **16 Corbis:** Image Source (ol). **21 Getty Images:** B2M Productions (mr). **23 Getty Images:** Stone / Uwe Krejci (mu). **25 Getty Images:** Image Source (mu). **27 Getty Images:** Ghislain & Marie David de Lossy (ur). **29 Corbis:** Vincent Besnault (or). **50 Getty Images:** Brand X Pictures / PNC (om). **51 Corbis: Creasource** (ur). **73 Corbis:** John Turner (ur). **76 Getty Images:** Photographer's Choice / B2M Productions (mo). **79 Corbis:** Blue Images (mr). **82 Getty Images:** Stockbyte / George Doyle (mo). **143 Corbis:** Tom Grill (mr). **159 Getty Images:** Microzoa (mr). **161 Getty Images:** Microzoa (mr). **165 Getty Images:** Joselito Briones (um). **166–167 Corbis:** Beyond. **169 Corbis:** Beyond (mu). **171 Getty Images:** Steven Errico (um). **174–175 Getty Images:** Jose Luis Pelaez Inc. **176 Getty Images:** Peter Dazeley (ur). **181 Corbis:** Juan Fariña (mr). **183 Science Photo Library:** Pasieka (ur). **185 Getty Images:** Jose Luis Pelaez Inc (um).

Alle weiteren Abbildungen (c) Dorling Kindersley. Weitere Informationen unter **www.dkimages.com**